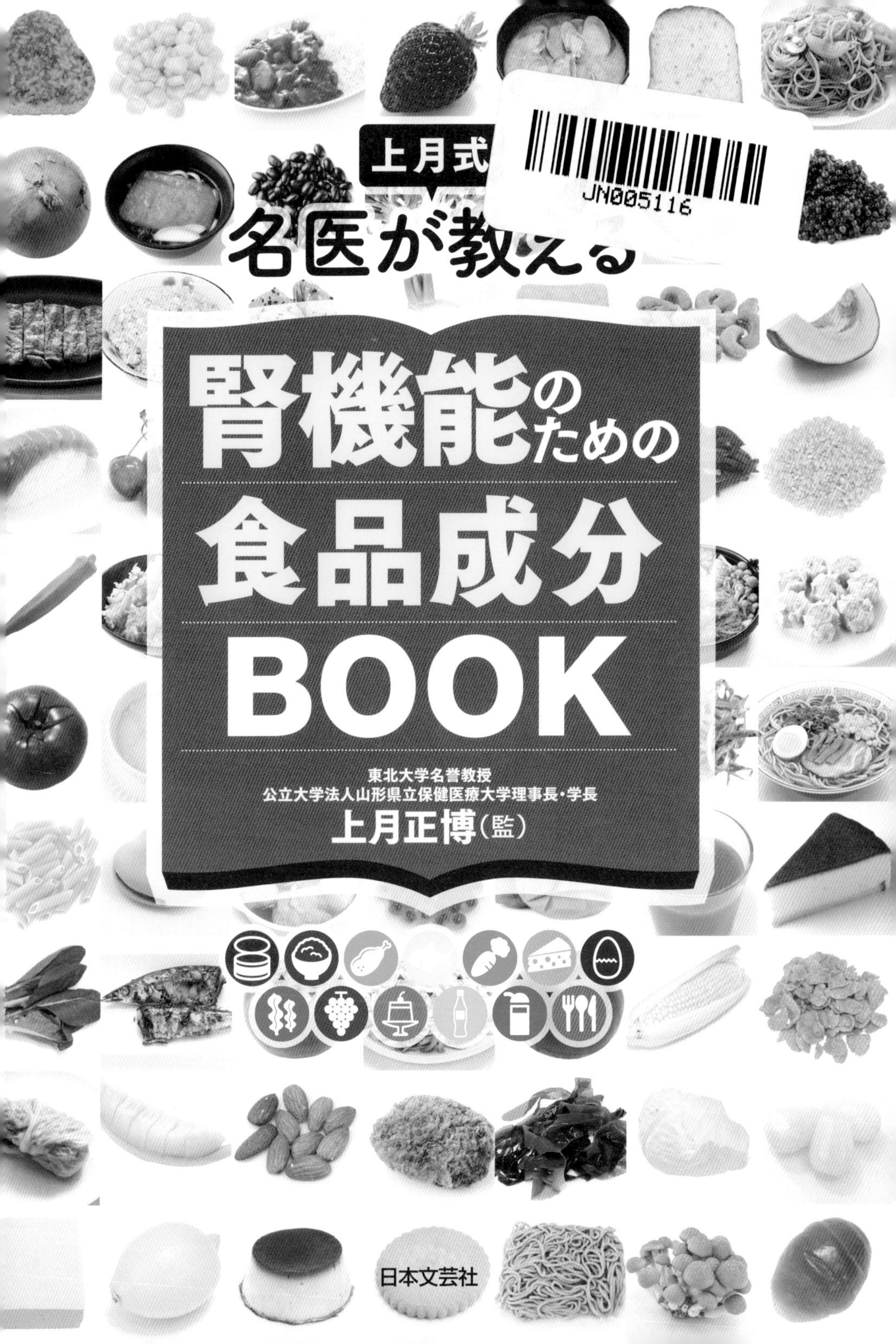

上月式

名医が教える

腎機能のための食品成分BOOK

東北大学名誉教授
公立大学法人山形県立保健医療大学理事長・学長
上月正博（監）

日本文芸社

はじめに

慢性的に腎臓の働きを低下させていく**慢性腎臓病（CKD）**の患者は今や、日本全国に約1300万人いるといわれています（厚生労働省調べ）。これは成人の8人に1人にあたる割合で、**「21世紀の新たな国民病」**とも称されるほどです。

慢性腎臓病のおそろしいところは、**腎臓が「沈黙の臓器」**と呼ばれるように、**自覚症状がほとんどないこと**です。症状を自覚したときには、すでに進行しているケースも少なくありません。そのために適切な治療が遅れ、**糖尿病や高血圧といった大きな病気につながる可能性**が高くなります。早めに気づくことと、早めの治療がとても重要です。

腎臓病を進行させないためには、**食事療法や運動療法**、場合によっては**薬物療法**が必要です。ただし、腎臓病のための食事療法は、**カロリー制限、たんぱく制限、カリウム制限、リン制限、塩分制限**などがあり、とても複雑なものと思われてきました。エネルギー量、たんぱく質、カリウム、リン、塩分を計算しながら、日々の献立をつくるからです。

腎臓病の食事療法は長期戦で、料理は毎日のことです。腎臓病は高齢の方が多く、計算や調理そのものが負担になることも多いです。そのため、管理栄養士が提案する「理想的な食事療法」と患者さんの「実際の食事内容」に大きな齟齬が生じているのです。

本書は、患者さんの「実際の食事内容」を「理想的な食事療法」に「少しでもしかも楽に近づける」ために企画されました。工夫したことは4つです。

まず、よく使う**食材・食品700種類以上の栄養成分**を見やすいカラー写真とともにまとめ、「エネルギー」「たんぱく質」「水分」「カリウム」「リン」「食塩相当量」の含有量を掲載しました。外食時のメニュー選びの参考になるよう、**一般的な料理や惣菜のデータ**も記載しました。

次に、**ゆでたときに減るカリウム量**がわかるように示しました。さらに、たんぱく質制限などが必要な人のために日々改良が重ねられている、**低たんぱくの「たんぱく質調整食品」などを80種類以上**も紹介しました。最後に、腎臓リハビリテーションのもう一つの重要な要素である運動療法、すなわち、食事療法の効果を高め、腎機能を強める**おすすめの運動（ウォーキングと筋トレ）**を紹介しました。

これまでは、食事療法で制限のために、大好きなオカズも食べられず、食欲不振でやせていく患者さんがいました。しかし、本書で紹介する市販の「たんぱく質調整食品」などを用いることで、オカズをあまり制限する必要もなく、また、調理時間を短縮できます。

本書を一読いただければ、**「理想的な食事療法」に「少しでもしかも楽に近づける」腎臓病のための食事療法**を実践できます。食事療法の効果を高めて元気はつらつで若返る運動療法も実践できます。これらを通じて、皆さんの働き者の腎臓をいたわっていただき、人生100年時代をめざしていっていただければ幸いです。

2023年4月

東北大学名誉教授／山形県立保健医療大学理事長・学長　上月正博

CONTENTS

上月式　名医が教える 腎機能のための食品成分BOOK

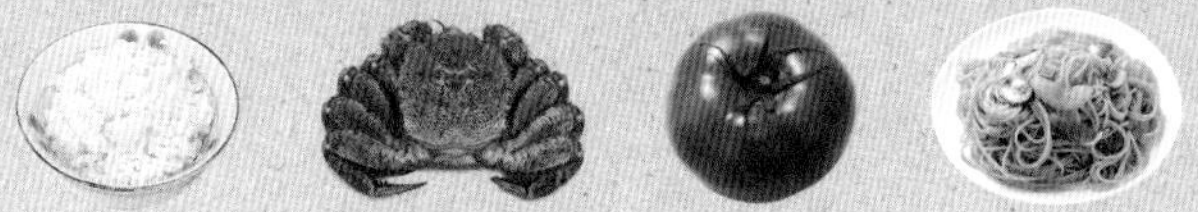

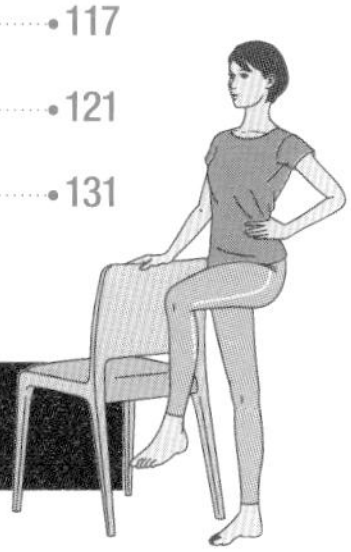

腎機能を強化する運動

コラム

この本の使い方

●各データの見方

食材・食品名

または、主材料名、商品名、料理名。巻末のさくいん（156ページ）から探すことも可能。

分量

成分データの目安量。料理は主要食材の分量を表示。

米（玄米）
1合 150g

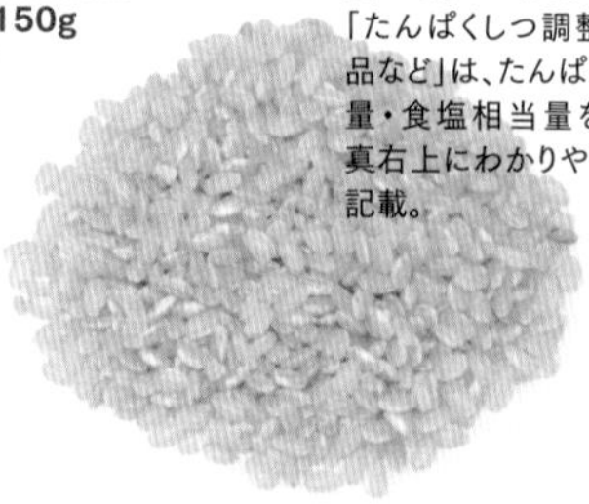

38～51ページまでの「たんぱくしつ調整食品など」は、たんぱく質量・食塩相当量を写真右上にわかりやすく記載。

エネルギー	530kcal	カリウム	345mg
たんぱく質	10.2g	リン	435mg
水分	22.4g	食塩相当量	0g

※本書の食材写真はイメージです。写真とグラム数などが一致していない場合があります。

ゆでるとカリウム　mg

ゆでるとカリウムの含有量が変わるものには表示。

成分データ

エネルギー、たんぱく質、水分、カリウム、リン、食塩相当量と腎臓病の食事療法に必要なデータを表示。

※本書に記載されている栄養成分値は、「日本食品標準成分表 2020年版（八訂）」に基づいて算出したものです。たんぱく質の数値については「たんぱく質」の項目を採用しています。
ただし、一部の食品については、市販品の製品情報をもとに算出しています。

※カロリーは小数第１位以下を四捨五入、そのほかは小数第２位以下を四捨五入しています(食塩相当量を除く）。

※写真の分量には、皮、骨、内臓、殻など食べられない部分の重さ（廃棄量）も含まれていますが、成分データは可食部の分量より算出しています。

※食品の成分値は、品種や産地、季節などの条件により異なります。成分値はあくまで目安としてご参照ください。

※料理は一般的な材料とつくり方をもとに、栄養価を算出しています。材料により栄養価に違いが生じることがあります。また、水分は加熱の仕方で変動するため「ー」としました。

※栄養成分表示の数値に幅があるものは、原材料の産地・収穫時期によって栄養成分が異なる等の理由によるためです。摂取量が気になる場合は、数値の上限値をご参考ください。

※市販食品は一部、企業名を表示しています。一部の食品はメーカーのホームページなどのデータをもとに算出しています。

※掲載している市販品は2023年3月現在のものです。今後、予告なく変更・販売中止になることがあります。

INTRODUCTION

慢性腎臓病と腎臓にやさしい食事

腎臓がどのような働きをしているか
知っていますか？
腎臓を弱める食べ方を
知らず知らずのうちにしていませんか？
まずは腎臓のことや腎臓病の怖さ、
そして、腎臓を守る食べ方を知りましょう。

最近増えている！ 慢性腎臓病

慢性腎臓病は、およそ20年前に生まれた新しい病名です。
1300万人以上にのぼる日本の患者数は、年々増加しています。

いくつ当てはまりますか？

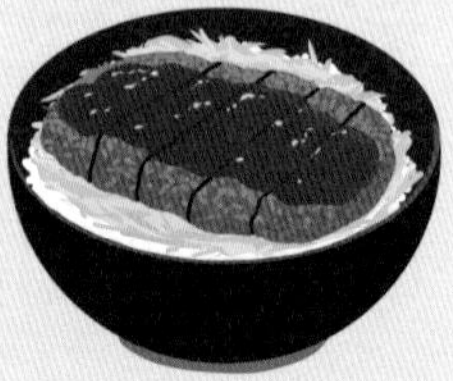

- □年齢は50歳以上
- □クレアチニンの数値が高い
- □検査で尿たんぱくといわれた
- □スイーツなどの甘いものをよく食べる
- □高血圧である
- □濃い味つけの料理が好き
- □尿酸値が高い
- □顔や足にむくみがある
- □血糖値、ヘモグロビンA1cが高い
- □血縁者に腎臓病になった人がいる
- □加工食品を食べることが多い
- □運動をしない
- □食事内容に気を使わない

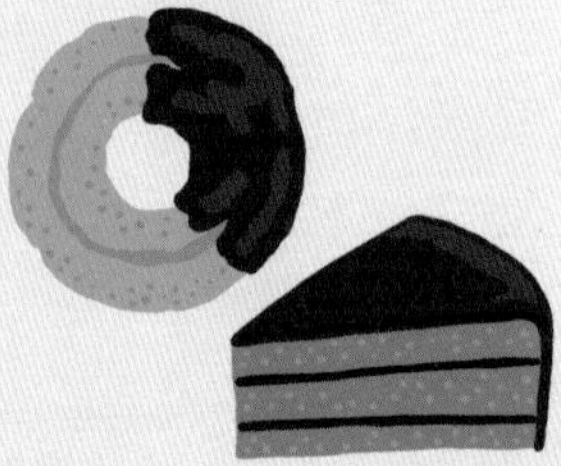

当てはまる数が多いほど腎機能低下の恐れが

上の13項目のうち、いくつ当てはまりましたか？　その数が多いほど、腎機能が低下している恐れがあります。場合によっては**慢性腎臓病（CKD）**になっているかもしれません。あまり知られていないことですが、慢性腎臓病患者は**成人の8人に1人**といわれています。進行すると命を落とす危険性もある慢性腎臓病。腎臓のケアは1日でも早くはじめることが大切です。

こんな食べ方をしていませんか？

- □食事しながらテレビやスマホを見ていることが多い
- □揚げ物や炒め物など脂っこい料理を好む
- □みそ汁やスープは食事のたびに必ず飲む
- □お酒のあとには必ずご飯物や麺類を食べる
- □夕食の時間が夜遅かったり、夜食を食べたりすることが多い
- □料理は濃い味つけじゃないとおいしくない
- □きのこ、海藻類を食べる量は少ないと思う
- □お昼ご飯はおにぎりやパン、麺類だけのことが多い
- □うちでの食事より外食が多い
- □食欲が抑えられなくて食べすぎることがよくある
- □野菜や果物を食べる量は少ないと思う
- □朝ご飯を食べないことが多い
- □大豆食品（豆腐、納豆、油揚げ、豆乳など）はあまり食べない
- □アルコールが好きでよく飲んでいる
- □食肉加工品（ハムやウィンナーなど）や魚肉加工品（練り物など）をよく食べる
- □白米は漬け物や佃煮、ふりかけと一緒に食べることが多い
- □スナック菓子、菓子パン、スイーツをよく食べる
- □ジュースなどの甘い飲み物がやめられない

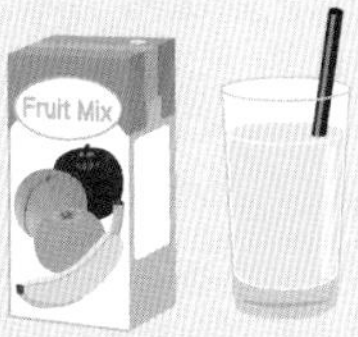

その食べ方、実は腎臓を傷めているかもしれません

あなたが食べているものは腎臓にどんな影響を与えているでしょうか。まずは上の項目でチェックしてみましょう。当てはまる数が多いほど、腎臓を傷めてしまっている可能性が高くなります。「毎日しっかり栄養を摂っているから健康には自信がある」という人でも、実は、**腎臓によくない食べ方**をしている、というのはよくあることなのです。

腎臓は、食べ方の影響を受けやすい臓器です。好きなものを好きなだけ食べていたり、逆に、簡単な食事で済ませていたりすると、知らぬ間に腎臓を傷めることになりかねません。慢性腎臓病は、初期段階では自覚症状がなく、**だるさ、むくみ、食欲不振、吐き気、動悸、息切れ**といった症状は腎機能低下がかなり進行してからあらわれます。食事の見直しは、腎臓を守る最大の防御なのです。

腎臓の機能低下が進行すると……

腎臓とは、どのような働きをする臓器なのでしょうか。
また、機能低下によってどのようなことが起こるのでしょうか。

尿をつくり、全身の機能を維持する腎臓

腎臓は、腰の少し上、左右に2つあります。大きさは握りこぶしほどで、重さは120～160g程度。形はそら豆に似ています。

腎臓の最大の役目は、**血液をろ過して尿をつくる**こと。腎臓内部の**糸球体**と呼ばれる毛細血管と、それにからみついた**タコ足細胞**がフィルターとなって血液から成分を濾《こ》しとり、1日に150Lもの原尿をつくります。原尿には必要な成分が残っており、尿細管で再度取り込まれて血液に戻されます。残りの老廃物は尿となり、尿管を通って膀胱へ移動し、体外に排出されます。

腎臓の働きはこれだけに留まりません。体液や電解質の調整、血圧コントロール、造血ホルモンを分泌して赤血球を生成、ビタミンDを活性化して骨をつくるといった役目も担います。腎臓は、全身の機能を維持する大切な臓器なのです。

腎臓の構造と働き

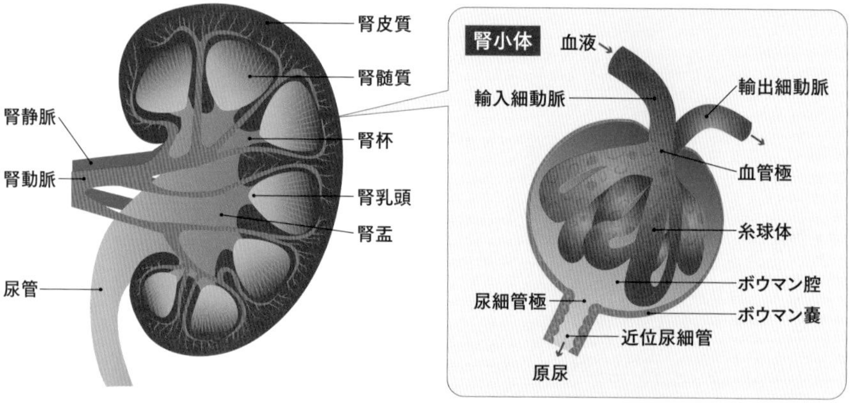

腎臓内にある糸球体という毛細血管のかたまりに、タコのような形の「タコ足細胞」がからみついている。血液をろ過し、老廃物を排出して尿を生成する役割を持つ。

腎機能低下の進行は命に関わる

人の寿命に深く関わっている腎臓の機能。年齢を重ねるごとに少しずつ低下していき、残念ながら現在の医学ではこれを完全に防ぐことはできません。放っておけば腎臓の機能低下は早まるばかり。最後には**末期の腎不全**に陥ってしまいます。フィルター機能が働かなくなり、尿の成分が血液中にたまって**尿毒症**となり、命を落とすことにもなりかねません。高血圧や貧血を引き起こし、心不全、心筋梗塞、脳卒中といった命に関わる病気になる可能性も高まります。

しかし、腎臓の機能低下に早めに気づき、対処することで悪化スピードを遅らせることができます。検査の数値が悪くても、あきらめてはいけないのです。

腎臓の主な機能が低下すると……

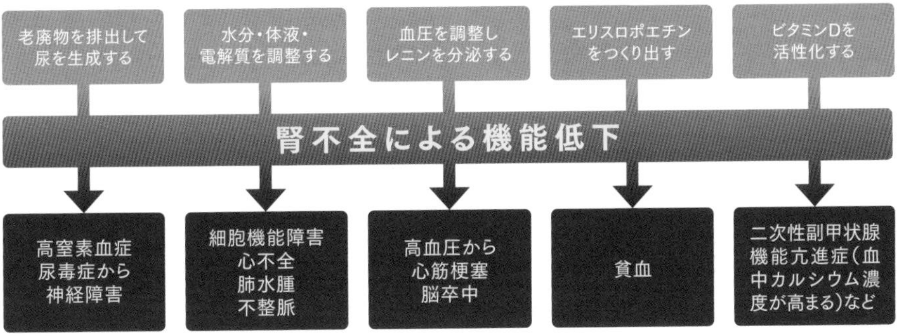

慢性腎臓病とさまざまな病気

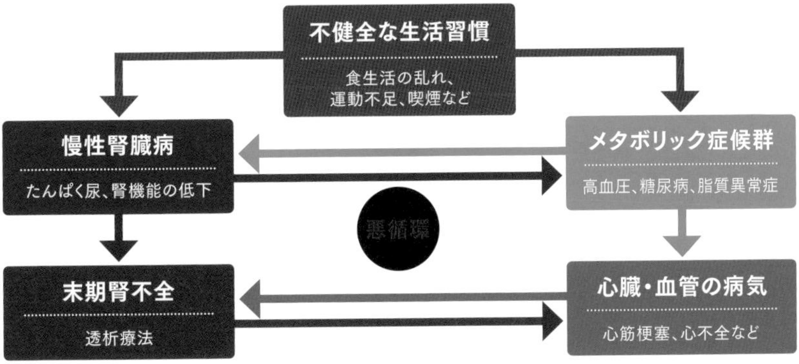

慢性腎臓病かどうか確認しよう

慢性腎臓病かどうかを調べるには、尿検査と血液検査を行います。こうした検査によって何がわかるのか、お伝えしましょう。

尿と血液に何が混ざっているかを検査

尿検査と血液検査によって、慢性腎臓病になっていないかどうかがわかります。尿検査では**「たんぱく尿」**を調べます。尿にたんぱく質が混じっていないかをチェックするのです。たんぱくが出ていない正常値は陰性「−」、出ている場合は陽性「＋」、中間の数値は偽陽性「±」で示され、たんぱくの量が多いほど「＋」の数が増えていきます（1＋、2＋……）。また、尿に血液が混じる「尿潜血」も調べます。正常なら陰性「−」、腎臓周辺の臓器から出血して血液が混じっていると陽性「＋」、偽陽性は「±」となります。

血液検査で調べるのは**「血清クレアチニン値」**です。クレアチニンは尿から体外に排出される老廃物なので、血液中のクレアチニンが多いということは、腎機能低下で老廃物がろ過されていないということ。基準値（男性0.65〜1.09mg/dL、女性0.46〜0.82mg/dL）を超えると慢性腎臓病の可能性が高まります。

尿では、糸球体がどれくらいろ過しているかがわかる**「GFR（糸球体ろ過量）」**も調べられますが、点滴や蓄尿をしなくてはならないため、クレアチニン値からろ過量を推定する**「eGFR（推算糸球体ろ過量）」**を使って診断します。

慢性腎臓病の診断基準とは

明らかな腎臓障害

尿検査・血液検査、画像診断、症状から腎臓に障害があることが明らか（尿たんぱくが0.15g/gCr以上、または尿アルブミンが30mg/gCr以上）。

どちらか、または両方が3か月以上続く

腎機能の低下

GFR（糸球体ろ過量）が60mL/分/1.73㎡未満

血清クレアチニン値でeGFRを調べる

腎臓の糸球体のろ過機能を調べるGFRは、24時間の蓄尿をするなど時間を要する検査となるため、血液検査で調べた血清クレアチニン値と、年齢、性別でスピーディーに判定する「eGFR（推算糸球体ろ過量）」が用いられます。

調べるには性別ごとにクレアチニン値と年齢を下図の計算式に当てはめるのですが、ご覧のとおり計算式は少々難解です。そのため日本腎臓学会では、すぐにeGFRが確認できる早見表を作成しています（16〜19ページ参照）。慢性腎臓病は、eGFRの数値ごとに**G1〜G5の6ステージ**（G3はaとbの2段階）に分類され、G3a以上になると慢性腎臓病と診断される可能性が高まります。

eGFRの計算式

男性 $194 \times \mathrm{Cr}^{-1.094} \times 年齢^{-0.287}$

女性 $194 \times \mathrm{Cr}^{-1.094} \times 年齢^{-0.287} \times 0.739$

Cr：クレアチニン

慢性腎臓病のステージ

ステージ	G1	G2	G3a	G3b	G4	G5
eGFR	90以上	89〜60	59〜45	44〜30	29〜15	15未満
腎臓の働き	正常	軽度低下	軽度〜中等度低下	中等度〜高度低下	高度低下	末期腎不全
自覚症状	ほとんどない		むくみ、だるさ、息切れなど			
治療	生活習慣の改善					
	食事療法・薬物療法					
					人工透析・腎移植の検討、準備	
	運動療法					

慢性腎臓病のステージをチェック

**尿検査とeGFRの数値によって腎機能低下の進行度がわかります。
進行度はステージで示され、G3以上は早めの受診が必要です。**

進行度によって6ステージに分類

慢性腎臓病の進行度は、GFRの数値によって**G1、G2、G3a、G3b、G4、G5の6ステージ**に分けられます。GFRとは、腎臓の糸球体が血液をどれくらいろ過して尿をつくっているかを表す数値です。この数値が小さいほど腎機能の低下が進んでいることを表し、ステージが上がっていきます。

G1は腎機能正常、G2は軽度低下と判断され、自覚症状はほとんどありません。慢性腎臓病患者さんの中でもっとも多いのは、次のG3ステージです。**G3は2段階あり、G3aは軽度〜中等度低下、G3bは中等度〜高度低下**となります。G3bでは心筋梗塞や脳卒中などの心血管病、末期腎不全の発症、死亡リスクが高まるといわれています。**G4は腎機能の高度低下、G5は末期腎不全**です。どちらも人工透析や腎移植などの治療方法を考えるステージとなります。

人工透析治療はどんなことをするの？

透析療法とは人工腎臓を使った治療です。**血液透析と腹膜透析**の2つがあり、9割以上の患者さんが血液透析を受けています。血液透析は、専門の医療機関に通って行います。自分の血液を体外に送り出し、透析器という機械（人工腎臓）に流して不要な塩分・水分・老廃物を取り除いたあと、血液を体内に戻すという治療です。1回にかかる時間は4〜6時間。週3回程度の通院が必要となります。

腹膜透析は、自身の腹膜を使う方法です。透析液を用いて血液の不要な成分を取り除き、腎機能を助けます。どちらの透析治療も腎機能を完全にサポートするものではありません。食事制限、運動療法、投薬をあわせて行うことが大切です。

慢性腎臓病の重症度分類

			たんぱく尿区分		
尿疾患			A1	A2	A3
糖尿病	尿アルブミン定量（mg/日またはmg/gCr）		正常	微量アルブミン尿	顕性アルブミン尿
			30未満	30〜299	300以上
糖尿病以外	尿たんぱく定量（g/日またはg/gCr）		正常（−）	軽度たんぱく尿（±）	高度たんぱく尿（1+〜）
			0.15未満	0.15〜0.49	0.50以上
GFR区分 G1	正常または高値	90以上			
G2	正常または軽度低下	60〜89			
G3a	軽度〜中等度低下	45〜59			
G3b	中等度〜高度低下	30〜44			
G4	高度低下	15〜29			
G5	末期腎不全	15未満			

重症度は原疾患・GFR区分・蛋白尿区分を合わせたステージにより評価する。
CKDの重症度は脂肪、末期腎不全、心血管死亡発祥のリスクを緑のステージを基準に、黄、オレンジ、赤の順に、ステージが上がるほどリスクは上昇する。

eGFR年齢別早見表（男性）

年齢＼SCr.	0.6	0.7	0.8	0.9	1.0	1.1	1.2	1.3	1.4	1.5	1.6	1.7	1.8	1.9	2.0	2.1	2.2
20	≧90	≧90	≧90	≧90	82	74	67	61	56	52	49	46	43	40	38	36	34
25	≧90	≧90	≧90	86	77	69	63	57	53	49	46	43	40	38	36	34	32
30	≧90	≧90	≧90	82	73	65	59	54	50	46	43	40	38	36	34	32	30
35	≧90	≧90	89	78	69	63	57	52	48	44	41	39	36	34	32	31	29
40	≧90	≧90	85	75	67	60	55	50	46	43	40	37	35	33	31	29	28
45	≧90	≧90	83	73	65	58	53	48	45	41	38	36	34	32	30	28	27
50	≧90	≧90	80	70	63	56	51	47	43	40	37	35	33	31	29	28	26
55	≧90	≧90	78	68	61	55	50	46	42	39	36	34	32	30	28	27	25
60	≧90	88	76	67	59	54	49	45	41	38	35	33	31	29	28	26	25
65	≧90	86	74	65	58	52	48	43	40	37	35	32	30	29	27	26	24
70	≧90	84	73	64	57	51	46	43	39	36	34	32	30	28	26	25	24
75	≧90	83	71	63	56	50	46	42	38	36	33	31	29	27	26	25	23
80	≧90	81	70	61	55	49	45	41	38	35	33	30	29	27	25	24	23
85	≧90	80	69	60	54	48	44	40	37	34	32	30	28	26	25	24	22

ハイリスク群 G1　G2　G3a　G3b　G4　G5　SCr.：血清クレアチニン値（mg/dL）

※「CKD診療ガイド2012」（日本腎臓学会編）から引用・改変。
早見表の数値はあくまでも推算値です。同じ数値でもステージが異なる場合があります。
確定診断は必ず専門医を受診してください。

2.3	2.4	2.5	2.6	2.7	2.8	2.9	3.0	3.1	3.2	3.3	3.4	3.5	3.6	3.7	3.8	3.9	4.0
33	31	30	28	27	26	25	24	23	23	22	21	20	20	19	19	18	18
31	29	28	27	26	25	24	23	22	21	20	20	19	19	18	17	17	16
29	28	26	25	24	23	22	22	21	20	19	19	18	18	17	17	16	16
28	26	25	24	23	22	21	21	20	19	18	18	17	17	16	16	15	15
27	25	24	23	22	21	21	20	19	18	18	17	17	16	16	15	15	14
26	25	23	22	21	21	20	19	18	18	17	17	16	16	15	15	14	14
25	24	23	22	21	20	19	19	18	17	17	16	16	15	15	14	14	13
24	23	22	21	20	19	19	18	17	17	16	16	15	15	14	14	13	13
24	23	22	21	20	19	18	18	17	16	16	15	15	14	14	13	13	13
23	22	21	20	19	19	18	※1 17	17	16	15	15	14	14	14	13	13	12
23	22	21	20	19	18	17	17	16	16	15	15	14	14	13	13	12	12
22	21	20	19	19	18	17	16	16	15	15	14	14	13	13	13	12	12
22	21	20	19	18	17	17	16	16	15	14	14	14	13	13	12	12	12
21	20	19	19	18	17	16	16	15	15	14	14	13	13	13	12	12	11

※1：65歳の男性で、クレアチニン値3.0の場合、
eGFR（腎機能）は17で、ステージはG4となる。

eGFR年齢別早見表（女性）

年齢＼SCr.	0.6	0.7	0.8	0.9	1.0	1.1	1.2	1.3	1.4	1.5	1.6	1.7	1.8	1.9	2.0	2.1	2.2
20	≧90	89	77	68	60	54	49	45	42	38	36	34	31	30	28	26	25
25	≧90	84	72	63	56	51	46	42	39	36	34	31	29	28	26	25	24
30	≧90	79	68	60	54	48	44	40	37	34	32	30	28	26	25	24	22
35	≧90	76	66	58	51	46	42	38	35	33	30	28	27	25	24	23	21
40	87	73	63	55	49	44	40	37	34	31	29	27	26	24	23	22	21
45	84	71	61	54	48	43	39	36	33	30	28	26	25	23	22	21	20
50	81	68	59	52	46	42	38	35	32	29	27	26	24	23	21	20	19
55	79	67	57	50	45	40	37	34	31	29	27	25	23	22	21	20	19
60	77	65	56	49	44	39	36	33	30	28	26	24	23	21	20	19	18
65	75	63	55	48	43	39	35	32	29	27	25	24	22	21	20	19	18
70	74	62	54	47	42	38	34	31	29	27	25	23	22	21	19	18	17
75	72	61	53	46	41	37	34	31	28	26	24	23	21	20	19	18	17
80	71	60	52	45	40	36	33	30	28	26	24	22	21	20	19	18	17
85	70	59	51	45	40	36	32	30	27	25	24	22	21	19	18	17	16

ハイリスク群 G1　G2　G3a　G3b　G4　G5　SCr.：血清クレアチニン値（mg/dL）

※「CKD診療ガイド2012」（日本腎臓学会編）から引用・改変。
早見表の数値はあくまでも推算値です。同じ数値でもステージが異なる場合があります。
確定診断は必ず専門医を受診してください。

2.3	2.4	2.5	2.6	2.7	2.8	2.9	3.0	3.1	3.2	3.3	3.4	3.5	3.6	3.7	3.8	3.9	4.0
24	23	22	21	20	19	18	18	17	17	16	15	15	14	14	14	13	13
22	21	20	20	19	18	17	17	16	15	15	14	14	14	13	13	12	12
21	20	19	19	18	17	16	16	15	15	14	14	13	13	12	12	12	11
20	19	19	18	17	16	16	15	15	14	14	13	13	12	12	12	11	11
20	19	18	17	16	16	15	15	14	13	13	13	12	12	11	11	11	10
19	18	17	16	16	15	15	14	13	13	13	12	12	11	11	11	10	10
18	17	17	16	15	15	14	14	13	13	12	12	11	11	11	10	10	10
18	17	16	16	15	14	14	13	13	12	12	11	11	11	10	10	10	10
17	17	16	15	14	14	13	13	12	12	12	11	11	10	10	10	10	9
17	16	15	15	14	14	13	※1 13	12	12	11	11	11	10	10	10	9	9
17	16	15	14	14	13	13	12	12	11	11	11	10	10	10	9	9	9
16	15	15	14	14	13	13	12	12	11	11	10	10	10	9	9	9	9
16	15	15	14	13	13	12	12	11	11	11	10	10	10	9	9	9	8
16	15	14	14	13	13	12	12	11	11	10	10	10	9	9	9	9	8

※1：65歳の女性で、クレアチニン値3.0の場合、
eGFR（腎機能）は13で、ステージはG5となる。

腎臓への負担を軽くする食べ方

**慢性腎臓病を予防するには、腎臓に負担をかけないように
食事をすることが大切です。そのポイントをレクチャーしましょう。**

塩分、たんぱく質、エネルギーがカギ

腎臓の重要な役割は、**血液をろ過すること**。あなたが食べたり飲んだりして血液に取り込まれた成分は腎臓でろ過されるため、腎臓に負担がかからない食べ方を心がけることが大切です。では、どんなことに気をつければよいのでしょうか？　まず、**塩分とたんぱく質、そしてエネルギー摂取**です。

腎機能の状態がどのステージであっても、まず考えなくてはいけないのが減塩です。1日の塩分摂取量は6g未満にすることが理想とされています。

たんぱく質の摂り方にも気を配りましょう。G1、G2では過剰摂取しないように心がけ、G3以降は摂取量の上限を決めて食べる必要があります。

エネルギーは、自分に必要なカロリーを把握し、過不足なく摂取することがポイントとなります。摂りすぎはもちろんNGですが、不足もよくありません。

腎臓病の食事療法の3ポイント

1

適切なエネルギー摂取

1日のエネルギー量は
標準体重×身体活動量
（25〜35kcal）が目安。

2

食塩の制限

1日の塩分摂取量は6g未満に。
減塩調味料や香辛料が
役立ちます。

3

たんぱく質の制限

過剰摂取しないよう注意を。
肉、魚、卵、牛乳など
良質なたんぱく質が○。

必要量を継続して摂取することが大切

腎機能低下がみられなくても、日頃からエネルギー摂取、減塩を意識すると慢性腎臓病を予防できます。そしてG1～G5の診断がされた場合も、ステージに関わらず、食事療法は不可欠となります。

1日の摂取カロリーは下の計算式で調べられます。身長から標準体重を割り出し、労作をかけるとエネルギー量がわかります。必要なエネルギー量以上にカロリー摂取しては体重が増えて腎臓に負担がかかり、逆にダイエットを意識してカロリーを抑えても、筋肉がやせ、老廃物が増えて腎臓に負担がかかります。**適切なカロリー摂取**を継続することが大切なのです。

減塩も、腎機能低下の患者さんに医師が必ず指導することです。体内に塩分が残ると、身体は塩分濃度を薄めようとして水分量を増やします。その結果、血液量が増加してさらなる腎機能低下を招くのです。塩分量の目安は**1日6g未満**。これを忘れてはいけません。

たんぱく質は、G3aなら標準体重1kgあたり0.8～1.0g/日。G3b以降は標準体重1kgあたり0.6～0.8g/日が基本となります。必要量はきちんと摂取しなくてはいけません（60kgの人の場合は60×0.8～1.0=48～60g/日）。

1日に必要なエネルギー量の計算

身長（m）［　　］×身長（m）［　　］×22※＝標準体重（kg）［　　］

※糖尿病の場合は、年齢などによって22よりも大きな数値になる場合がある。

標準体重［　　］kg × 標準体重1kgあたりに必要なエネルギー摂取量［　　］kcal ＝ 1日に必要なエネルギー摂取量［　　］kcal

軽い労作	普通の労作	重い労作
デスクワークなど座位中心の人	通勤などの移動や立ち作業をする人	立ち仕事や力仕事などをする人
25~30kcal	30~35kcal	35kcal以上

身長160cmの人の場合は……

1.6×1.6×22＝56.32kgが標準体重。

軽い労作なら、56.32×25～30＝約1408～1690kcalが1日に必要なエネルギー摂取量となる。

ステージごとに見る基本の食べ方

**肥満や高血圧につながる食事は腎臓にも負担をかけます。
生活習慣病を予防し、腎機能を守るステージごとの食べ方を身につけましょう。**

G3 以降はたんぱく質制限の可能性も

腎機能を守るための食事療法は、短期間では終わりません。長く続けることによって腎臓の負担を軽くすることができ、慢性腎臓病予防につながります。

腎機能の低下を招いてしまう原因のひとつは、**高血圧・高血糖・メタボ**といった生活習慣病です。どのステージであってもこうした症状を予防し、改善する食べ方を身につけることで、さらなる悪化を遅らせることができます。G1、G2であれば、食事に気をつけることで回復も期待できるでしょう。

食べ方のポイントとなるのは**エネルギー摂取の調整と減塩**ですが、G3以降は**たんぱく質制限やカリウム制限**、G5では**リン制限や水分制限**も必要となっていきます。

G2（ステージ2）までのポイント

G1、G2と診断され、糖尿病、高血圧、メタボの症状がある場合は、血糖値のコントロールが不可欠です。食事のときには、食物繊維豊富な野菜や海藻などから先に食べ、次に肉や魚、最後にご飯やパンなど糖質の高いものを食べるようにしましょう。先に胃に入った食物繊維が糖質にからみ、食後の高血糖を防ぐことができます。

G3（ステージ3）以降のポイント

G3以降は、たんぱく質制限も必要となります。たんぱく質は体内で分解されると、尿素窒素やクレアチニンといった老廃物が生まれます。機能低下した腎臓にとって老廃物のろ過は負担となり、悪化を招きます。しかし、たんぱく質は身体をつくる大切な栄養素でもあります。制限するばかりでなく、最低量は食べるように気をつけましょう。また、G3以降で高カリウム血症になると、野菜や果物などに含まれるカリウム制限、高リン血症があれば、加工食品などに含まれるリン制限も必要になります。

慢性腎臓病の食事療法の目標

<table>
<tr><th></th><th>G1</th><th>G2</th><th>G3a</th><th>G3b</th><th>G4</th><th>G5</th></tr>
<tr><td rowspan="2">塩分</td><td colspan="6">制限 6g未満3g以上／日</td></tr>
<tr><td colspan="2">高血圧やむくみがなければ、
男性7.5g、
女性6.5g未満／日</td><td></td><td></td><td colspan="2">制限
5g未満3g以上／日
（強いむくみがある場合）</td></tr>
<tr><td>たんぱく質</td><td colspan="2">過剰に摂取しないこと
（目安は標準体重1kgあたり
1.3gを超えないこと）</td><td>制限
0.8～1.0g
（標準体重
1kgあたり）</td><td colspan="3">制限 0.6～0.8g（標準体重1kgあたり）</td></tr>
<tr><td>エネルギー</td><td colspan="6">エネルギー摂取量／日＝標準体重×25～35kcal</td></tr>
<tr><td>カリウム</td><td colspan="3">制限なし</td><td>制限
2000mg以下
／日（高カリウ
ム血症の場合）</td><td colspan="2">制限
1500mg以下／日
（高カリウム血症の場合）</td></tr>
<tr><td rowspan="2">リン</td><td colspan="6">正常範囲を保つ</td></tr>
<tr><td></td><td></td><td></td><td></td><td></td><td>制限
高リン血症
があれば</td></tr>
<tr><td>水分</td><td></td><td></td><td></td><td></td><td></td><td>制限
人工透析
導入後は
必要</td></tr>
</table>

老化を加速するリンにご注意を

リンは人間にとって必要なミネラルですが、加工食品に含まれる「リン酸塩」には気をつけて。老化を加速する成分といわれています。

リンの過剰摂取が招く身体への悪影響

人間の体内にはリンというミネラルがあります。大切な成分ではありますが、腎機能が低下すると体外に排出されにくくなり、**「高リン血症」**になります。高リン血症は、骨粗鬆症や血管の石灰化を招きます。動脈硬化が進み、心筋梗塞や脳卒中の危険性が高まり、腎機能がさらに低下する恐れもあるのです。

リンは高たんぱく質の食べ物に多く含まれ、通常はそれほど気にする必要はありません。しかし、加工食品に含まれる**リン酸塩（食品添加物由来の無機リン）**は、老化を加速するといわれます。ハム、ソーセージ、インスタント食品、スナック菓子などに含まれ、過剰摂取は腎臓に悪影響をおよぼします。

調理法でリン含有量が変わる

食品名	そのまま(mg)	ゆでる(mg)	食品名	そのまま(mg)	ゆでる(mg)
中華麺(生)	66	**29**	牛リブロース	170	**110**
即席中華麺(油揚げ)	97	**40**	豚もも肉	210	**190**
即席中華麺(非油揚げ)	130	**46**	豚ロース	180	**140**
牛もも肉	170	**120**	ロースハム	280	**250**

※可食部100gあたりで計算（文部科学省「食品成分データベース」をもとに作成）

リン酸塩含有食品はココをチェック！

ハム、ソーセージ、練り製品、インスタント食品、スナック菓子などの加工食品は、購入時に原材料名の確認を。

原材料名のラベルに「リン○○」と記載されているものは、できるだけ口にしないように心がけましょう。

pH調整剤、かんすい、結着剤、酸味料、香料、膨張剤といった表示はリン酸塩を含んでいる場合があります。

とくに、pH調整剤、かんすい、結着剤はリン酸塩を含んでいることが多いので、とくに気をつけましょう。

カリウムの摂りすぎにも気をつけて！

高カリウム血症で腎臓にさらに負担が

腎機能低下のステージがG3b以降になると、**高カリウム血症の危険性**が高まります。カリウムは、人間に必要なミネラルですが、腎機能が低下すると余分なカリウムが体外に排出できず、血液中にたまってしまいます。これにより、吐き気、しびれ、脱力感、不整脈があらわれ、**心不全といった重篤な病気**になる可能性もあります。野菜、果物に多く含まれるカリウム。水にさらしたり、ゆでこぼしたりすると減らすことができるのでお試しを。

食品名	生のまま(mg)	ゆでる(mg)
カリフラワー	410	**220**
ブロッコリー	460	**210**
キャベツ	200	**92**
白菜	220	**160**
大根	230	**210**
小松菜	500	**140**

食品名	生のまま(mg)	焼く(mg)	ゆでる(mg)
牛もも肉	330	350	**120**
牛リブロース	150	200	**75**
豚もも肉	360	450	**200**
豚ロース	310	400	**180**
鶏もも皮つき	290	390	**210**
鶏ささみ	410	520	**360**

※可食部100gあたりで計算（文部科学省「食品成分データベース」をもとに作成）

カリウムを減らす食べ方のコツ

食品購入時に原材料名を確認し、「カリウム」「塩化カリウム」と記載されているものは避けたほうが無難です。

水分が抜けたドライフルーツは、果物に含まれるカリウムが凝縮されて高濃度に。食べる量には気をつけて。

野菜は切ってから水にさらすか、ゆでこぼすとカリウムの量を減らすことができます。切った断面からも流れます。

水分の摂りすぎも防ごう

G4やG5になると、腎機能低下で体内の水分調整ができなくなります。これによって尿量が減り、体内に水分をため込んでむくんできます。むくみが悪化すると肺水腫や心肥大となり、命を落としかねません。こうなると水分制限もしなくてはなりません。人工透析をしている場合も厳格な水分調整が必須です。しかし、人間にとって水分は不可欠。必要量を摂ることを忘れてはいけません。

「シンプルな食べ方」をすればよい

腎臓を守るには食事制限が大切だとわかっていても、続けていく自信がない……そんな人におすすめなのが「シンプルな食べ方」です。

簡単にできることからはじめてみる

腎臓にやさしい食事は、**塩分・カロリー・アルコールを控えること**です。わかっていても、忙しい毎日の中で食事制限なんてできない、と思っていませんか？　心配はいりません。食べ方を少し変えるだけで、血圧や血糖値を下げ、メタボを解消し、慢性腎臓病を予防することができるのです。

ポイントは、**「シンプルな食べ方」**です。複雑なことを考える必要はありません。メニューは**一汁三菜の和食にする、野菜を最初に食べる、朝食だけ無塩メニューにする、ファーストフード・ラーメン・菓子パンの頻度を減らす**など、簡単にできることからはじめてみましょう。数週間継続すると血圧や血糖値が下がり、体重も減少。その結果に「この食べ方なら続けられる！」とモチベーションも上がるはず。無理なく続けることで、さらなる効果が期待できます。

腎臓にやさしい食事の3ポイント

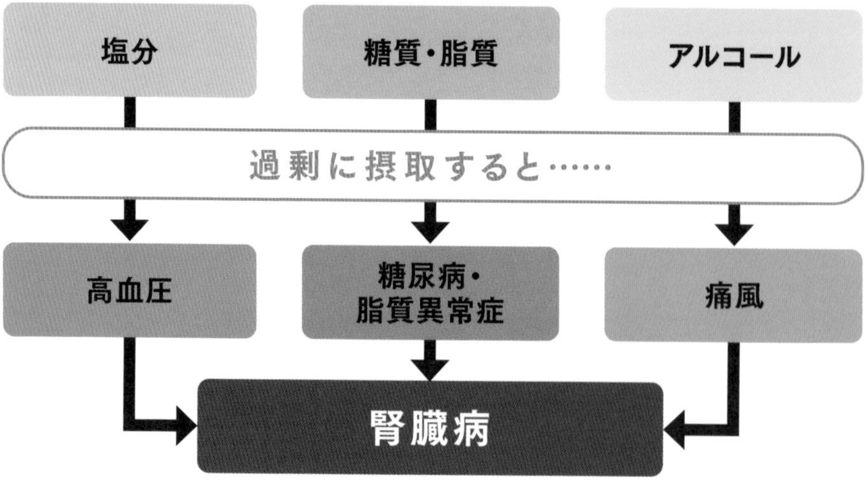

シンプルな食べ方10か条

1. 朝食は無塩メニューに（下記参照）
2. 魚がメインの和定食を選ぶ
3. 野菜から先に食べる
4. ファーストフードやラーメンは週1程度
5. 海藻・キノコ・こんにゃくを多めに
6. インスタント食品は少なめに
7. 肉の脂身と皮は食べない
8. 菓子パンやスイーツも週1程度
9. 甘い飲み物はできるだけ控える
10. すべての栄養成分表示をチェックする

無塩な朝食の例

バナナ＋ヨーグルトまたは牛乳（豆乳）

キウイ、りんご、かんきつ類もOK

無塩グラノーラ＋牛乳（豆乳）

グラノーラは低糖質か無糖のものを

ふかしたさつまいも＋温めた牛乳（豆乳）

合わせて粗くつぶしながら混ぜて食べる

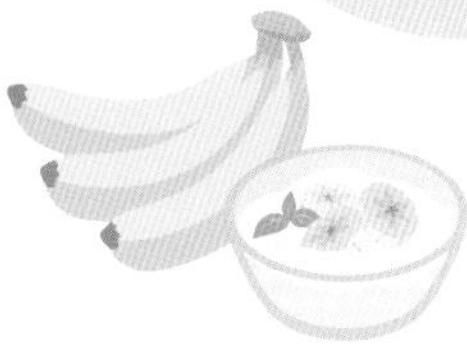

くずもち

きな粉に塩は入れず、黒蜜も少量に

大豆ミート（ミンチタイプ）＋無塩ナッツ＋牛乳（豆乳）

ミックスしてそのまま食べる。少量のはちみつをかけてもOK

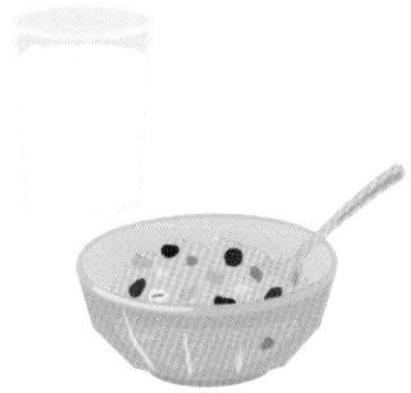

※G3b以降と診断されている人はカリウム制限が必要な場合もあるため、主治医に相談を。

積極的に摂るとよい食材

野菜は腎臓のために意識して食べたい食材です。緑黄色野菜と淡色野菜のバランスも考えながら、1日350gを目標にしましょう。

加熱してたくさん食べて腎機能を守る

慢性腎臓病を予防するために、積極的に摂りたいのは**野菜**です。野菜にはビタミン、ミネラル、食物繊維といった栄養成分が多く含まれ、抗酸化作用のほか、塩分の排出、血糖値の低下といった腎臓を守る働きがあります。

日本人の野菜摂取量の目標は**1日に350g**です。これを3食に分けると、1食あたり約120g。生野菜では両手1杯分くらいとなります。そんなに食べられないと思うかもしれませんが、加熱すればかさは半分になります。料理に混ぜたり、汁物の具材にすればさらにたくさん食べることができるでしょう。

野菜には、栄養価の高い**緑黄色野菜**（トマト、ブロッコリー、にんじんなど）と、ビタミンCや食物繊維が豊富な**淡色野菜**（キャベツ、玉ねぎ、きゅうりなど）があります。野菜ならどれを食べても同じと考えがちですが、大切なのは両方をバランスよく食べること。緑黄色野菜１に対して淡色野菜2の割合が理想とされています。

また、野菜のほかに、食物繊維が豊富な**海藻、きのこ、こんにゃく**もしっかり食べましょう。腸の調子を整えると同時に腎臓も守ってくれる食材です。

野菜をたくさん食べるためには……

1

加熱する

ゆでたり炒めたり
すると生野菜の半分の
かさになります。

2

**料理に
混ぜる**

細かく刻んで
ハンバーグに入れるなど、
肉や魚と混ぜて。

3

**汁物に
入れる**

みそ汁やスープに
たっぷり入れて
食物繊維豊富な
一品に。

抗酸化成分の多い食品とは

分類	物質名	食品の一例
ポリフェノール	ケルセチン	玉ねぎ、ブロッコリー、ぶどう、りんご
	カテキン	緑茶、紅茶、ウーロン茶
カロテノイド ビタミン類	β-カロテン、リコピン	ブロッコリーやトマトなど緑黄色野菜、かんきつ類
	ビタミンC	ブロッコリーなどの野菜、かんきつ類
	ビタミンE	ごま、大豆、ごま油、えごま油、アマニ油
含硫化合物 （イオウ化合物）	スルフォラファン	ブロッコリー、菜の花などアブラナ科の野菜
	硫化アリル	玉ねぎ、ねぎ、にんにく、にら

腸内フローラを整えよう

最近よく聞く**「腸内フローラ」**という言葉。腸の中には100兆個もの腸内細菌がすみ、花畑のように見えることからこのように呼ばれています。腸内フローラには、**善玉菌と悪玉菌**、どちらでもない**日和見菌**があり、それぞれがバランスをとっています。このバランスが崩れてしまうと便秘などの不調を招くのですが、最近、腸の不調と腎機能低下には相関関係があることがわかってきました。便秘が悪化すると慢性腎臓病の可能性が高まるという研究も発表されています。腸の中に便が留まると、有害物質や老廃物が増えて腸で吸収され、それをろ過して排出する腎臓に負担がかかるのでは、と考えられているのです。

便秘と慢性腎臓病の関係

便秘の有無と慢性腎臓病の発症率

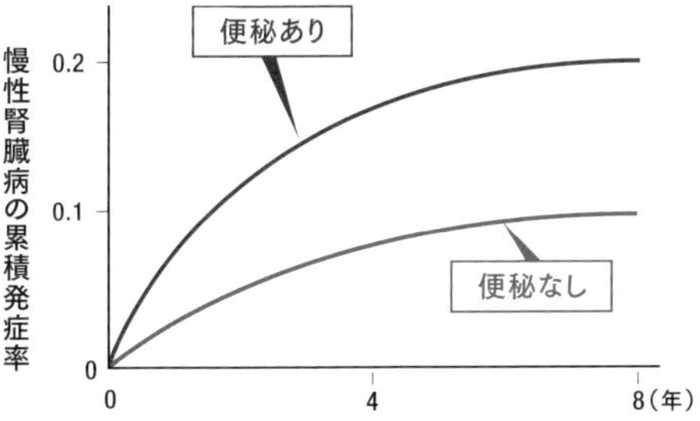

便秘の重症度と慢性腎臓病の発症率

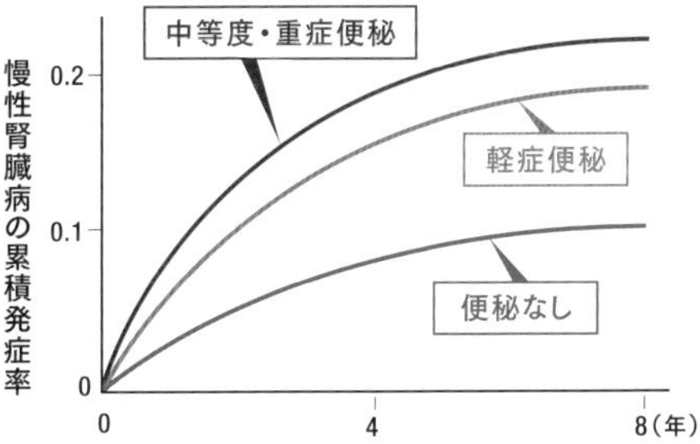

出典：Sumida K,et al.,Constipation and incident CKD. Journal of The American Society of Nephrology.2017

腎臓に負担をかける食べ物とは

気をつけたいのは、甘いもの、肉の脂肪分、そして加工食品に含まれる食品添加物です。つい手が出てしまいますが控えめが正解です。

甘いお菓子やドリンクは控えめにする

スイーツや菓子パンは手軽に食べることができるため、つい手が出てしまうものですが、砂糖、小麦粉、バターや生クリームが使われていて、糖質も脂質もかなり高め。当然、カロリーも高いものがほとんどです。

糖質の高いものは、**急激な血糖値の上昇**につながります。血糖値の急上昇は腎臓の血管に悪影響を与えるほか、すい臓の負担にもなり、糖尿病の原因となるのです。しかし、スイーツが自分へのごほうびという人もいるでしょう。我慢しすぎもストレスです。とっておきのお菓子を食べる機会は週1〜2回までと決めてはいかがでしょうか。また、甘い飲み物にも要注意。ジュースや砂糖が入ったコーヒーをよく飲むという人は、見直しが必要です。糖分のないブラックコーヒー、お茶、ミネラルウォーターなどに切り替えることができればベストです。

脂質と食品添加物を上手に減らす食べ方

脂質を控えるために気をつけたいのは、**肉の脂身と皮**です。肉は良質なたんぱく質ですが、肉に多く含まれる脂質は、糖質やたんぱく質と比較すると2倍以上のカロリーがあるため、食べすぎは肥満につながってしまいます。肉の上手な食べ方は、脂身と皮を残すことです。肉のおいしさを味わいながら脂質の多い部分を食べないようにするだけなので、簡単に取り組めるでしょう。

また、ハム、ベーコン、ソーセージなどの加工食品にも気を配りましょう。製造の際に、食品添加物が加えられているものが多く販売されています。食品添加物の中でも、**リン酸塩**は腎臓に負担をかけてしまいます。できるだけ避けることをおすすめしますが、どうしても食べたいときには水にさらしたり、ゆでこぼしたりするとリン酸塩を減らすことができます。

肉の脂身や皮は取る

脂質のカロリーは、1gあたり約9kcal。糖質やたんぱく質のカロリーは1gあたり4kcalなので、2倍以上となります。

肉を使った料理をつくる際には、カロリーの高い脂身と皮の部分は取り除き、カロリーを下げましょう。

また、肉を選ぶときには、牛肉や豚肉はもも肉・ヒレ肉を。鶏肉ならささみやむね肉など、脂肪の少ない部位を選びましょう。部位によっては半分以下のカロリーとなります。

食品		エネルギー(kcal)	脂質(g)
牛肉	ばら脂身つき(生)	472	50.0
	肩ロース脂身つき(生)	380	37.4
	ヒレ赤肉(生)	207	15.0
	もも赤肉(生)	176	10.7
豚肉	ばら脂身つき(生)	398	40.1
	肩ロース脂身つき(生)	241	19.3
	もも赤肉(生)	133	5.3
	ヒレ赤肉(生)	105	1.7
鶏肉	むね肉皮つき(生)	133	5.9
	むね肉皮なし(生)	105	1.9
	もも肉皮つき(生)	190	14.2
	もも肉皮なし(生)	113	5.0
	ささみ(生)	98	0.8

※可食部100gあたりで計算(ささみ生は廃棄率5%)。

調味料に気をつける

塩分摂取量の目安は、**1日に6g未満**。食塩でいえば**小さじ1杯**です。6g未満とは、しょうゆやみそ、ソース、マヨネーズ、ケチャップといった調味料に含まれる塩分も含めた量。それぞれの調味料の塩分量を下の一覧表で確認しながら、計量スプーンできちんとはかって使いましょう。食べ物に含まれる塩分も考慮すると、調味料の塩分は1日に4g程度が理想です。

調味料の塩分一覧表(小さじ1:5ccあたりの塩分量)

食塩	6.0g
濃口しょうゆ	0.9g
薄口しょうゆ	1.0g
減塩しょうゆ(濃口)	0.5g
だししょうゆ	0.4g
ポン酢しょうゆ	0.3g
米みそ(淡色甘みそ)	0.7g
米みそ(甘みそ)	0.4g
豆みそ	0.7g

減塩みそ	0.6g
だし入りみそ	0.8g
マヨネーズ(全卵型)	0.1g
トマトケチャップ	0.2g
ウスターソース	0.5g
中濃ソース	0.4g
フレンチドレッシング	0.4g
めんつゆ(ストレート)	0.2g
焼き肉のたれ	0.5g

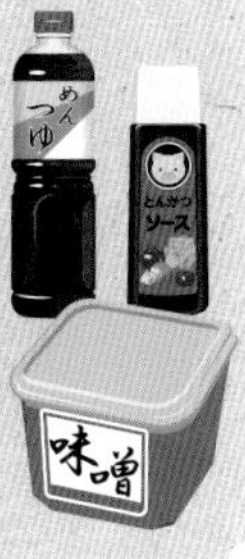

※メーカーにより差があるので、数値はあくまでも目安です。

減塩ポイント

- 調味料は**計量器具**で**きちんとはかる**
- **みそ汁**などの汁物は**1日1杯**程度に
- かつおやこんぶなどの**出汁をきかせる**
- 自然塩など**上質な調味料**を使用する

血糖値・高血圧対策も重要

高血糖と高血圧は腎機能低下の大きな要因。数値が上がらないよう食生活に気をつけることで、今後の腎臓の働きに差が出ます。

血糖値コントロールで糖尿病腎症を予防

糖尿病が原因で慢性腎臓病、腎不全になることを**「糖尿病腎症」**と呼びます。人工透析となるケースも多く、軽視はできません。糖尿病の患者数は1000万人といわれ、糖尿病腎症の患者数も増加しています。腎機能を守り、命を守るには糖質の摂取量に気を配り、血糖値の急激な上昇を防ぐことが大切です。

血液検査で調べるのは、**空腹時血糖値とヘモグロビンA1cの数値**です。空腹時血糖値は検査した時点の血液中のブドウ糖濃度がわかり、ヘモグロビンA1cは過去1～2か月の血糖値がわかります。空腹時血糖値は時間によって変動しますが、ヘモグロビンA1cは普段の食生活が数値に反映されるので、糖尿病治療に活用されています。ヘモグロビンA1cが6.0%以上になると糖尿病予備軍といわれます。糖尿病腎症にならないためには、6.0%未満を目指しましょう。

血糖値を上げない食事ポイント

1 主食を減らす
米、パン、パスタなどを減らし野菜や肉・魚などのおかずを多めに。

2 食べる順番を変える
野菜や海藻などの食物繊維→肉・魚などのたんぱく質→最後に主食。

3 低GI食品に置き換え
血糖値が上がりにくい低GI値の玄米、雑穀米、全粒粉パンが◎。

4 不溶性食物繊維を摂る
納豆、オクラなどぬめりのある水溶性食物繊維は高血糖を抑えます。

5 酢と緑茶の力を利用
酢酸とカテキンは糖質をブドウ糖に分解する酵素の働きを抑えます。

6 ビタミンB1を摂取する
ビタミンB1は血液中のブドウ糖をエネルギーに変換。豚肉が最適。

高血圧が招く腎硬化症は減塩で予防を

高血圧も腎機能低下を引き起こします。これを**「腎硬化症」**と呼び、腎不全から人工透析になる原因の3番目に多いといわれています。血圧が高いと腎臓の糸球体に強い圧力がかかり、ろ過する力が低下してしまうのです。この状態が長く続いて腎臓が動脈硬化になると、血管が壊死し、糸球体の機能もさらに低下してしまいます。腎硬化症の初期は自覚症状がありませんが、しだいに尿たんぱくや血尿、頭痛、倦怠感、吐き気、視力障害といった症状があらわれます。

腎硬化症の予防は**血圧を下げること**です。目安は、最高血圧130㎜Hg／最低血圧80㎜Hg未満です。まずは食事内容を見直して、血圧コントロールをはじめましょう。ポイントは減塩です。さっそく今日から取り組んでみてください。

市販のだしに要注意！

顆粒だし、中華スープの素、コンソメの素といった市販のだし類には、塩分が多く含まれています。かつお節やこんぶ、きのこなどを活用してだしを手づくりして、うまみをきかせながら塩分量を減らしましょう。

※メーカーにより差があるので、数値はあくまでも目安です。

「だしの素」に含まれる塩分量（小さじ1：5ccあたり）

和風だしの素（顆粒）	1.2g
コンソメの素（顆粒）	1.3g
中華だしの素（顆粒）	1.4g

自家製のだし（かつお節、こんぶなど）なら、100g中の塩分を、0～0.2gほどに抑えることができる。

薄味でもおいしくするにはこれを使おう

香味野菜・種実類
しょうが、ねぎ、三つ葉、ごま、アーモンドなど。

香辛料
こしょう、さんしょう、わさび、とうがらし、カレー粉など。

酸味
レモンや酢で酸味を加えると塩味が引き立つ。

おろし野菜
大根、玉ねぎをすりおろしてアクセントに。

食事習慣を見直そう

忙しい毎日の中での食事管理は大変……と思っていませんか?
ちょっとしたコツを身につければ、手軽にはじめられるのです。

食品の栄養成分表示チェックを

腎臓は食事の影響を受けやすい臓器。しかし自覚症状がないため、症状が悪化してから自覚したときには、すでに腎不全に陥っている可能性も高くなります。普段の食事習慣を見直して、腎機能の低下に気をつけましょう。

まずは、ここまで述べてきた通り、あなたが腎臓によくない食事習慣をしていないか見直し、そして次に腎臓にやさしい**「シンプルな食事」**を心がけましょう。複雑な栄養価計算をする食事療法はなかなか続けにくいものですが、シンプルな食事の仕方なら継続しやすいものです。

また、食品の購入の際に、**栄養成分表示**をチェックすることも大切です。市販食品のパッケージには、必ず栄養成分が表示されています。よく「塩分20%カット」などとうたう食品がありますが、実際の数値はいくらか栄養成分表を見ないとわかりません。何も知らずに食べることと、知ってから賢く選択して食べることとは、大きな違いです。ちなみに、**ナトリウム(mg)×2.54÷1000=食塩相当量(g)**です。

栄養成分表示もチェックして

食品の栄養成分表示をチェックすることも習慣にしましょう。食品表示法によって、熱量(エネルギー)、たんぱく質、脂質、炭水化物、ナトリウム(食塩相当量に換算した数値)の表示が義務づけられているのです。気軽に手にしていたコンビニスイーツの表示を見たら意外にもカロリーが高くて、買うのを控えた……そんな行動にもつながるでしょう。

栄養成分表示1食(100g)

エネルギー	540 kcal
たんぱく質	10 g
脂質	20 g
炭水化物	80 g
—糖質	75 g
—食物繊維	5 g
食塩相当量	6.5 g

100g、100cc、1食分あたりの含有量で表示される。どの単位を使うかは食品によりけりなので、商品を選ぶ際は注意すること。

糖質と食物繊維に分けて表示されることもある。

早めの生活習慣の見直しも大切

腎機能を低下させる原因として、アルコールの飲みすぎや喫煙習慣、ストレス、運動不足、睡眠不足といった**生活習慣**も挙げられます。ストレスや運動不足、食べすぎによって、活性酸素が増えすぎると、腎臓にも悪影響を与えます。しかし、免疫力の低下や感染症の予防に重要な役割を果たす、**SODという活性酸素を無害化する酵素**が体内にあり、運動習慣によって、SODは働きがよくなるのです。

かつて、慢性腎臓病の治療は安静にしなくてはいけないというのが定説でした。運動することで尿たんぱくが増加して腎機能が低下するといわれていたからです。しかし、それまでの定説とは逆に、適度な運動によって腎機能が改善することがわかりました。詳しくは149ページから解説しますが、腎機能が向上するだけではなく、人工透析の先延ばしや合併症の予防、死亡率の低下にも効果が期待できるのです。また、**軽い運動の習慣化**によって、体力や気力が上がり、仕事や趣味と毎日をアクティブに過ごせるようになります。

運動も大切！ 腎臓リハビリテーションのすすめ

腎機能を改善する適度な運動は**「腎臓リハビリテーション」**と名づけられ、世界でも広く行われるようになりました。腎臓リハビリテーションは、どなたでも無理なく取り組むことのできる運動です。詳しいやり方は、149ページから紹介します。

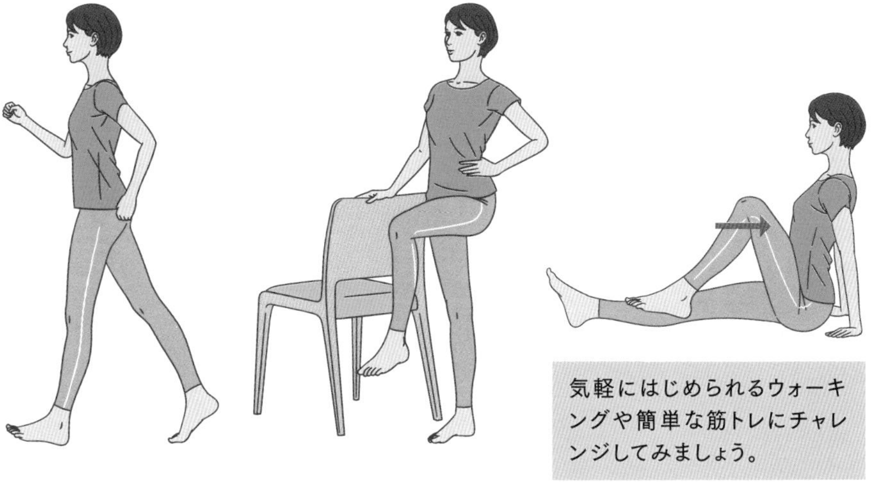

気軽にはじめられるウォーキングや簡単な筋トレにチャレンジしてみましょう。

市販の「調整食品」を上手に使おう

栄養成分の含有量を調整した加工食品は、
慢性腎臓病の治療に役立ちます。
低たんぱく質・塩分控えめの食品を活用して食事を楽しみましょう。

主食のたんぱく質を減らしおかずを増やす

慢性腎臓病のステージがG3b以降になると、たんぱく質の制限が必要となりますが、肉や魚などのおかずを減らすと食事の楽しみが半減してしまいます。そんなときに活用したいのが**調整食品**です。

慢性腎臓病の方におすすめなのは、白米やパン、麺類といった主食のたんぱく質を減らした調整食品です。主食には、意外にもたんぱく質が多く含まれています（ご飯1杯で約4.5g）。これを**低たんぱく質の調整食品**に置き換えれば、その分、**おかずを増やすこと**ができるのです。おかずの品数を増やすと**肉や魚のほかに卵、乳製品など**も食べることができます。バランスよく栄養が摂れ、**食事の楽しみも広がる**でしょう。加えて、本書では、塩分控えめの食品も紹介しています。ぜひ参考にしてみてください。

普通の食材・食品と比べてみると……

ご飯（精白米）
（茶碗1杯：180g）

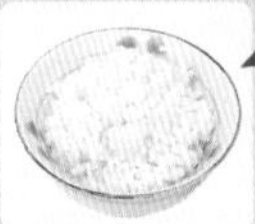

たんぱく質
4.5g

▼

たんぱく質調整米
（180g）

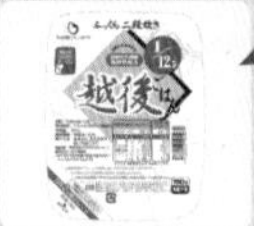

たんぱく質
0.36g

食パン
（8枚切り1枚：45g）

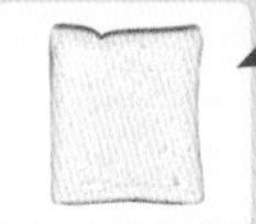

たんぱく質
4g

▼

たんぱく質調整食パン
（100g）

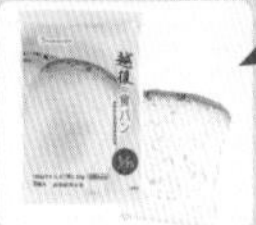

たんぱく質
0.37g

ミルクチョコレート
（15g）

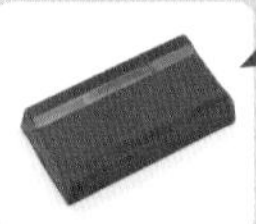

たんぱく質
3.5g

▼

たんぱく質調整チョコレート
（1枚：5.3g）

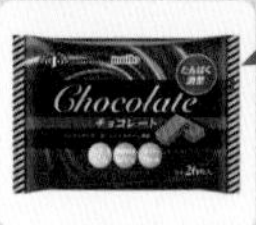

たんぱく質
0.07g

食材・食品別
栄養成分表

1/12.5越後ごはん 木徳神糧

180g

たんぱく質 0.36g

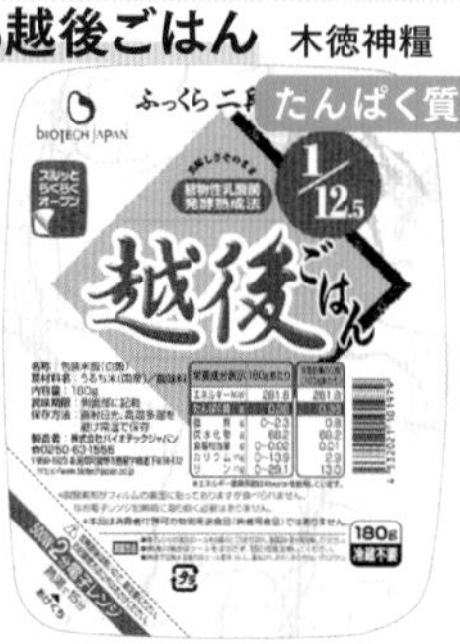

エネルギー	282kcal	カリウム	0~13.9mg
たんぱく質	0.36g	リン	0~29.1mg
水分	111g	食塩相当量	0~0.02g

1/25越後ごはん

木徳神糧

180g

たんぱく質 0.18g

エネルギー	292kcal	カリウム	0mg
たんぱく質	0.18g	リン	23mg
水分	108g	食塩相当量	0.005~0.009g

1/40越後ごはん

木徳神糧

150g

たんぱく質 0.09g

エネルギー	232kcal	カリウム	0mg
たんぱく質	0.09g	リン	15~22mg
水分	93g	食塩相当量	0~0.01g

やわらか越後ごはん 木徳神糧

150g

たんぱく質 0.12g

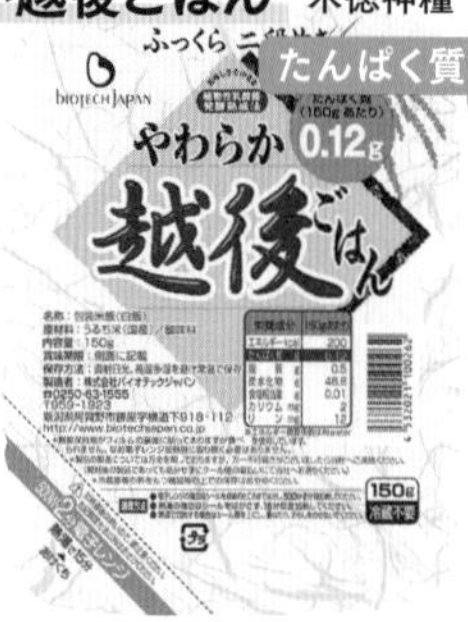

エネルギー	200kcal	カリウム	2mg
たんぱく質	0.12g	リン	12mg
水分	101g	食塩相当量	0.01g

ゆめごはん1/35トレー キッセイ

180g

たんぱく質 0.13g

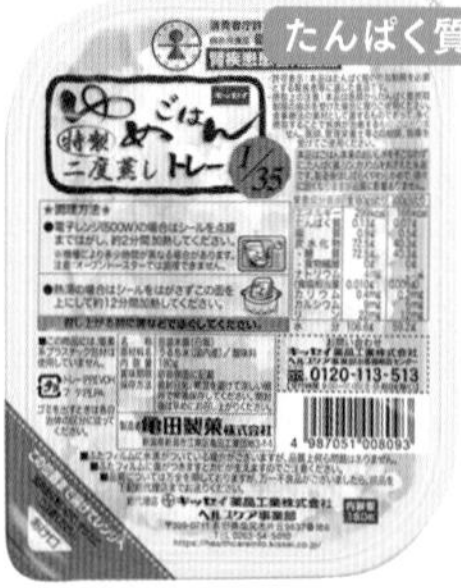

エネルギー	299kcal	カリウム	0.2~0.7mg
たんぱく質	0.13g	リン	22mg
水分	106.6g	食塩相当量	0g

ゆめごはん1/5 キッセイ

180g

たんぱく質 0.9g

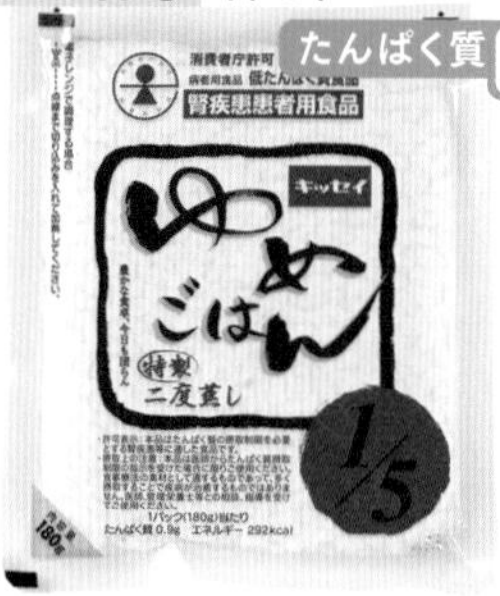

エネルギー	292kcal	カリウム	0~0.7mg
たんぱく質	0.9g	リン	27mg
水分	108g	食塩相当量	0g

やさしくラクケア サトウの低たんぱくごはん1/25

ハウスギャバン

180g

たんぱく質 0.18g

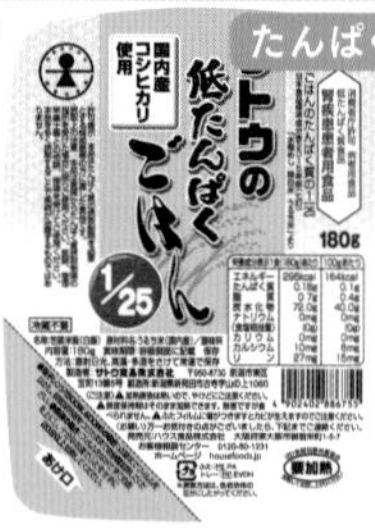

エネルギー	295kcal	カリウム	0mg
たんぱく質	0.18g	リン	27mg
水分	107.1g	食塩相当量	0g

たんぱく質を抑えた 金芽ロウカット玄米ごはん

東洋ライス
150g

たんぱく質 1.0g

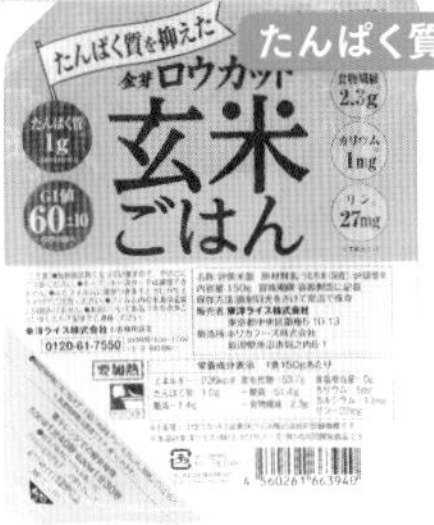

エネルギー	236 kcal	カリウム	1 mg
たんぱく質	1.0 g	リン	27 mg
水分	93.8 g	食塩相当量	0 g

たんぱく質調整米 1/25 真粒米(米粒タイプ) 炊飯前

木徳神糧
100g

たんぱく質 0.2g

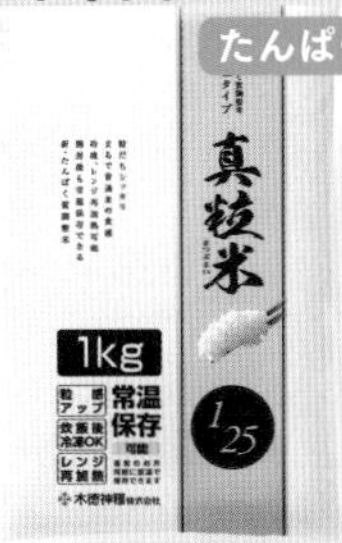

エネルギー	362 kcal	カリウム	0 mg
たんぱく質	0.2 g	リン	41 mg
水分	0 g	食塩相当量	0 g

たんぱく質調整米 1/50 真粒米(米粒タイプ) 炊飯前

木徳神糧
100g

たんぱく質 0.1g

エネルギー	345 kcal	カリウム	0 mg
たんぱく質	0.1 g	リン	26.9 mg
水分	0 g	食塩相当量	0.04 g

1/25越後米粒タイプ 炊飯前

木徳神糧
100g

たんぱく質 0.2g

エネルギー	303 kcal	カリウム	0~8.4 mg
たんぱく質	0.2 g	リン	4.7~30.9 mg
水分	26 g	食塩相当量	0~0.05 g

1/20越後米粒タイプ 炊飯前

バイオテックジャパン
100g

たんぱく質 0.24g

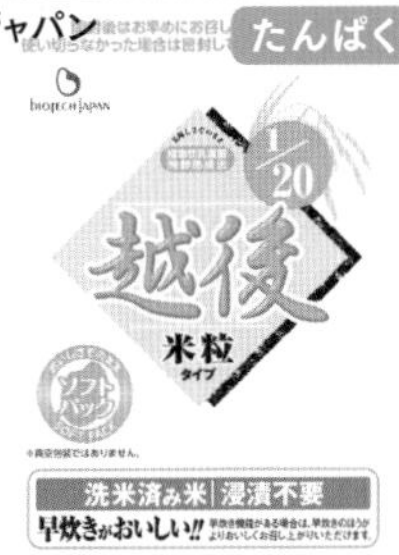

エネルギー	309 kcal	カリウム	0~9.7 mg
たんぱく質	0.24 g	リン	6.8~29.6 mg
水分	24 g	食塩相当量	0~0.03 g

越後極み 炊飯前

バイオテックジャパン
100g

たんぱく質 0.48g

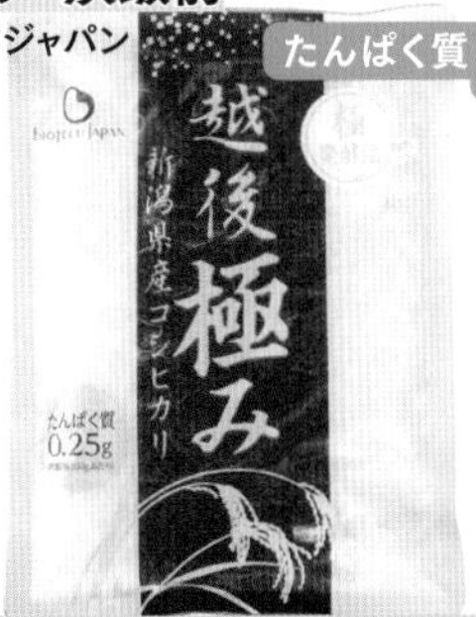

エネルギー	300 kcal	カリウム	0~7.1 mg
たんぱく質	0.48 g	リン	1.2~22 mg
水分	26 g	食塩相当量	0~0.02 g

越後おかゆパウチタイプ

木徳神糧
150g

たんぱく質 0.14g

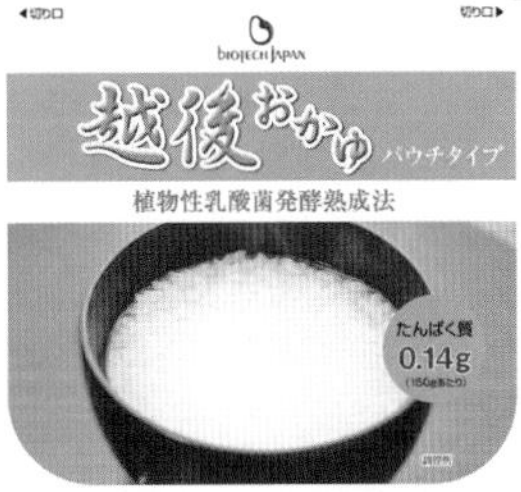

エネルギー	66 kcal	カリウム	1.5 mg
たんぱく質	0.14 g	リン	4.5 mg
水分	133 g	食塩相当量	0.02 g

緊急用白飯ライス 72H

木徳神糧
200g

たんぱく質 0.3g

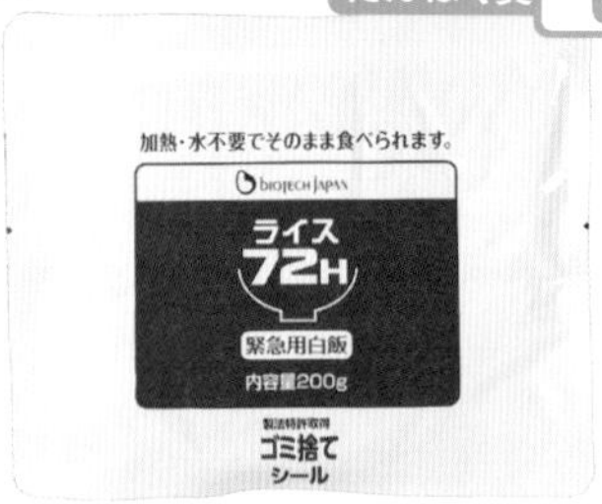

エネルギー	159kcal	カリウム	4mg
たんぱく質	0.3g	リン	12mg
水分	160g	食塩相当量	0.02g

越後のおにぎり かつおだし

木徳神糧
90g

たんぱく質 0.29g

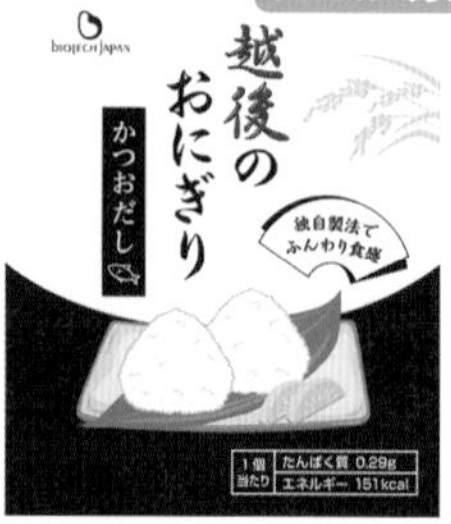

エネルギー	151kcal	カリウム	2mg
たんぱく質	0.29g	リン	8mg
水分	53g	食塩相当量	0.3g

みしまのたんぱく質調整米1/50 炊飯前

三嶋商事
100g

たんぱく質 0.1g

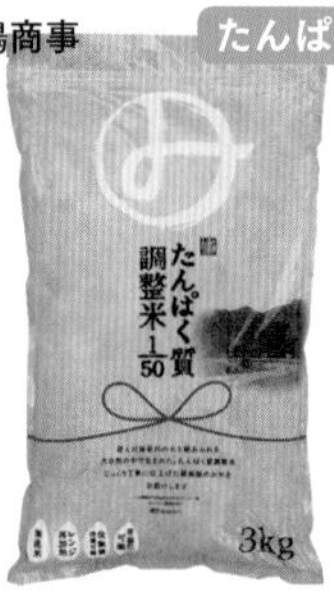

エネルギー	356kcal	カリウム	1.5mg
たんぱく質	0.1g	リン	21.8mg
水分	12.2g	食塩相当量	0.05g

常温保存キッセイゆめ1/25(炊飯米)

キッセイ
100g

たんぱく質 0.2g

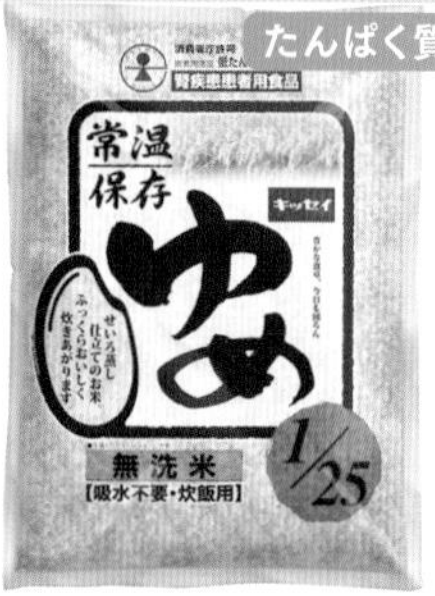

エネルギー	353kcal	カリウム	4.1~7.5mg
たんぱく質	0.2g	リン	39mg
水分	13.6g	食塩相当量	0.024~0.046g

越のげんた米(炊飯米)

キッセイ
130g

たんぱく質 0.5g

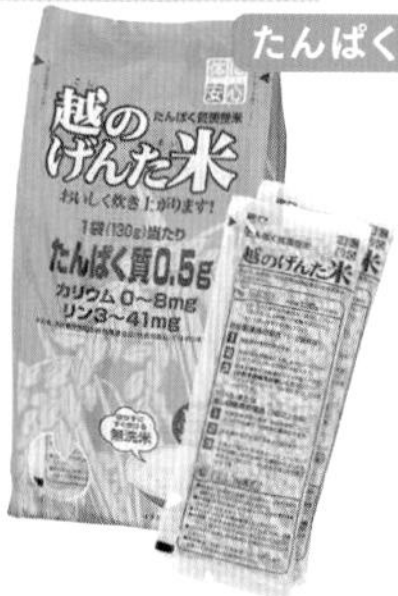

エネルギー	394kcal	カリウム	0~8mg
たんぱく質	0.5g	リン	3~41mg
水分	32.7g	食塩相当量	0.01g

ジンゾウ先生のでんぷんお餅

オトコーポレーション
2個 100g

たんぱく質 0.1g

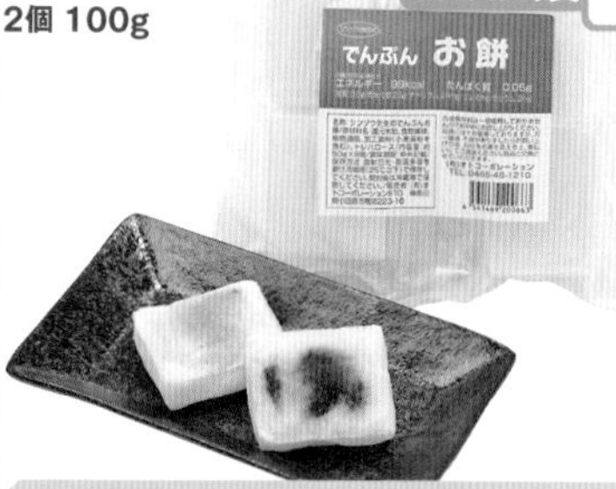

エネルギー	205kcal	カリウム	3mg
たんぱく質	0.1g	リン	9mg
水分	52g	食塩相当量	0.1g

越後の食パン　バイオテックジャパン

100g

たんぱく質 0.37g

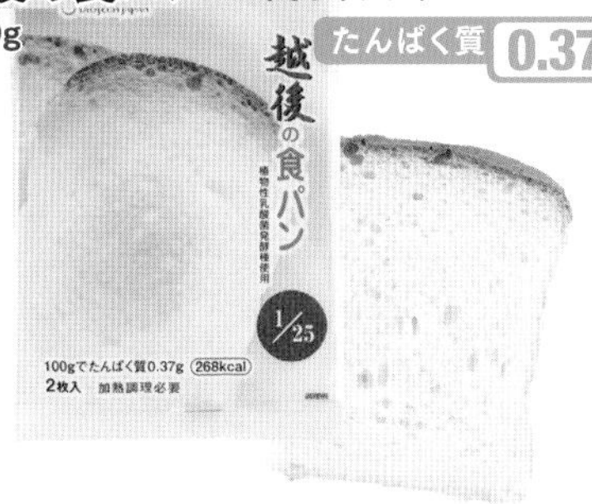

エネルギー	268kcal	カリウム	14mg
たんぱく質	0.37g	リン	6mg
水分	40g	食塩相当量	0.7g

越後の厚切り食パン　バイオテックジャパン

80g

たんぱく質 0.3g

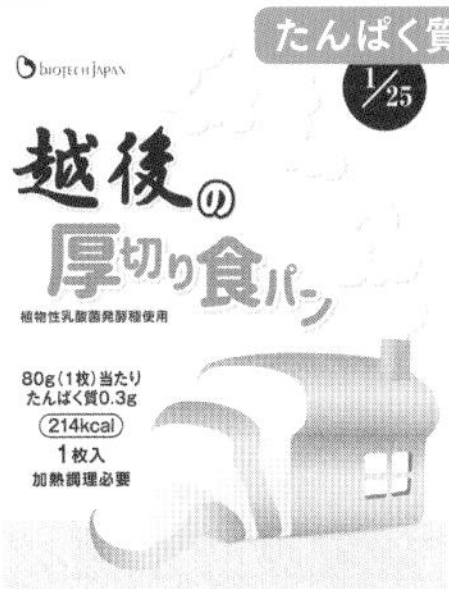

エネルギー	214kcal	カリウム	11mg
たんぱく質	0.3g	リン	5mg
水分	32g	食塩相当量	0.6g

越後の丸パン　バイオテックジャパン

50g

たんぱく質 0.2g

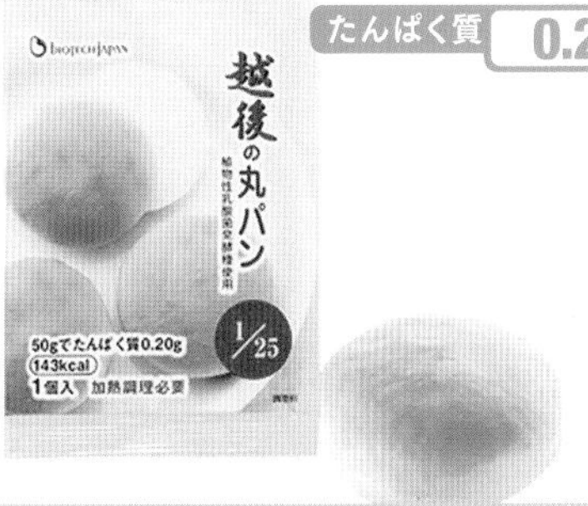

エネルギー	143kcal	カリウム	6mg
たんぱく質	0.2g	リン	11mg
水分	18g	食塩相当量	0.3g

越後のバーガーパン　バイオテックジャパン

80g

たんぱく質 0.27g

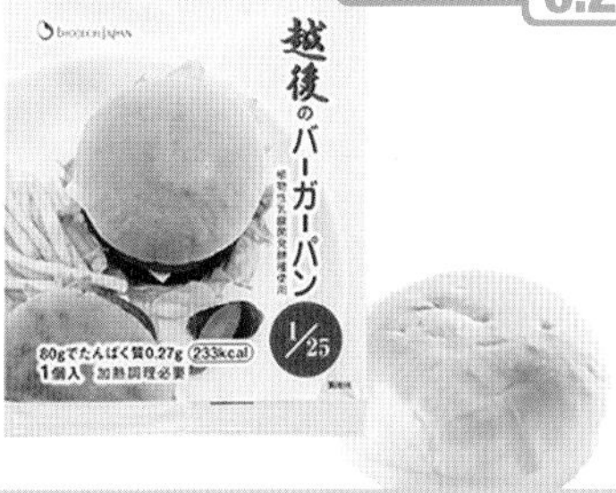

エネルギー	233kcal	カリウム	8mg
たんぱく質	0.27g	リン	15mg
水分	28g	食塩相当量	0.3g

ゆめベーカリー たんぱく質調整食パン

キッセイ

100g

たんぱく質 0.5g

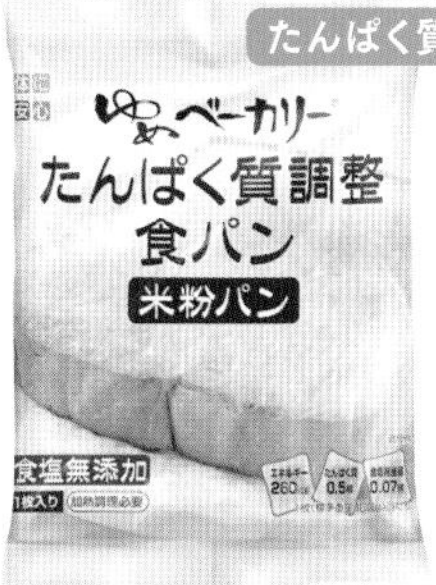

エネルギー	260kcal	カリウム	15.8mg
たんぱく質	0.5g	リン	25mg
水分	41.4g	食塩相当量	0.07g

ゆめベーカリー たんぱく質調整丸パン

キッセイ

50g

たんぱく質 0.2g

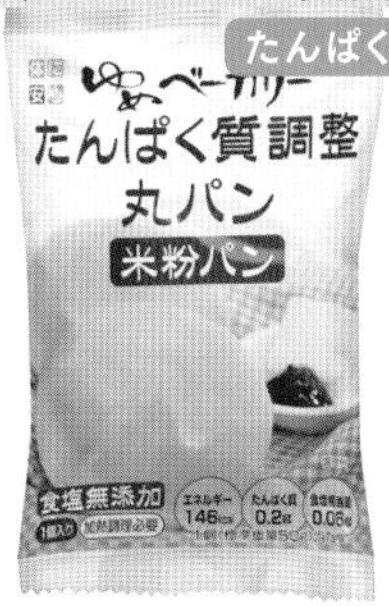

エネルギー	146kcal	カリウム	8.3mg
たんぱく質	0.2g	リン	13.7mg
水分	17.1g	食塩相当量	0.06g

げんたそば　キッセイ

100g

たんぱく質 2.4g

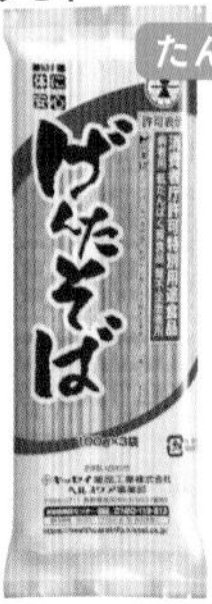

エネルギー	350kcal	カリウム	93mg
たんぱく質	2.4g	リン	51.5mg
水分	—	食塩相当量	0.01~0.02g

げんたうどん　キッセイ

100g

たんぱく質 1.4g

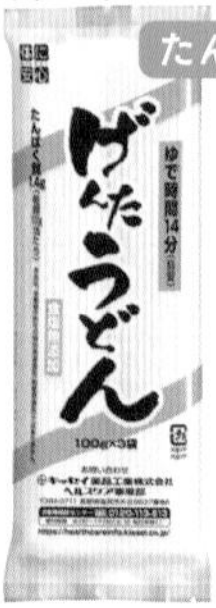

エネルギー	363kcal	カリウム	55mg
たんぱく質	1.4g	リン	48mg
水分	—	食塩相当量	0.07g

げんたそうめん　キッセイ

100g

たんぱく質 1.6g

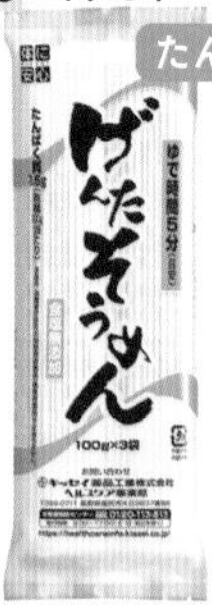

エネルギー	368kcal	カリウム	56mg
たんぱく質	1.6g	リン	53mg
水分	—	食塩相当量	0.06g

そらまめ食堂　たんぱく質調整うどん

ヘルシーネットワーク

1束 80g

たんぱく質 0.24g

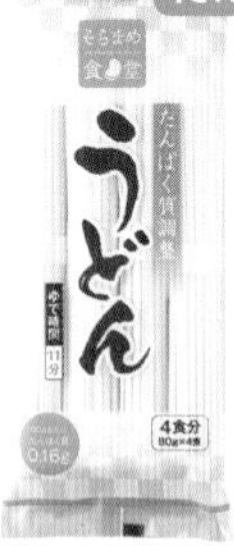

エネルギー	295kcal	カリウム	18mg
たんぱく質	0.24g	リン	35mg
水分	9.6g	食塩相当量	0.03g

そらまめ食堂　たんぱく質調整そうめん

ヘルシーネットワーク

1束 80g

たんぱく質 0.24g

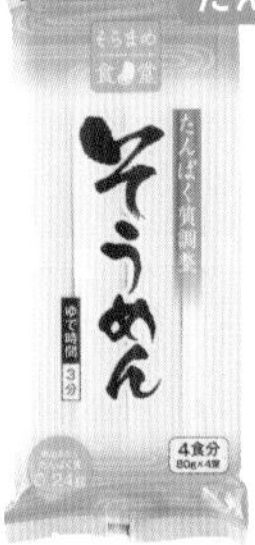

エネルギー	297kcal	カリウム	18mg
たんぱく質	0.24g	リン	35mg
水分	9.4g	食塩相当量	0.02g

即席げんたらーめん しょうゆ味

キッセイ

73g

たんぱく質 3.3g

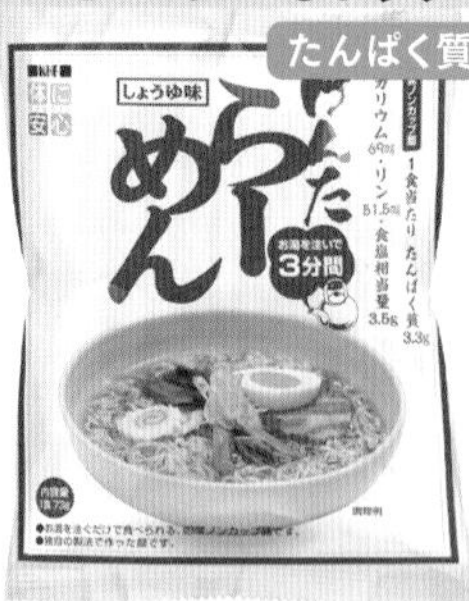

エネルギー	346kcal	カリウム	69mg
たんぱく質	3.3g	リン	51.5mg
水分	2g	食塩相当量	3.5g

即席げんたやきそば キッセイ

72.2g

たんぱく質 3.3g

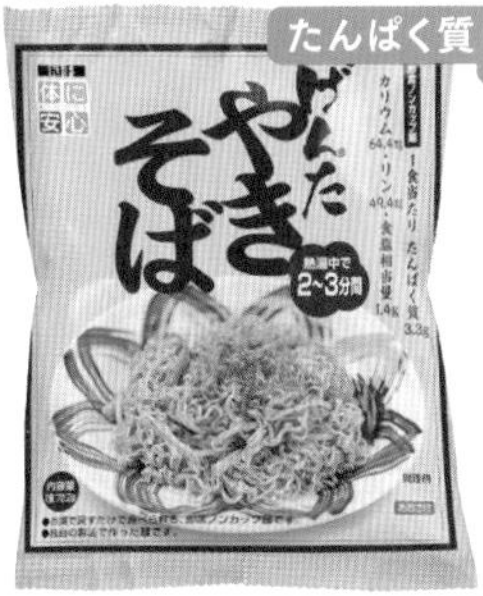

エネルギー	351kcal	カリウム	64.4mg
たんぱく質	3.3g	リン	49.4mg
水分	2g	食塩相当量	1.4g

ジンゾウ先生のでんぷんノンフライ麺

オトコーポレーション

85g

たんぱく質 0.3g

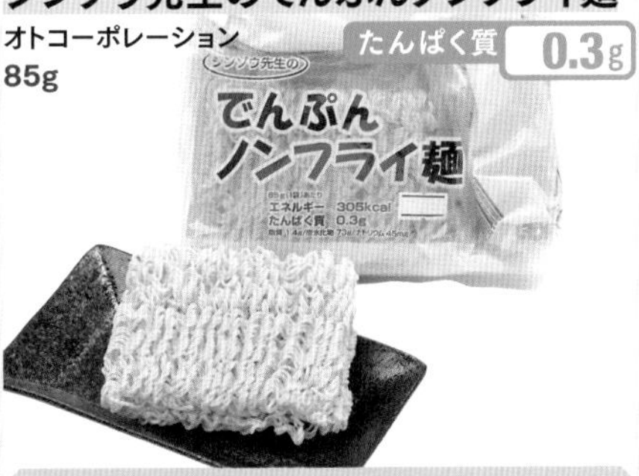

エネルギー	305kcal	カリウム	18mg
たんぱく質	0.3g	リン	56mg
水分	10g	食塩相当量	0.1g

アプロテンたんぱく調整中華めんタイプ

ハインツ

100g

たんぱく質 0.4g

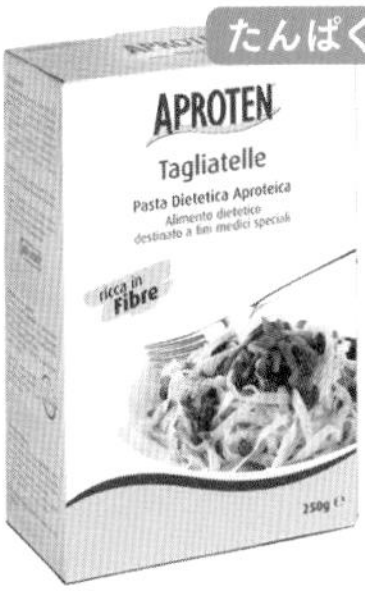

エネルギー	357kcal	カリウム	15mg
たんぱく質	0.4g	リン	19mg
水分	11.6g	食塩相当量	0.05g

アプロテンたんぱく調整スパゲティタイプ

ハインツ

100g

たんぱく質 0.4g

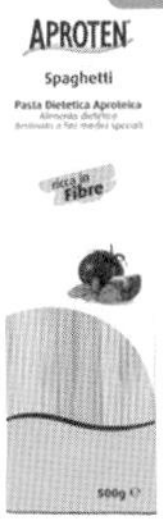

エネルギー	357kcal	カリウム	15mg
たんぱく質	0.4g	リン	19mg
水分	11.6g	食塩相当量	0.05g

アプロテンたんぱく調整マカロニタイプ

ハインツ

100g

たんぱく質 0.4g

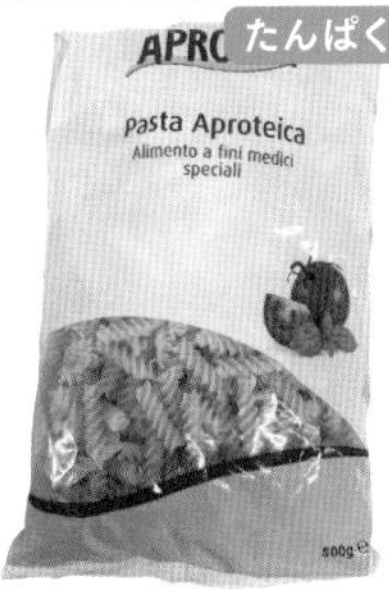

エネルギー	357kcal	カリウム	15mg
たんぱく質	0.4g	リン	19mg
水分	11.6g	食塩相当量	0.05g

たんぱく質調整 純米せんべい 海老味

木徳神糧

5枚

たんぱく質 0.3g

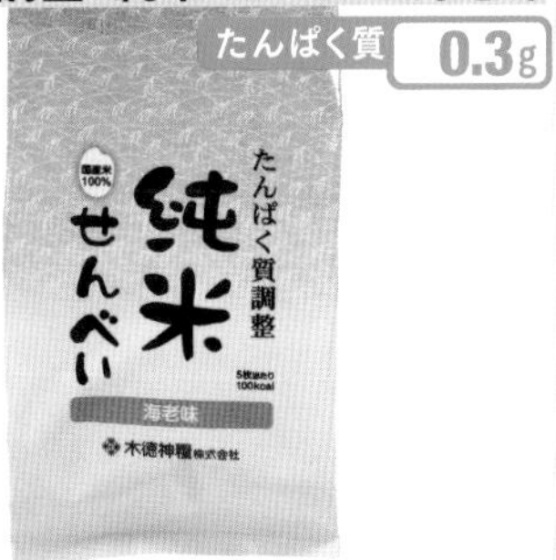

エネルギー	100kcal	カリウム	22mg
たんぱく質	0.3g	リン	8mg
水分	0g	食塩相当量	0.06g

カルシウムぽんせん しょうゆ味

ヘルシーフード
1枚 5g

たんぱく質 0.1g

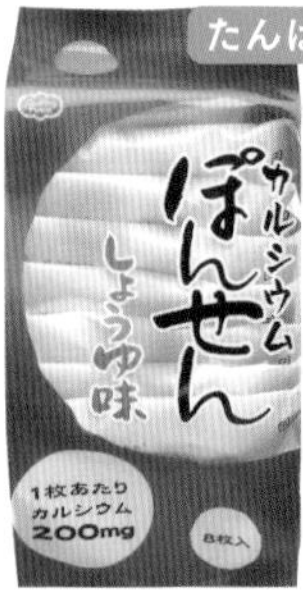

エネルギー	16 kcal	カリウム	6.1 mg
たんぱく質	0.1 g	リン	5.3 mg
水分	0.2 g	食塩相当量	0.2 g

やわらかおかき うす塩味 フードケア

1袋 7g

たんぱく質 0.2g

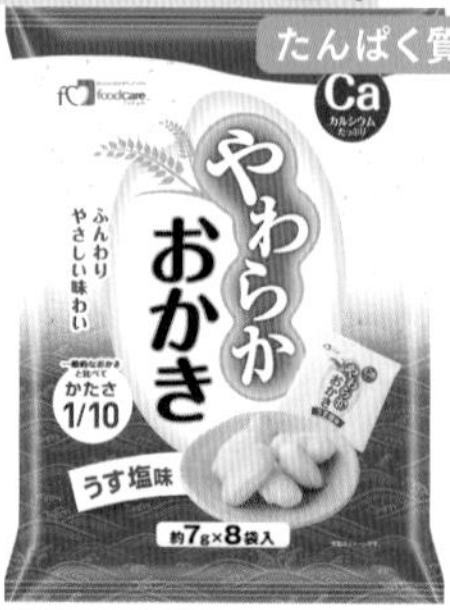

エネルギー	41 kcal	カリウム	1 mg
たんぱく質	0.2 g	リン	2 mg
水分	0.1 g	食塩相当量	0.1 g

ニューマクトンプチゼリー（メロン風味、グレープ風味、あんず風味）

キッセイ
1個 25g

たんぱく質 0g

※数値はメロン風味

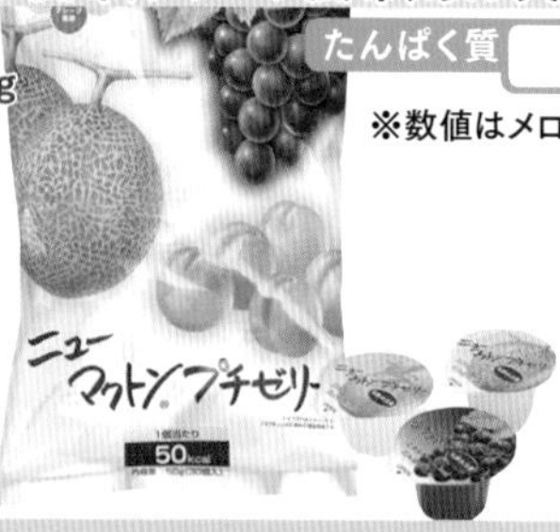

エネルギー	50 kcal	カリウム	1.24 mg
たんぱく質	0 g	リン	0.16 mg
水分	12.1 g	食塩相当量	0.028 g

カルシウムどら焼き 鉄入り いちご

ヘルシーフード
1個 21.5g

たんぱく質 1.4g

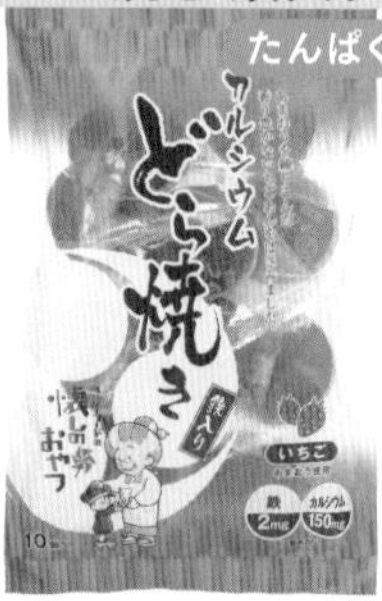

エネルギー	63 kcal	カリウム	21 mg
たんぱく質	1.4 g	リン	21 mg
水分	6.2 g	食塩相当量	0.08 g

ひとくちまんじゅう カルシウム入り こしあん

ヘルシーフード
1個 20g

たんぱく質 1.1g

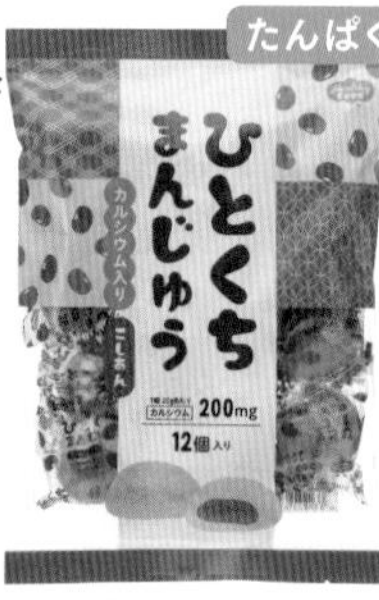

エネルギー	66 kcal	カリウム	12 mg
たんぱく質	1.1 g	リン	19 mg
水分	4.1 g	食塩相当量	0.05 g

たまごせんべい 鉄入り ヘルシーフード

1枚 5g

たんぱく質 0.4g

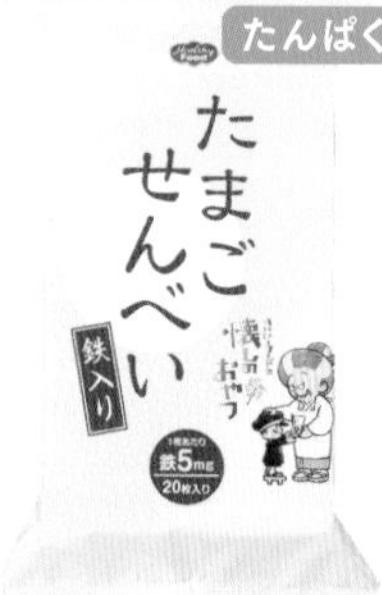

エネルギー	22 kcal	カリウム	5 mg
たんぱく質	0.4 g	リン	7 mg
水分	0.1 g	食塩相当量	0.005 g

リングドーナツ　カルシウム入り プレーン

ヘルシーフード
1個 25g

たんぱく質 1.7g

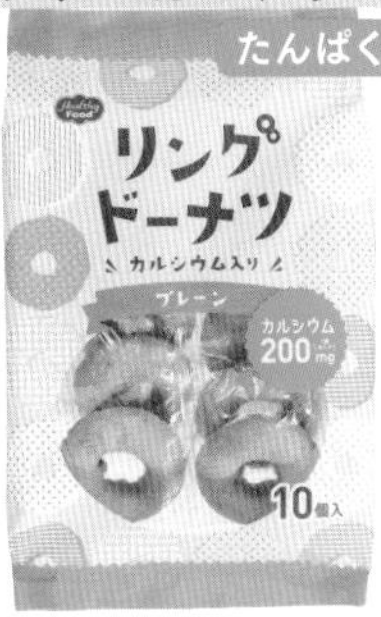

エネルギー	104kcal	カリウム	26mg
たんぱく質	1.7g	リン	19mg
水分	4.9g	食塩相当量	0.2g

丸型ニューマクトンビスキー バター風味

キッセイ
1パック 18.6g

たんぱく質 0.5g

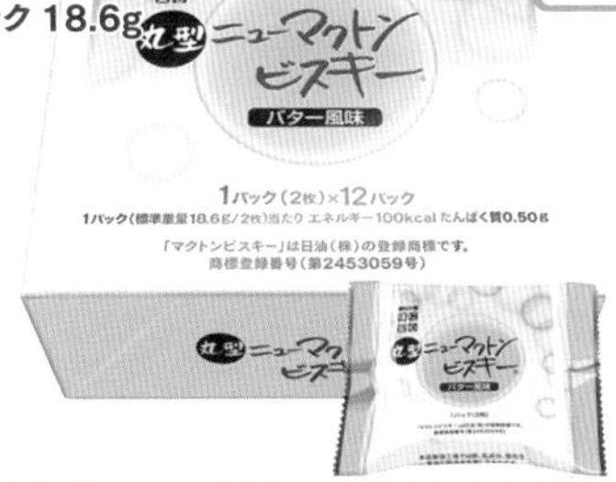

エネルギー	100kcal	カリウム	9mg
たんぱく質	0.5g	リン	9mg
水分	0.3g	食塩相当量	0.025g

越後のラスク（メープルシュガー）

バイオテックジャパン
30g

たんぱく質 0.1g

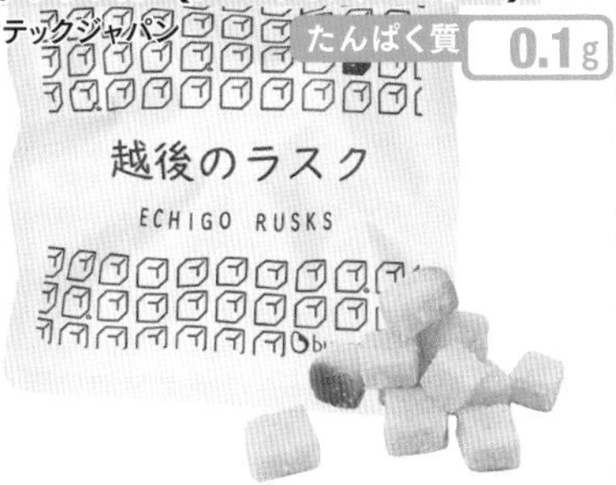

エネルギー	167kcal	カリウム	4mg
たんぱく質	0.1g	リン	2mg
水分	1g	食塩相当量	0.2g

プチクッキー カルシウム入り プレーン

ヘルシーフード
1袋 13g

たんぱく質 1g

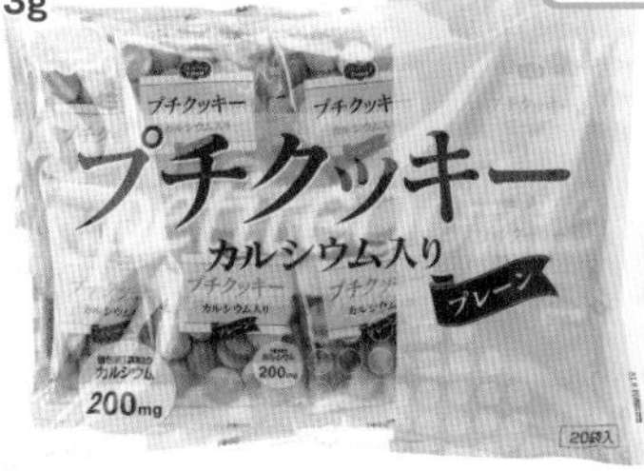

エネルギー	54kcal	カリウム	17mg
たんぱく質	1g	リン	13mg
水分	0.4g	食塩相当量	0.03g

カルシウムウエハース バニラ味

ヘルシーフード
1枚 6.5g

たんぱく質 0.3g

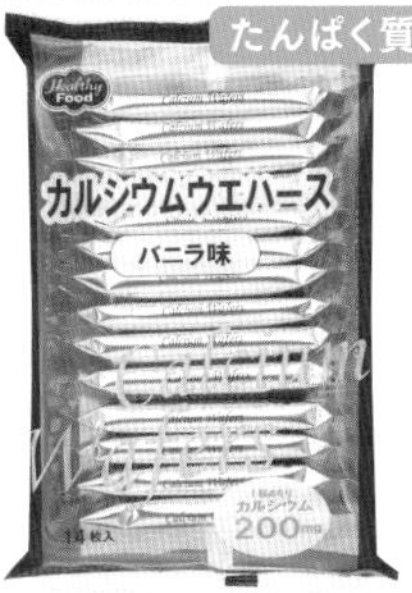

エネルギー	31kcal	カリウム	7mg
たんぱく質	0.3g	リン	5mg
水分	0.1g	食塩相当量	0.008g

やわらかサブレ（カルシウム入り） ココア味

ヘルシーフード
1枚 18g

たんぱく質 1g

エネルギー	95kcal	カリウム	34mg
たんぱく質	1g	リン	18mg
水分	1.2g	食塩相当量	0.07g

たんぱく質調整チョコレート　名糖産業

1個 5.3g

たんぱく質 0.07g

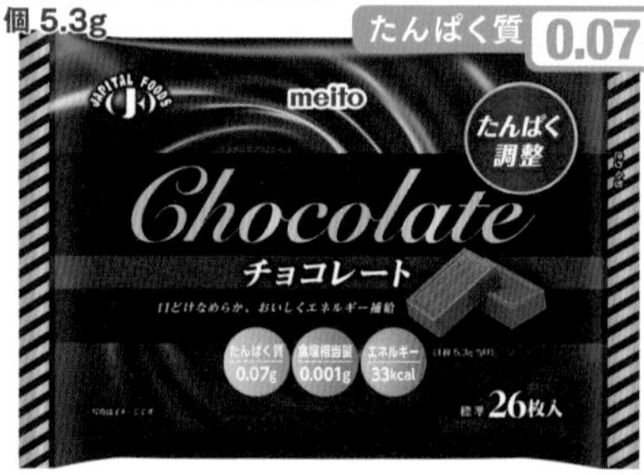

エネルギー	33kcal	カリウム	5.4mg
たんぱく質	0.07g	リン	3mg
水分	0.02g	食塩相当量	0.001g

カップアガロリー　オレンジ

キッセイ

1個 83g

たんぱく質 0g

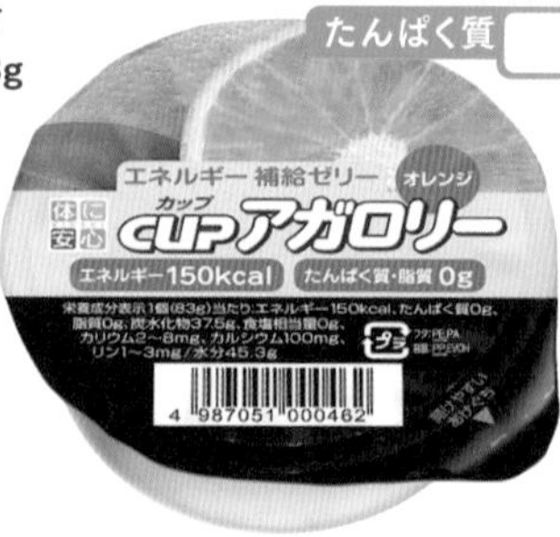

エネルギー	150kcal	カリウム	2〜8mg
たんぱく質	0g	リン	1〜3mg
水分	45.3g	食塩相当量	0g

やさしくラクケア　クリーミープリン（たん白質0g）チーズケーキ風味

ハウスギャバン

1個 63g

たんぱく質 0g

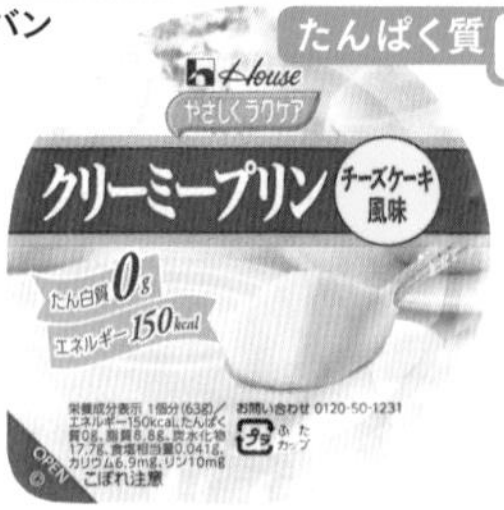

エネルギー	150kcal	カリウム	6.9mg
たんぱく質	0g	リン	10mg
水分	36.1g	食塩相当量	0.041g

エネプリン いちご味　日清オイリオグループ

1個 40g

たんぱく質 0g

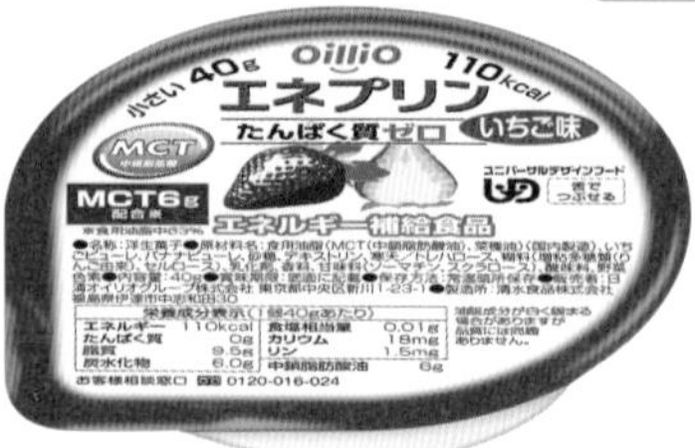

エネルギー	110kcal	カリウム	18mg
たんぱく質	0g	リン	1.5mg
水分	25g	食塩相当量	0.01g

粉飴ムース ぶどう味　ハーバー研究所

1個 52g

たんぱく質 0g

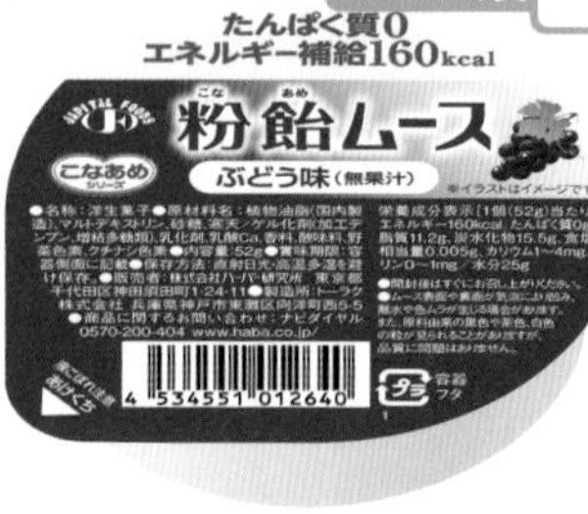

エネルギー	160kcal	カリウム	1〜4mg
たんぱく質	0g	リン	0〜1mg
水分	25g	食塩相当量	0.005g

粉飴ゼリー　りんご味　ハーバー研究所

1個 82g

たんぱく質 0g

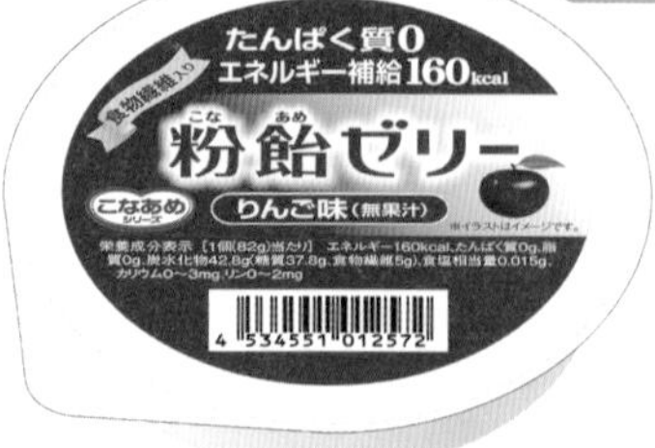

エネルギー	160kcal	カリウム	0〜3mg
たんぱく質	0g	リン	0〜1mg
水分	38.5g	食塩相当量	0.015g

カロリーミックス みかんパイン味

日清オイリオグループ
1パック 125ml

たんぱく質 0g

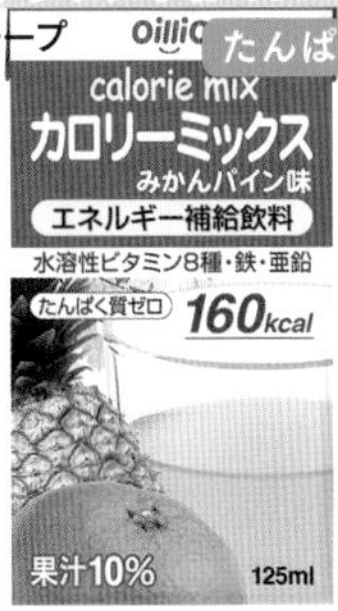

エネルギー	160kcal	カリウム	28mg
たんぱく質	0g	リン	4mg
水分	101.3g	食塩相当量	0.02g

毎日ビテツ フルーツミックス

江崎グリコ
100ml

たんぱく質 0g

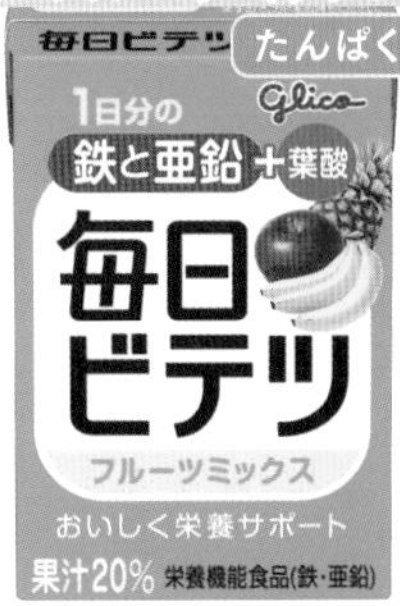

エネルギー	37kcal	カリウム	51mg
たんぱく質	0g	リン	12mg
水分	91g	食塩相当量	0.01g

エナチャージ160 もも風味

ヘルシーフード
1本 165g

たんぱく質 0g

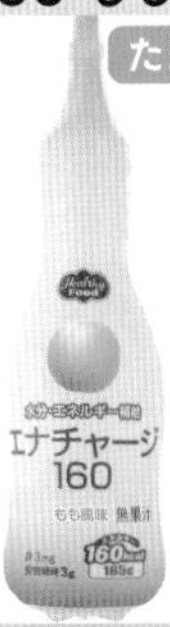

エネルギー	160kcal	カリウム	21mg
たんぱく質	0g	リン	0mg
水分	122.7g	食塩相当量	0.08g

一挙千菜ドリンク アップル味

フードケア
1本 125ml

たんぱく質 0.4g

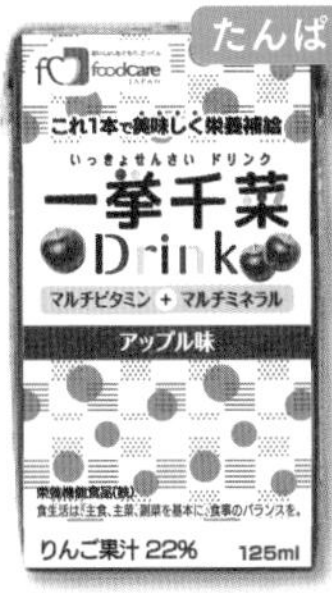

エネルギー	80kcal	カリウム	33mg
たんぱく質	0.4g	リン	13mg
水分	112g	食塩相当量	0.2g

ビタトースオレンジミックス

ヘルシーフード
3倍希釈 100ml

たんぱく質 0.1g

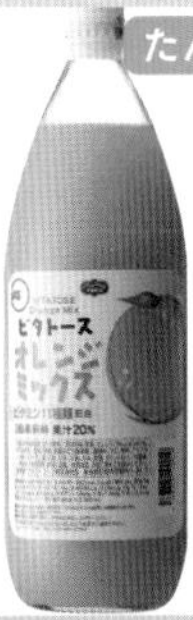

エネルギー	66kcal	カリウム	32mg
たんぱく質	0.1g	リン	3mg
水分	22.9g	食塩相当量	0g

元気ジンジン　アップル

ヘルシーフード
100ml

たんぱく質 0g

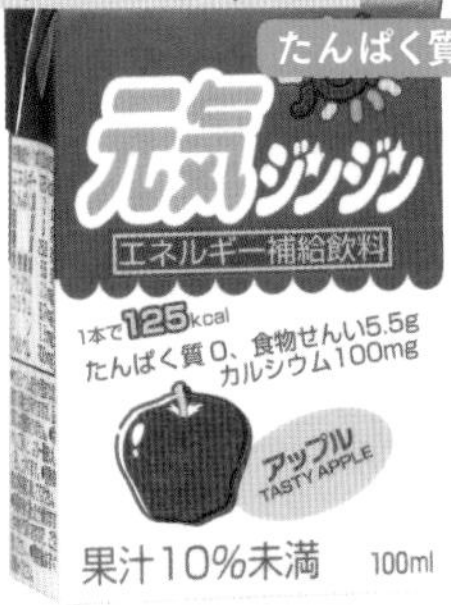

エネルギー	125kcal	カリウム	6.7mg
たんぱく質	0g	リン	1.1mg
水分	78g	食塩相当量	0g

混ぜれば五目ごはんの素

木徳神糧
60g

たんぱく質 3.7g

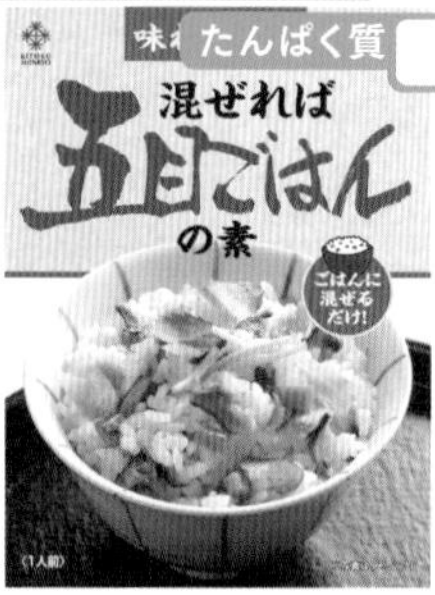

エネルギー	95kcal	カリウム	113mg
たんぱく質	3.7g	リン	47mg
水分	44g	食塩相当量	0.6g

やさしくラクケア　低たんぱくミート（ミンチ状肉様食品）乾燥タイプ

ハウスギャバン
180g

たんぱく質 0g

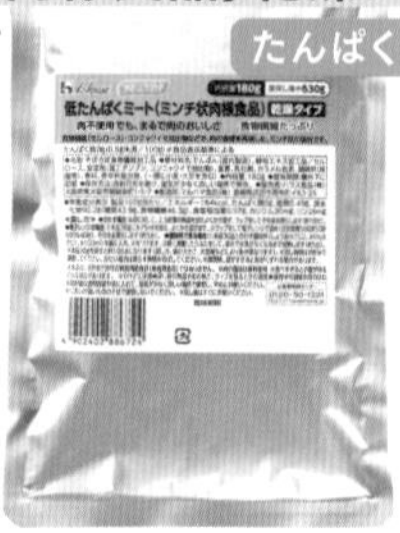

エネルギー	184kcal	カリウム	30mg
たんぱく質	0g	リン	26mg
水分	8.0g	食塩相当量	0.97g

みしまの御膳 ほのか（白身魚の磯辺焼き）

三嶋商事
1食 200g

たんぱく質 9.8g

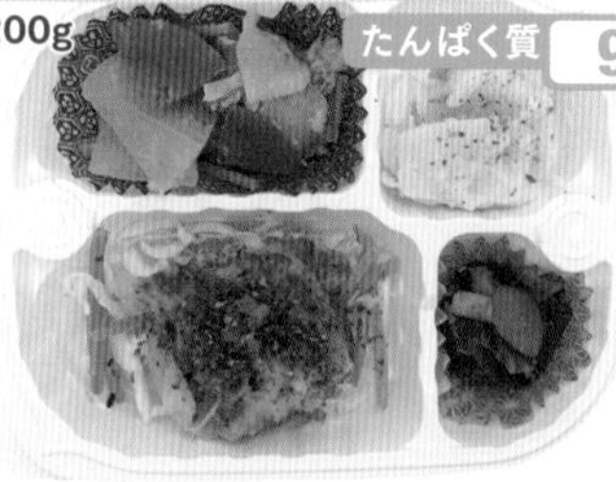

エネルギー	314kcal	カリウム	443mg
たんぱく質	9.8g	リン	124mg
水分	150.5g	食塩相当量	1.15g

みしまの御膳 ほのか（デミグラスハンバーグ）

三嶋商事
1食 180g

たんぱく質 9.3g

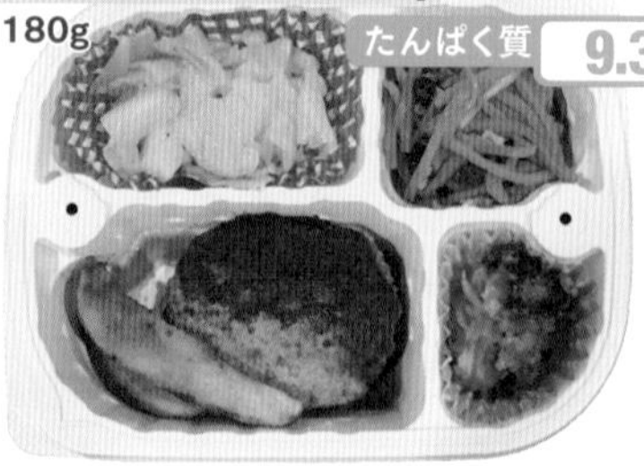

エネルギー	303kcal	カリウム	325mg
たんぱく質	9.3g	リン	72mg
水分	108.5g	食塩相当量	1.62g

みしまの御膳 ほのか（ぎょうざ・焼売）

三嶋商事
1食 210g

たんぱく質 7.7g

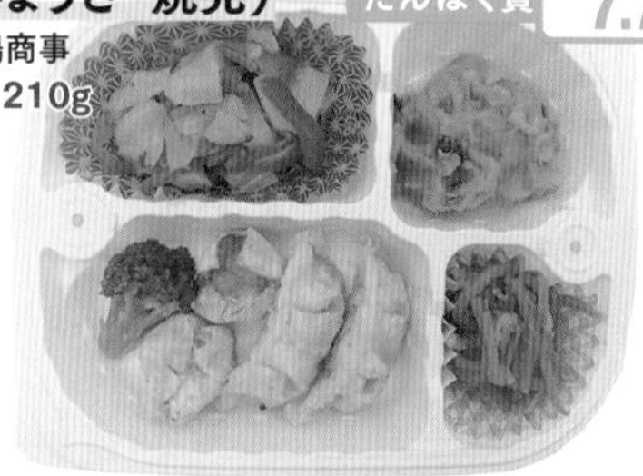

エネルギー	347kcal	カリウム	419mg
たんぱく質	7.7g	リン	103mg
水分	158.2g	食塩相当量	1.83g

ゆめレトルト たんぱくこだわりカレー

キッセイ
150g

たんぱく質 1.5g

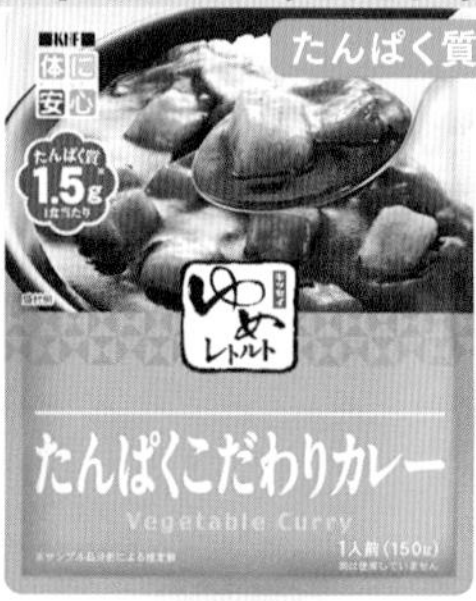

エネルギー	187kcal	カリウム	219mg
たんぱく質	1.5g	リン	35mg
水分	114g	食塩相当量	0.9g

ゆめレトルト 麻婆豆腐 キッセイ

135g

たんぱく質 5.3g

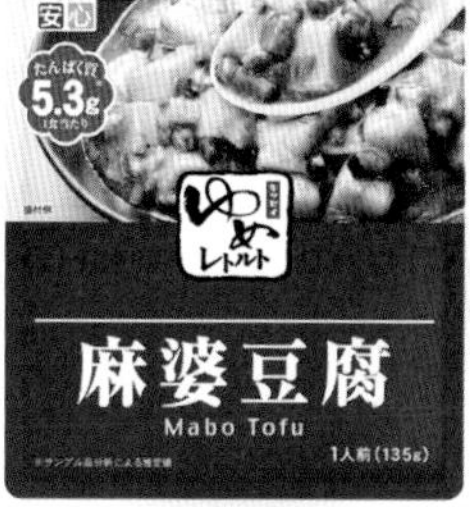

エネルギー	144kcal	カリウム	171mg
たんぱく質	5.3g	リン	70mg
水分	107.3g	食塩相当量	1g

ゆめレトルト 肉じゃが キッセイ

130g

たんぱく質 2.2g

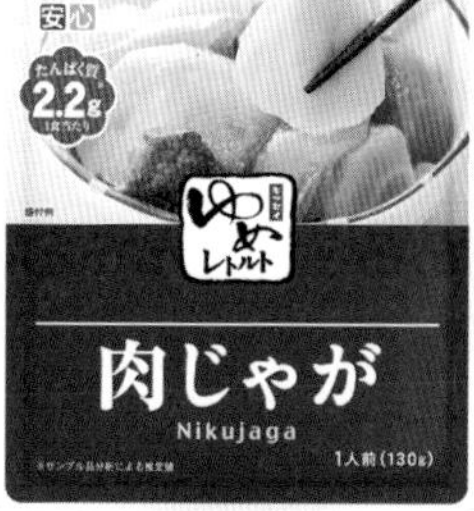

エネルギー	127kcal	カリウム	121mg
たんぱく質	2.2g	リン	27mg
水分	105.7g	食塩相当量	1.2g

ゆめレトルト 野菜スープ キッセイ

140g

たんぱく質 0.8g

エネルギー	68kcal	カリウム	52mg
たんぱく質	0.8g	リン	13mg
水分	125.6g	食塩相当量	1g

越後のミックス粉 バイオテックジャパン

100g

たんぱく質 0.25g

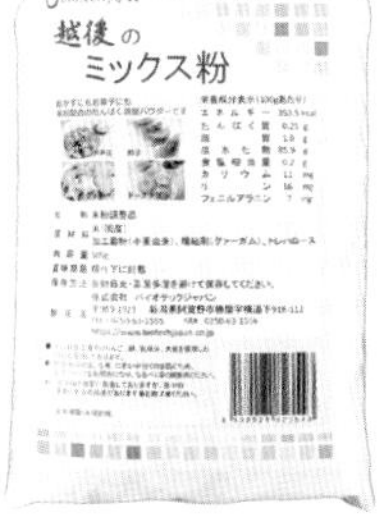

エネルギー	354kcal	カリウム	11mg
たんぱく質	0.25g	リン	16mg
水分	0g	食塩相当量	0.2g

ジンゾウ先生の でんぷんパンケーキの粉

オトコーポレーション

100g

たんぱく質 0.1g

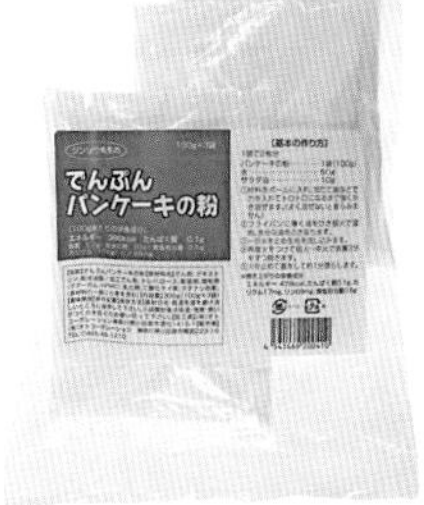

エネルギー	386kcal	カリウム	17mg
たんぱく質	0.1g	リン	69mg
水分	4.5g	食塩相当量	0.5g

減塩げんたしょうゆ キッセイ

小さじ1杯 5.6g

食塩相当量 0.4g

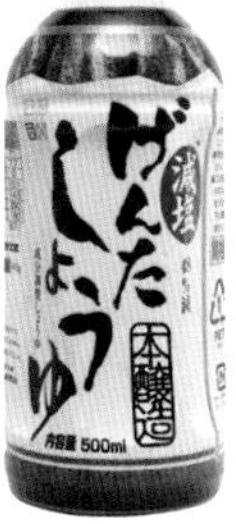

エネルギー	6kcal	カリウム	1.6mg
たんぱく質	0.2g	リン	2.2mg
水分	3.9g	食塩相当量	0.4g

げんたつゆ キッセイ

大さじ1杯 17g

食塩相当量 1.5g

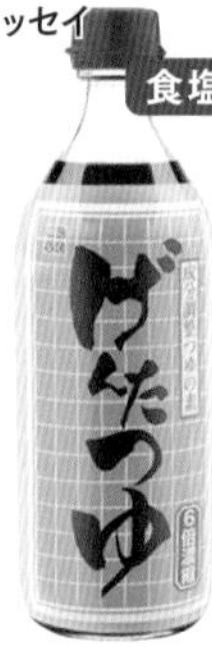

エネルギー	20kcal	カリウム	32mg
たんぱく質	1g	リン	15mg
水分	10.2g	食塩相当量	1.5g

減塩げんたぽん酢 キッセイ

小さじ1杯 5.4g

食塩相当量 0.2g

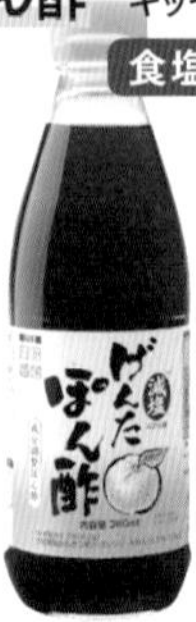

エネルギー	3kcal	カリウム	1.4mg
たんぱく質	0.1g	リン	1.4mg
水分	4.5g	食塩相当量	0.2g

低塩中濃ソース フードケア

5g

食塩相当量 0.1g

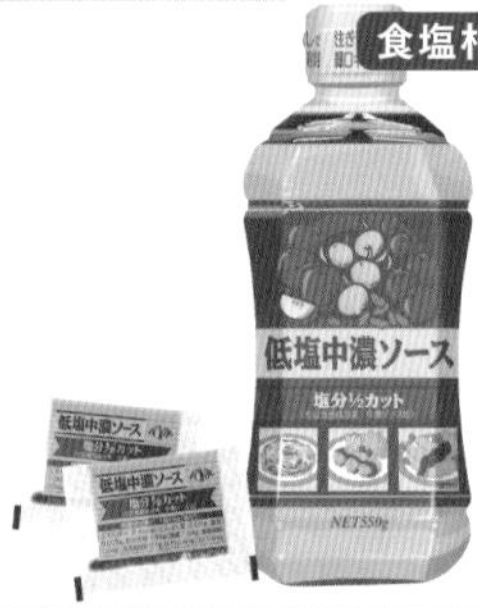

エネルギー	6kcal	カリウム	4mg
たんぱく質	0.03g	リン	0.6mg
水分	3.3g	食塩相当量	0.1g

からだ想い だしわりしょうゆ

キッコーマンニュートリケア・ジャパン

小さじ1杯 5ml

食塩相当量 0.33g

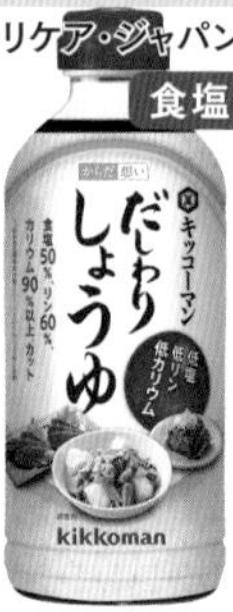

エネルギー	5kcal	カリウム	1.24mg
たんぱく質	0.2g	リン	2.1mg
水分	4g	食塩相当量	0.33g

からだ想い だしわりつゆの素

キッコーマンニュートリケア・ジャパン

小さじ1杯 5ml

食塩相当量 0.48g

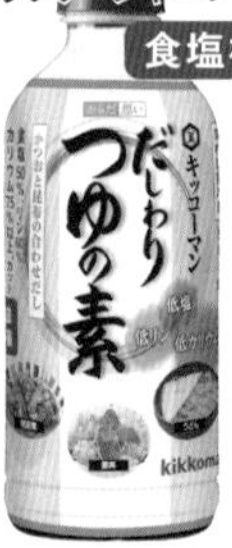

エネルギー	7kcal	カリウム	5.71mg
たんぱく質	0.3g	リン	4.28mg
水分	3.7g	食塩相当量	0.48g

からだ想い だしわりぽんず

キッコーマンニュートリケア・ジャパン

小さじ1杯 5ml

食塩相当量 0.24g

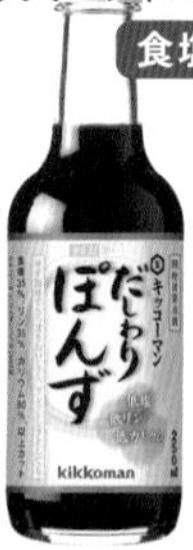

エネルギー	3kcal	カリウム	1.2mg
たんぱく質	0.1g	リン	1.71mg
水分	4.5g	食塩相当量	0.24g

有機栽培トマト使用 食塩不使用ケチャップ ハグルマ

大さじ1杯 18g

食塩相当量 0.01g

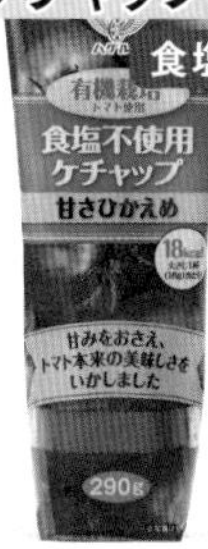

エネルギー	18kcal	カリウム	104mg
たんぱく質	0.3g	リン	8mg
水分	13g	食塩相当量	0.01g

減塩だしの素 マルハチ村松

小さじ1杯 2g

食塩相当量 0.15g

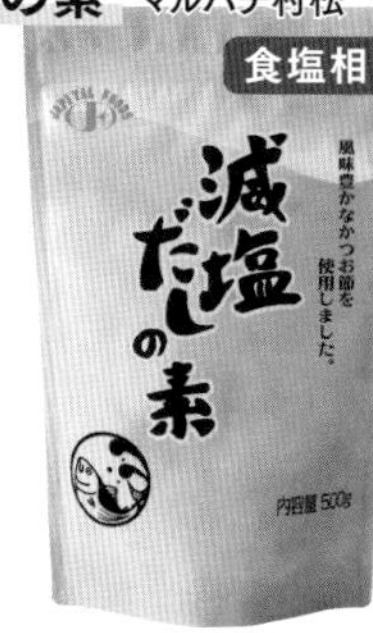

エネルギー	7kcal	カリウム	3.4mg
たんぱく質	0.4g	リン	8.6mg
水分	0.03g	食塩相当量	0.15g

塩分50%カット ウスターソース

ブルドックソース

15g

食塩相当量 0.5g

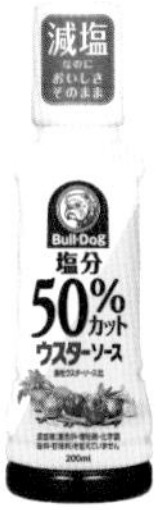

エネルギー	18kcal	カリウム	19.2mg
たんぱく質	0.17g	リン	4.1mg
水分	9.9g	食塩相当量	0.5g

塩分50%カット 中濃ソース

ブルドックソース

15g

食塩相当量 0.4g

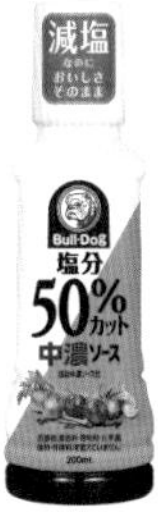

エネルギー	21kcal	カリウム	29.7mg
たんぱく質	0.2g	リン	4.7mg
水分	9.1g	食塩相当量	0.4g

タケヤ 減塩みそ タケヤ

1食 16g

食塩相当量 0.8g

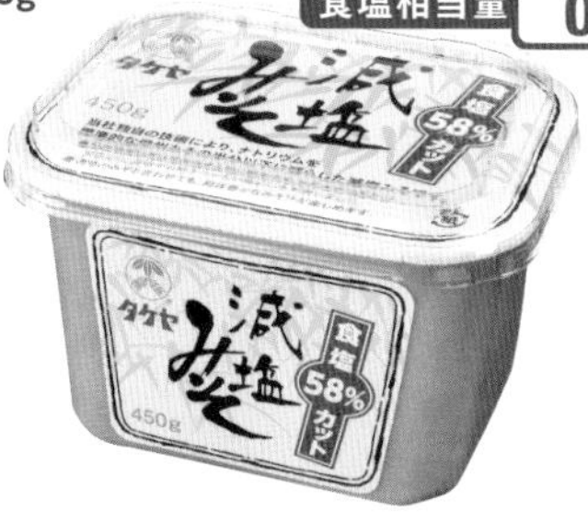

エネルギー	34kcal	カリウム	71mg
たんぱく質	2.0g	リン	27mg
水分	7.5g	食塩相当量	0.8g

全病食減塩みそ マルサンアイ

1食 16g

食塩相当量 0.9g

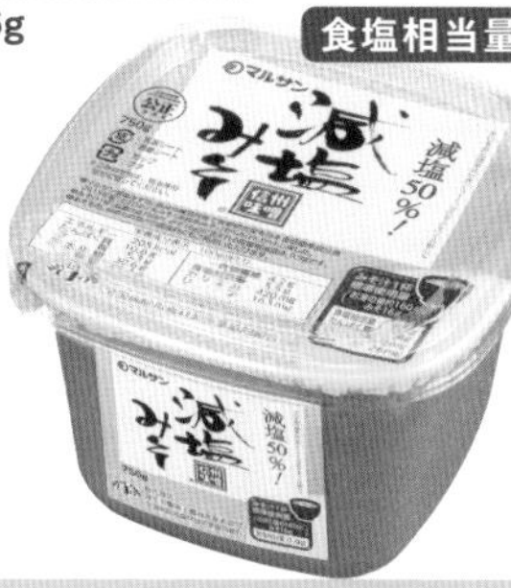

エネルギー	33kcal	カリウム	67mg
たんぱく質	1.7g	リン	26mg
水分	―	食塩相当量	0.9g

米（玄米）

1合 150g

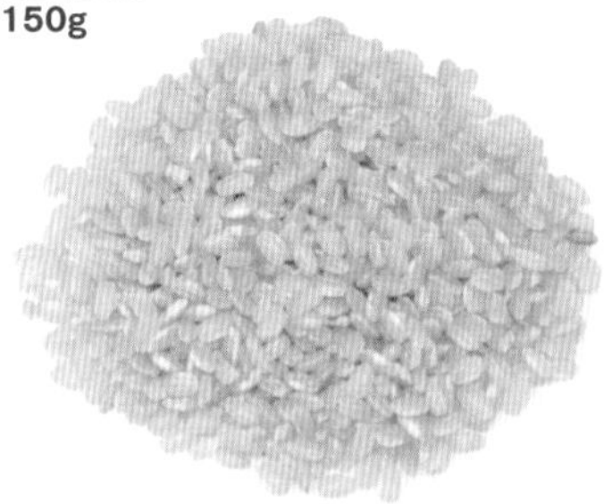

エネルギー	530 kcal	カリウム	345 mg
たんぱく質	10.2 g	リン	435 mg
水分	22.4 g	食塩相当量	0 g

米（精白米）

1合 150g

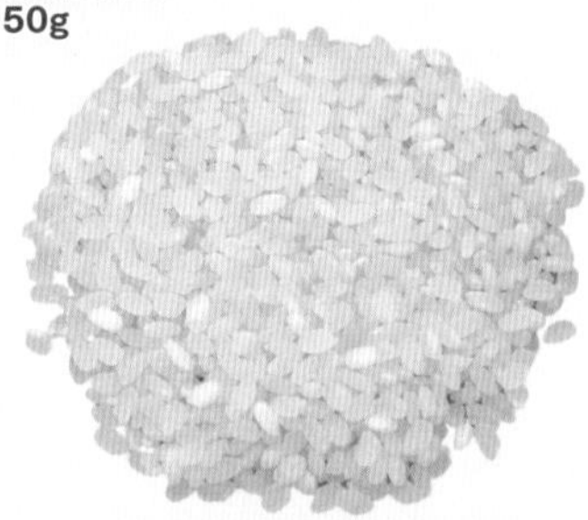

エネルギー	537 kcal	カリウム	134 mg
たんぱく質	9.2 g	リン	143 mg
水分	22.4 g	食塩相当量	0 g

ご飯（玄米）

茶碗1杯 180g

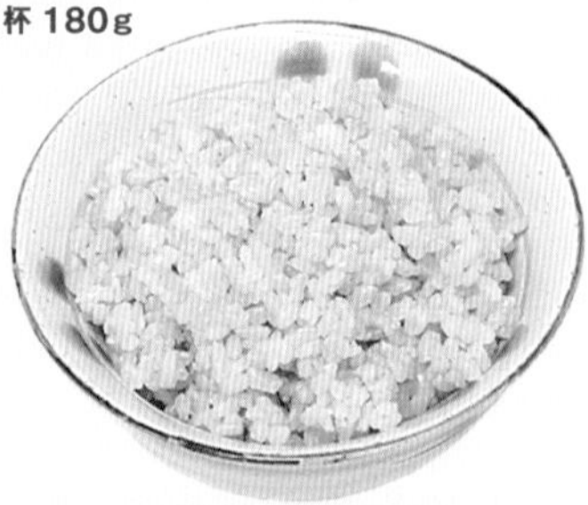

エネルギー	297 kcal	カリウム	171 mg
たんぱく質	5.0 g	リン	234 mg
水分	108.0 g	食塩相当量	0 g

ご飯（精白米）

茶碗1杯 180g

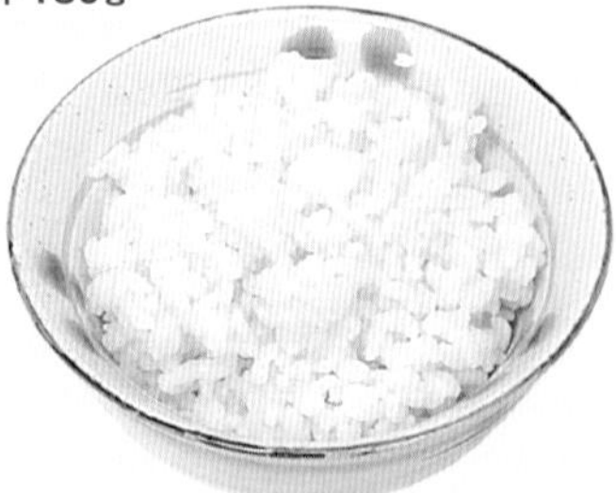

エネルギー	302 kcal	カリウム	52 mg
たんぱく質	4.5 g	リン	61 mg
水分	108.0 g	食塩相当量	0 g

ご飯（胚芽精米）

茶碗1杯 150g

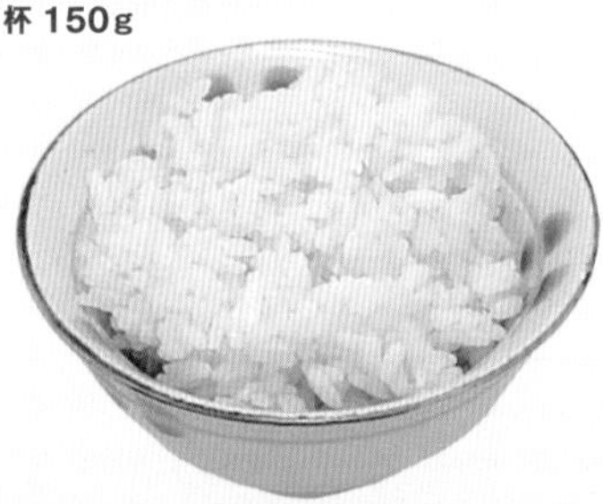

エネルギー	420 kcal	カリウム	73 mg
たんぱく質	6.3 g	リン	85 mg
水分	150.0 g	食塩相当量	0 g

ご飯（押し麦入り）

茶碗1杯 150g

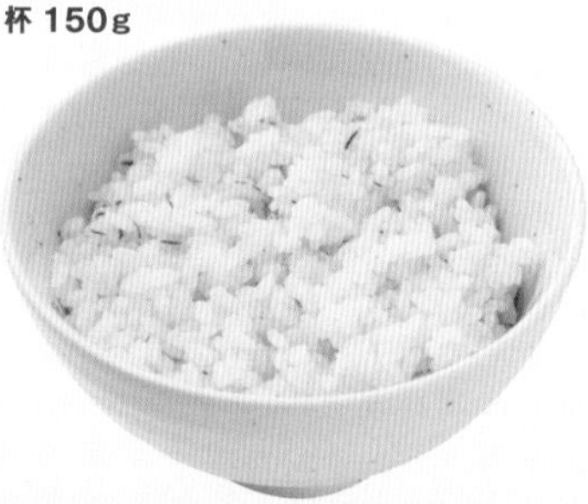

エネルギー	229 kcal	カリウム	79 mg
たんぱく質	4.0 g	リン	66 mg
水分	88.4 g	食塩相当量	0 g

ご飯(雑穀入り)

茶碗1杯 150g

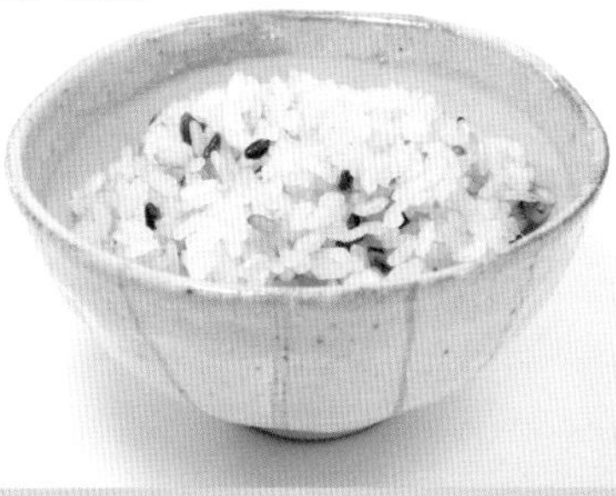

エネルギー	233kcal	カリウム	75mg
たんぱく質	4.3g	リン	70mg
水分	83.5g	食塩相当量	0g

赤飯

茶碗1杯 150g

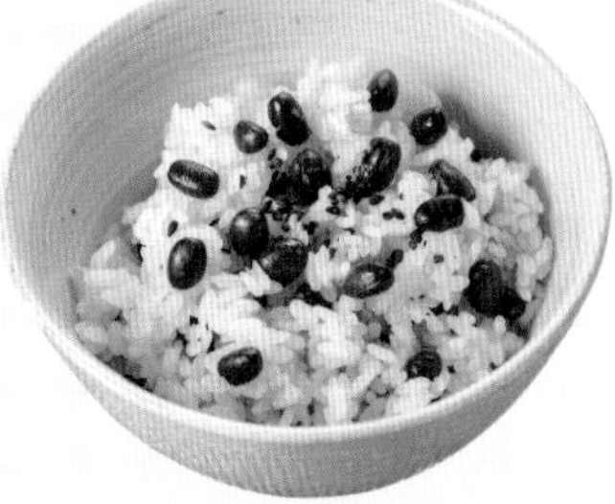

エネルギー	285kcal	カリウム	107mg
たんぱく質	6.5g	リン	51mg
水分	79.5g	食塩相当量	0g

おにぎり 塩むすび

ご飯100g、塩少々

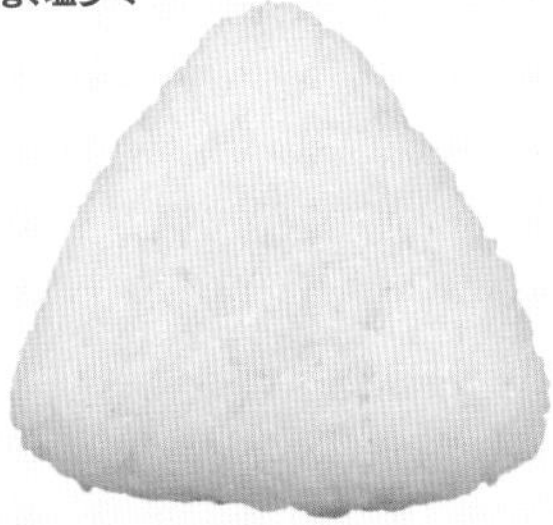

エネルギー	197kcal	カリウム	34mg
たんぱく質	3.0g	リン	41mg
水分	62.7g	食塩相当量	0.6g

焼きおにぎり

ご飯100g、しょうゆ少々

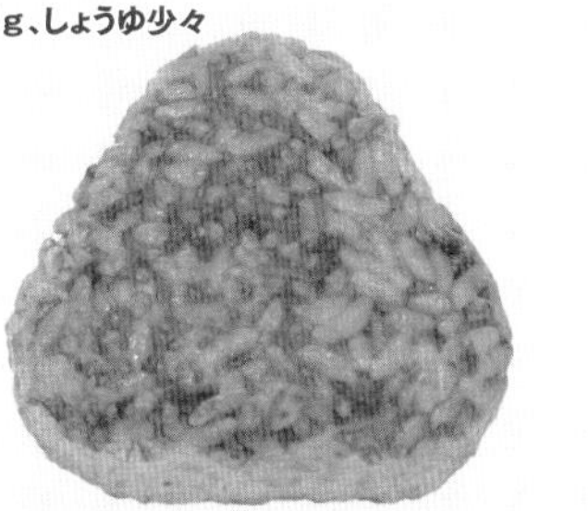

エネルギー	199kcal	カリウム	62mg
たんぱく質	3.4g	リン	51mg
水分	61.6g	食塩相当量	1.1g

のりおにぎり

ご飯100g、のり1g

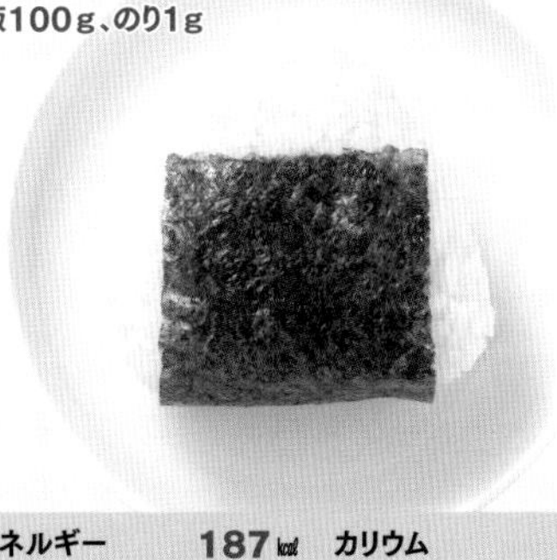

エネルギー	187kcal	カリウム	56mg
たんぱく質	3.2g	リン	44mg
水分	66.0g	食塩相当量	0.6g

全がゆ(精白米)

茶碗1杯 220g

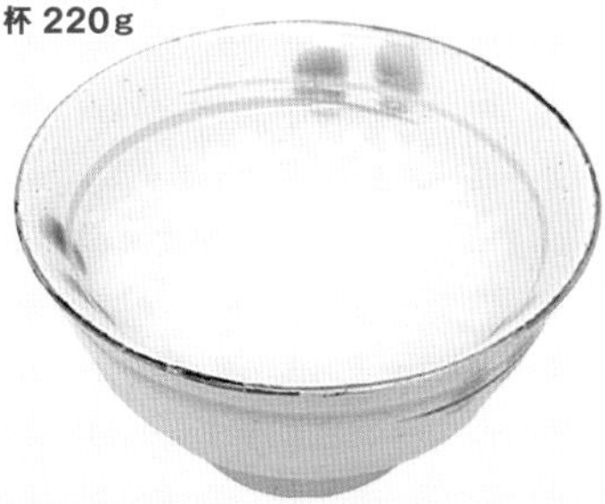

エネルギー	156kcal	カリウム	26mg
たんぱく質	2.4g	リン	31mg
水分	182.6g	食塩相当量	0g

五分がゆ（精白米）

200g

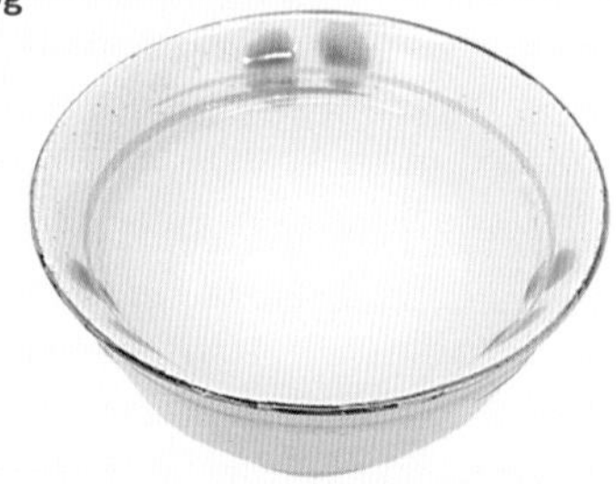

エネルギー	66kcal	カリウム	12mg
たんぱく質	1g	リン	14mg
水分	183g	食塩相当量	0g

すし飯

200g

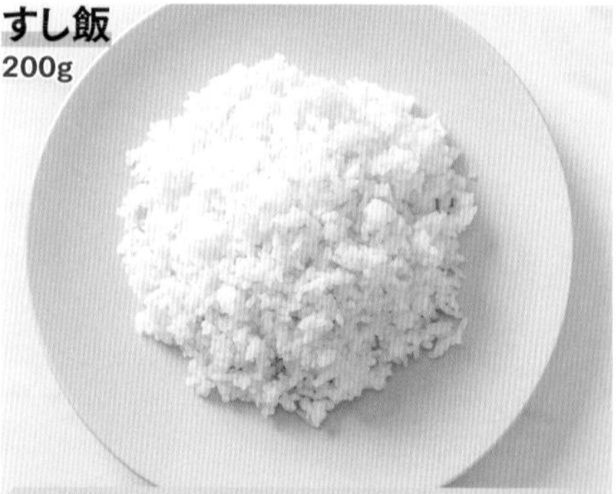

エネルギー	311kcal	カリウム	57mg
たんぱく質	4.7g	リン	65mg
水分	119.4g	食塩相当量	0.8g

きりもち

1個 50g

エネルギー	112kcal	カリウム	16mg
たんぱく質	2g	リン	11mg
水分	22.3g	食塩相当量	0g

あわ（精白粒）

1合 約130g

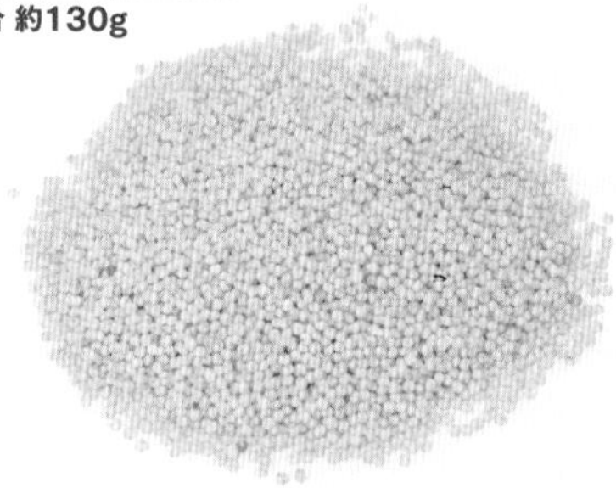

エネルギー	450kcal	カリウム	390mg
たんぱく質	14.6g	リン	364mg
水分	17.3g	食塩相当量	0g

オートミール

1食 30g

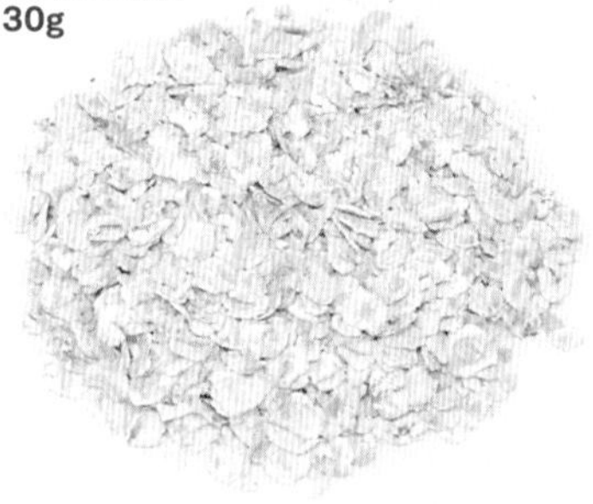

エネルギー	105kcal	カリウム	78mg
たんぱく質	4.1g	リン	111mg
水分	3g	食塩相当量	0g

押し麦（七分づき）

1合 約130g

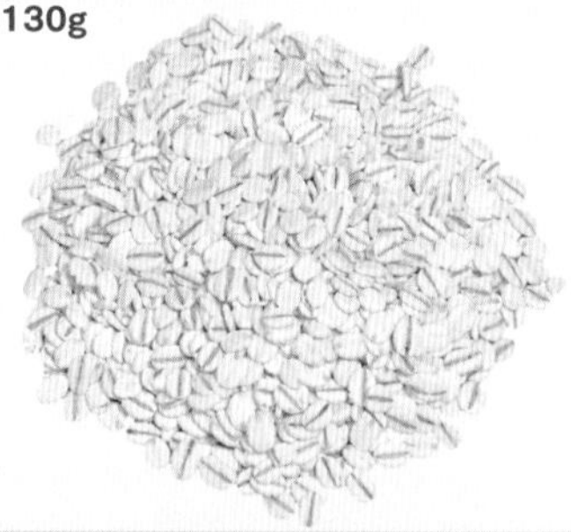

エネルギー	446kcal	カリウム	286mg
たんぱく質	14.2g	リン	234mg
水分	18.2g	食塩相当量	0g

食パン

6枚切り1枚 60g

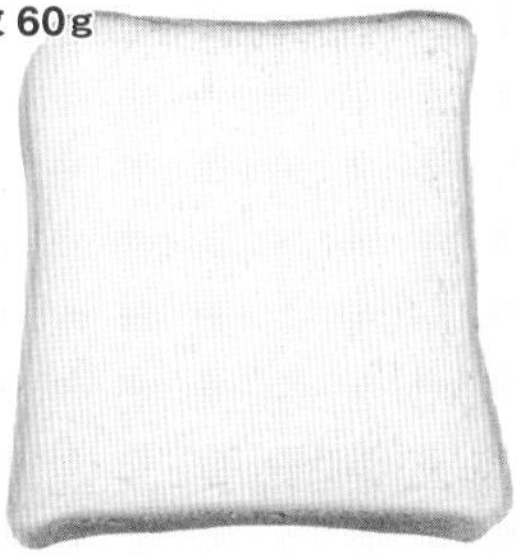

エネルギー	149kcal	カリウム	51.6mg
たんぱく質	5.3g	リン	40.2mg
水分	23.5g	食塩相当量	0.7g

食パン

8枚切り1枚 45g

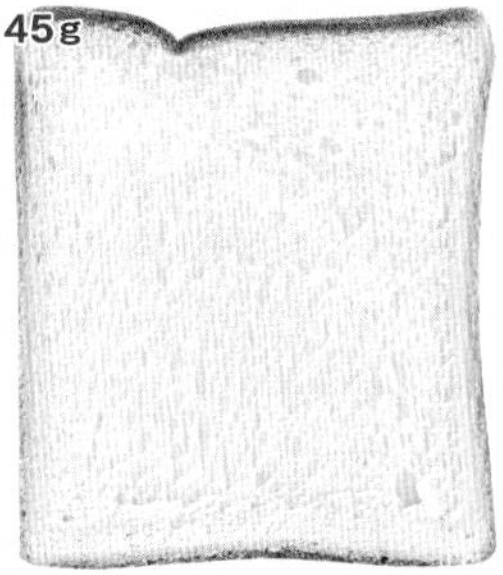

エネルギー	112kcal	カリウム	38.7mg
たんぱく質	4g	リン	30.2mg
水分	17.6g	食塩相当量	0.5g

ライ麦パン

60g

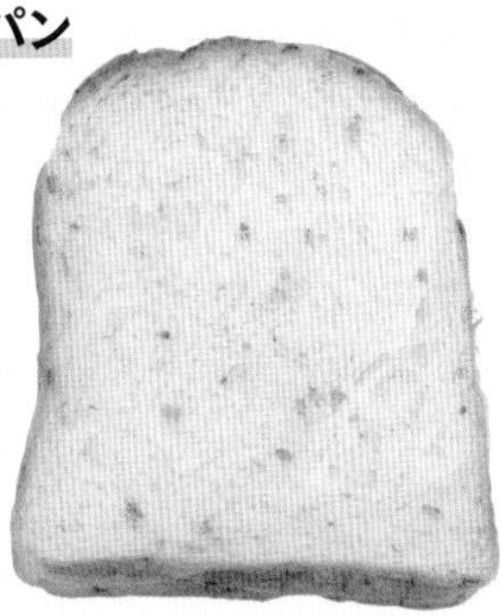

エネルギー	151kcal	カリウム	114mg
たんぱく質	5g	リン	78mg
水分	21g	食塩相当量	0.7g

バターロール

1個 30g

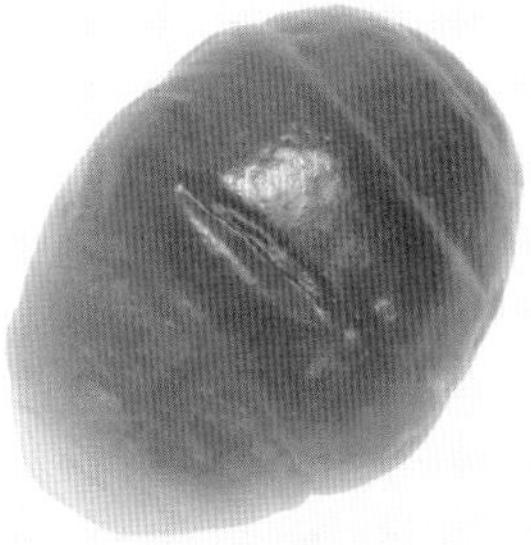

エネルギー	93kcal	カリウム	33mg
たんぱく質	3g	リン	29.1mg
水分	9.2g	食塩相当量	0.4g

フランスパン

1切 30g

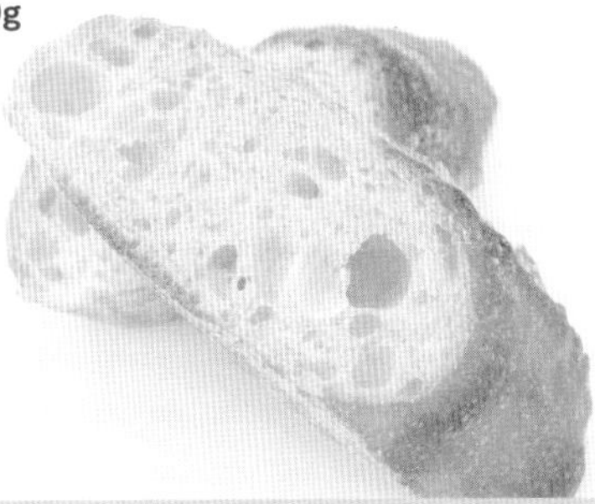

エネルギー	87kcal	カリウム	33mg
たんぱく質	2.8g	リン	21.6mg
水分	9g	食塩相当量	0.5g

クロワッサン

1個 40g

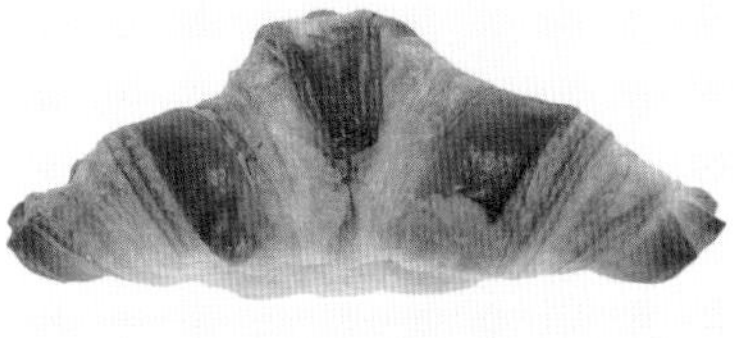

エネルギー	175kcal	カリウム	36mg
たんぱく質	3.2g	リン	26.8mg
水分	8g	食塩相当量	0.5g

コッペパン
市販1個 50g

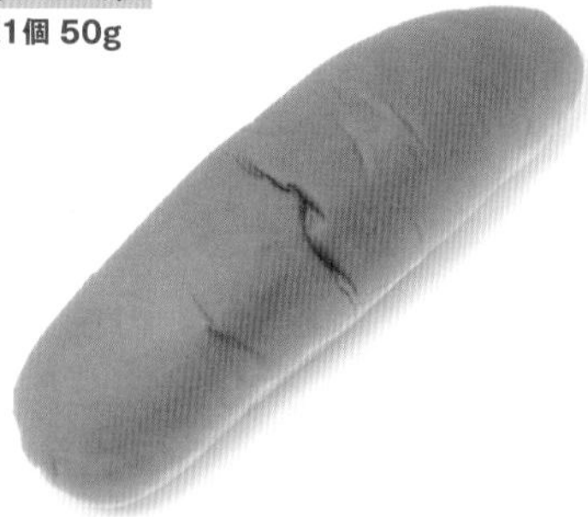

エネルギー	130kcal	カリウム	47.5mg
たんぱく質	4.3g	リン	37.5mg
水分	18.5g	食塩相当量	0.7g

イングリッシュマフィン
1個 55g

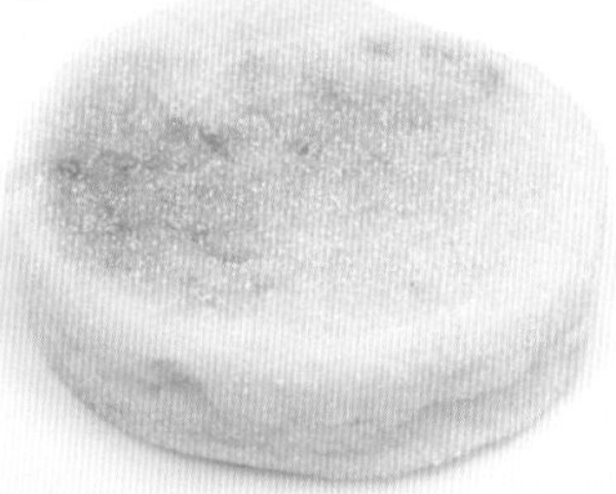

エネルギー	123kcal	カリウム	46.2mg
たんぱく質	4.5g	リン	52.8mg
水分	25.3g	食塩相当量	0.7g

バンズ用パン
1個 80g

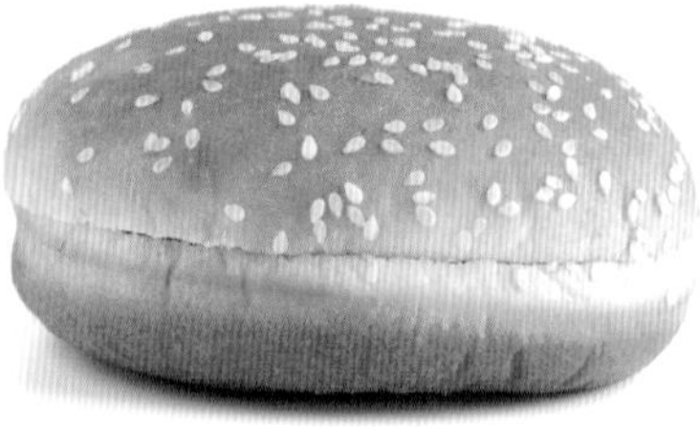

エネルギー	207kcal	カリウム	76mg
たんぱく質	6.8g	リン	60mg
水分	29.6g	食塩相当量	1g

ぶどうパン
1個 35g

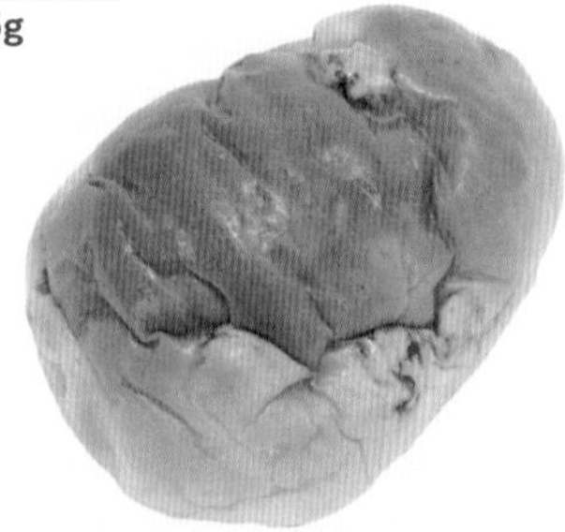

エネルギー	92kcal	カリウム	73.5mg
たんぱく質	2.9g	リン	30.1mg
水分	12.5g	食塩相当量	0.4g

ベーグル
1個 100g

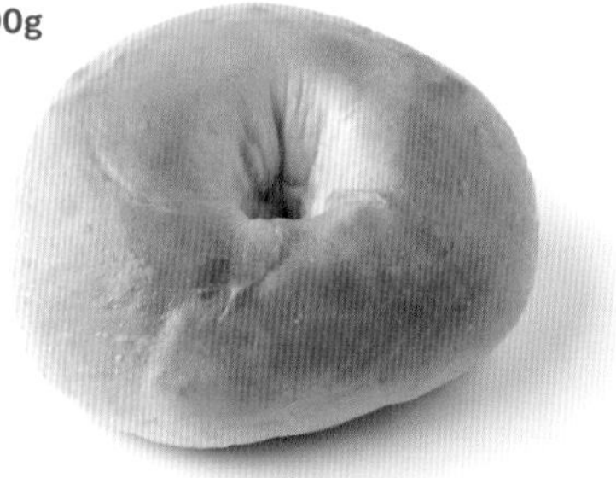

エネルギー	270kcal	カリウム	97mg
たんぱく質	9.6g	リン	81mg
水分	32.3g	食塩相当量	1.2g

ナン
100g

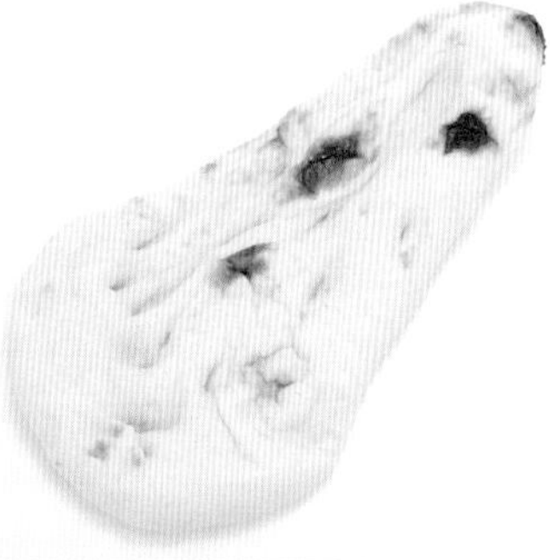

エネルギー	257kcal	カリウム	97mg
たんぱく質	10.3g	リン	77mg
水分	37.2g	食塩相当量	1.3g

コーンフレーク

1食 40g

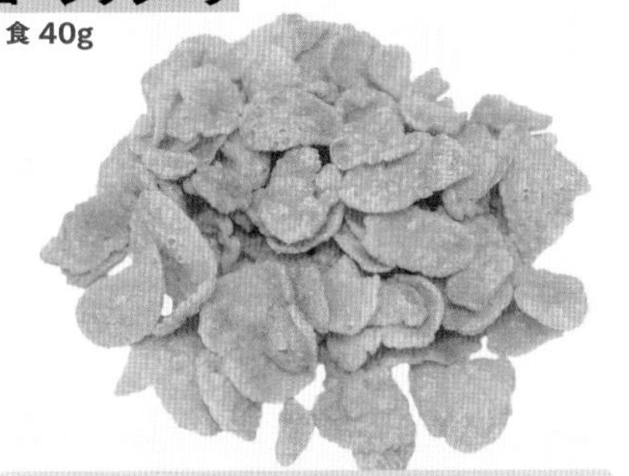

エネルギー	152 kcal	カリウム	38 mg
たんぱく質	3.1 g	リン	18 mg
水分	1.8 g	食塩相当量	0.8 g

うどん（乾燥）

100g

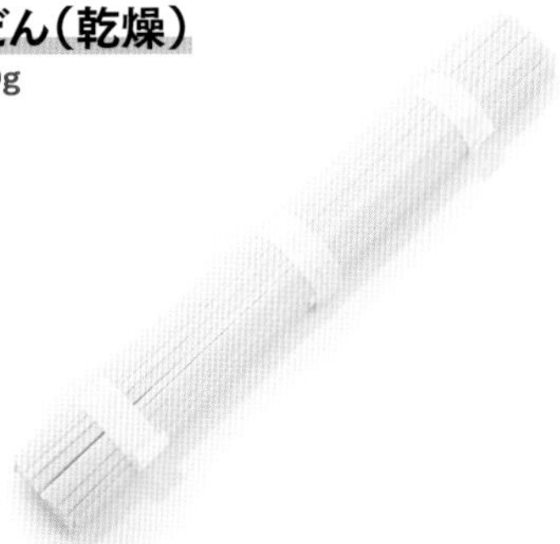

エネルギー	333 kcal	カリウム	130 mg
たんぱく質	8.5 g	リン	70 mg
水分	13.5 g	食塩相当量	4.3 g

うどん（ゆで）

220g

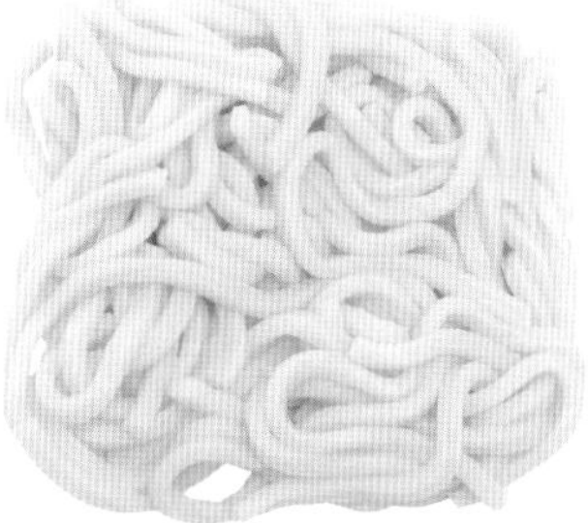

エネルギー	209 kcal	カリウム	19.8 mg
たんぱく質	5.7 g	リン	39.6 mg
水分	165 g	食塩相当量	0.7 g

そうめん（乾燥）

100g

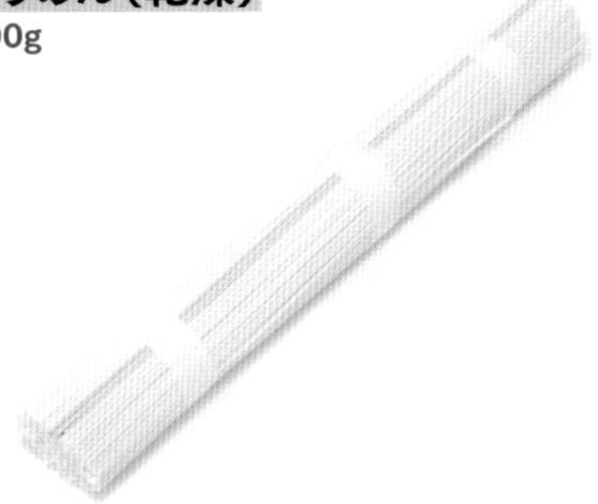

エネルギー	333 kcal	カリウム	120 mg
たんぱく質	9.5 g	リン	70 mg
水分	12.5 g	食塩相当量	3.8 g

そうめん（ゆで）

270g

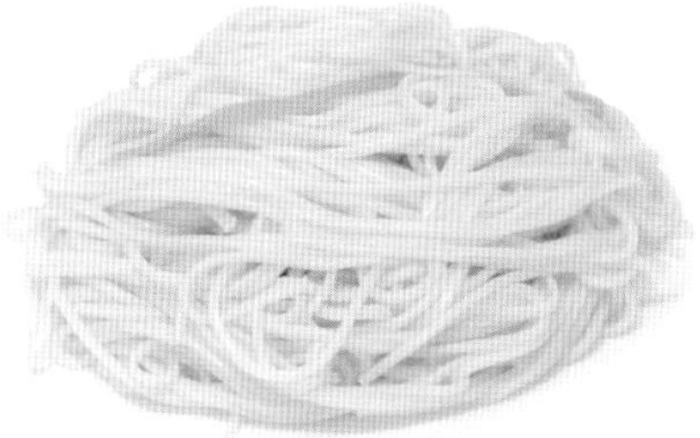

エネルギー	308 kcal	カリウム	13.5 mg
たんぱく質	9.5 g	リン	64.8 mg
水分	189 g	食塩相当量	0.5 g

ひやむぎ（乾燥）

100g

エネルギー	333 kcal	カリウム	120 mg
たんぱく質	9.5 g	リン	70 mg
水分	12.5 g	食塩相当量	3.8 g

ひやむぎ（ゆで）

100g

エネルギー	308 kcal	カリウム	13.5 mg
たんぱく質	9.5 g	リン	64.8 mg
水分	189 g	食塩相当量	0.5 g

そば（乾燥）

100g

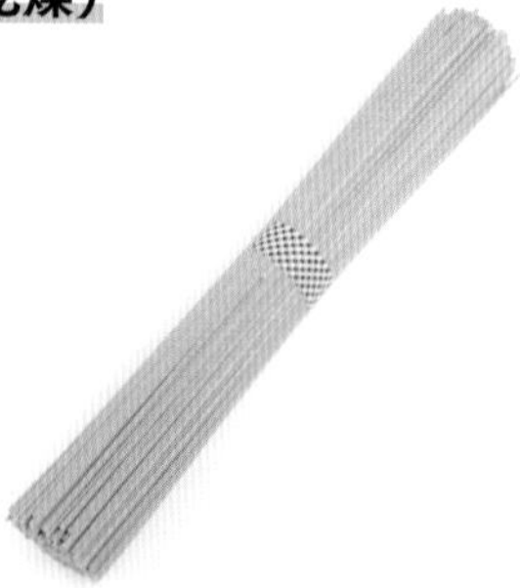

エネルギー	344kcal	カリウム	260mg
たんぱく質	14g	リン	230mg
水分	14g	食塩相当量	2.2g

そば（ゆで）

180g

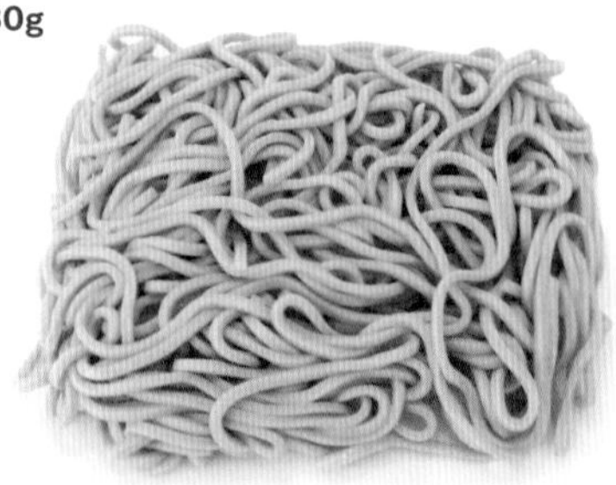

エネルギー	234kcal	カリウム	61.2mg
たんぱく質	8.6g	リン	144mg
水分	122g	食塩相当量	0g

中華麺（蒸し）

150g

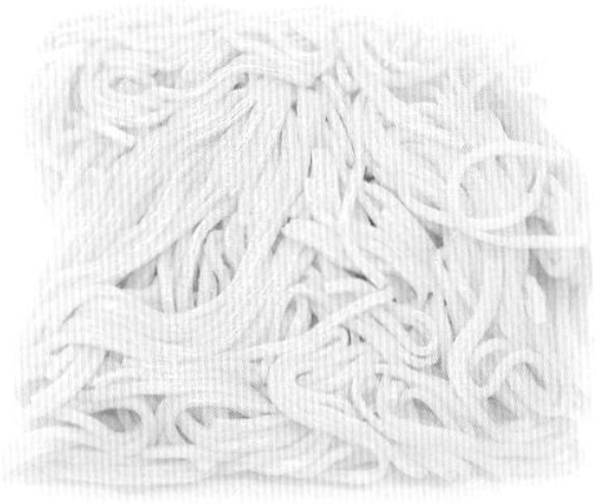

エネルギー	243kcal	カリウム	120mg
たんぱく質	7.4g	リン	60mg
水分	86.1g	食塩相当量	0.5g

スパゲッティ（乾燥）

100g

エネルギー	347kcal	カリウム	200mg
たんぱく質	12.9g	リン	130mg
水分	11.3g	食塩相当量	0g

スパゲッティ（ゆで）

250g

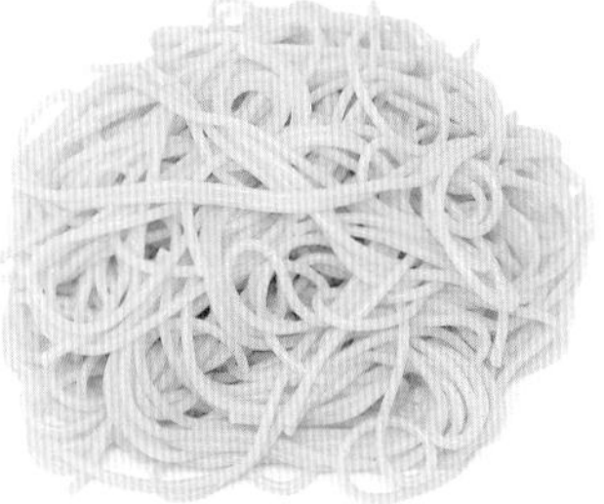

※食塩相当量はゆで水の塩分濃度1.5％で算出

エネルギー	375kcal	カリウム	35mg
たんぱく質	14.5g	リン	133mg
水分	150g	食塩相当量	3g

ペンネ（乾燥）

100g

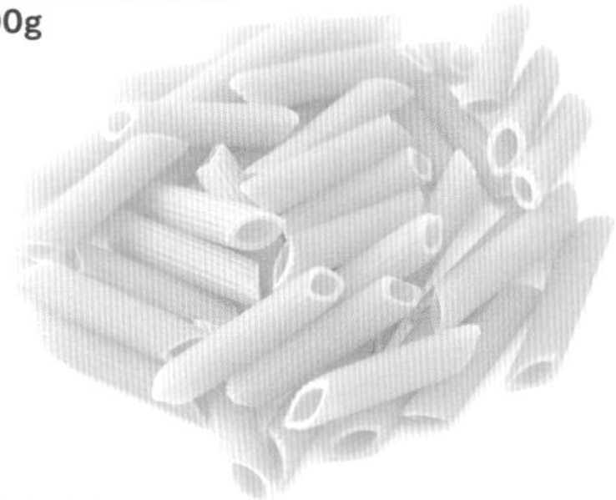

エネルギー	347kcal	カリウム	200mg
たんぱく質	12.9g	リン	130mg
水分	11.3g	食塩相当量	0g

ビーフン
50g

エネルギー	180 kcal	カリウム	16.5 mg
たんぱく質	3.5 g	リン	29.5 mg
水分	5.6 g	食塩相当量	0 g

ピザクラフト
1枚 120g

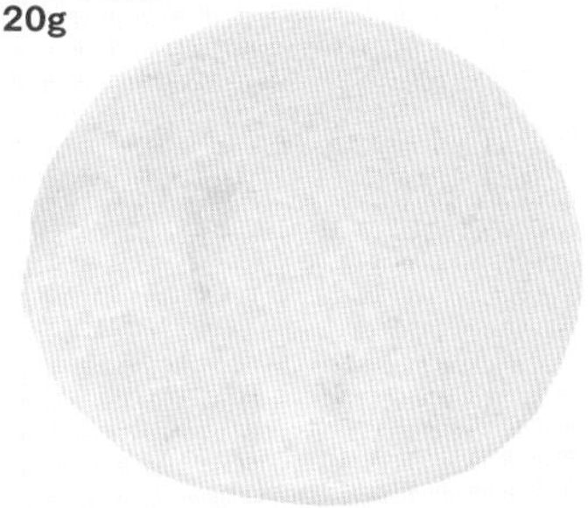

エネルギー	318 kcal	カリウム	109 mg
たんぱく質	10.9 g	リン	92.4 mg
水分	42.4 g	食塩相当量	1.6 g

はるさめ
乾燥 10g

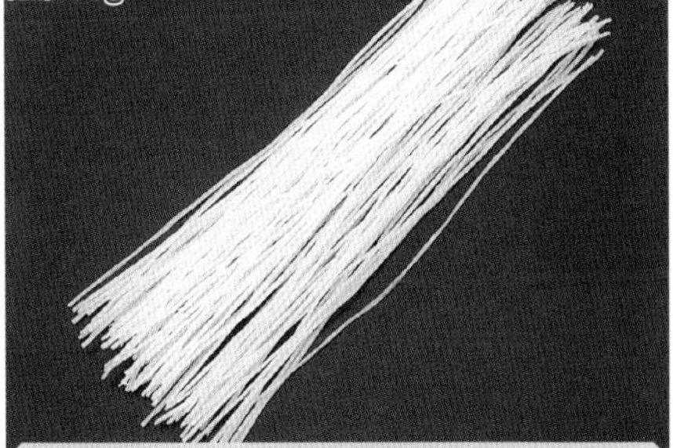

エネルギー	35 kcal	カリウム	1.4 mg
たんぱく質	0 g	リン	4.6 mg
水分	1.3 g	食塩相当量	0 g

くずきり（乾燥）
1食分 15g

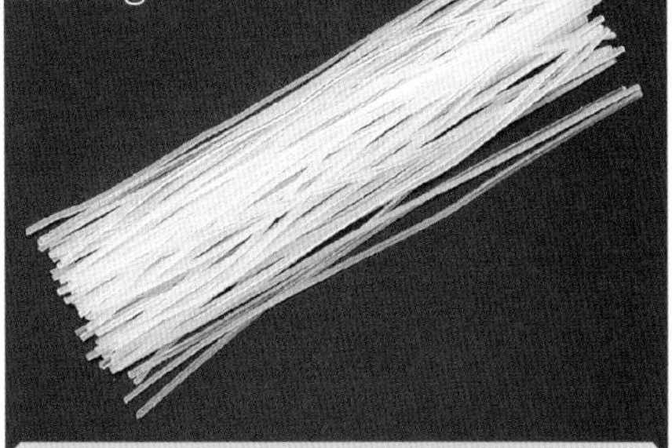

エネルギー	51 kcal	カリウム	0.5 mg
たんぱく質	0 g	リン	2.7 mg
水分	1.8 g	食塩相当量	0 g

ぎょうざの皮
1枚 5.5g

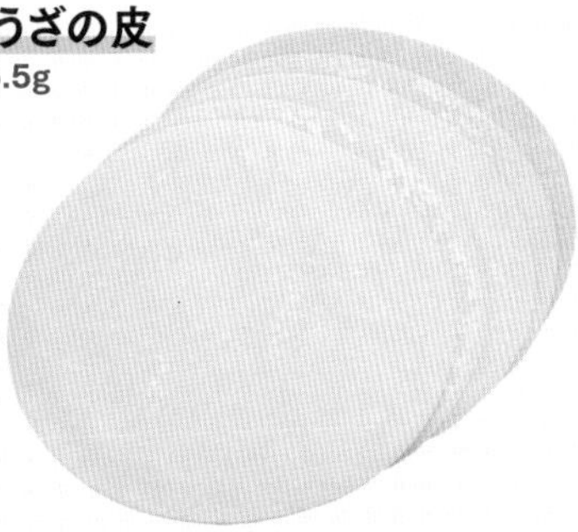

エネルギー	15 kcal	カリウム	4 mg
たんぱく質	0.5 g	リン	3 mg
水分	1.8 g	食塩相当量	0 g

なまふ
10g

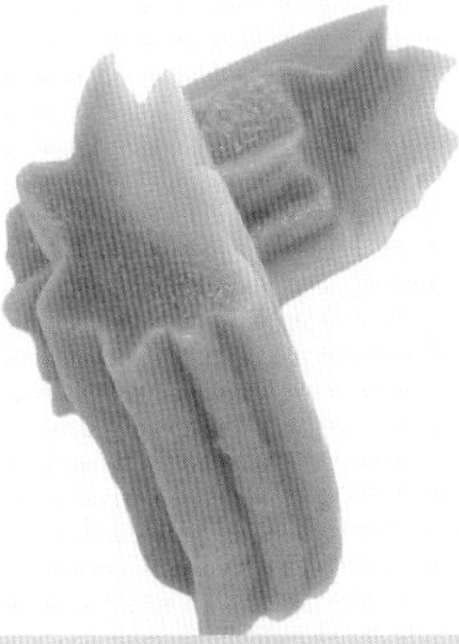

エネルギー	16 kcal	カリウム	3 mg
たんぱく質	1.3 g	リン	6 mg
水分	6 g	食塩相当量	0 g

牛肩ロース

100g

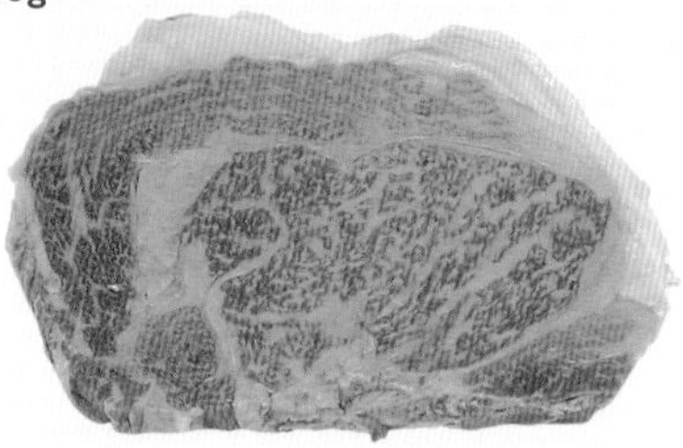

エネルギー	380kcal	カリウム	210mg
たんぱく質	13.8g	リン	120mg
水分	47.9g	食塩相当量	0.1g

牛バラ（カルビ）

100g

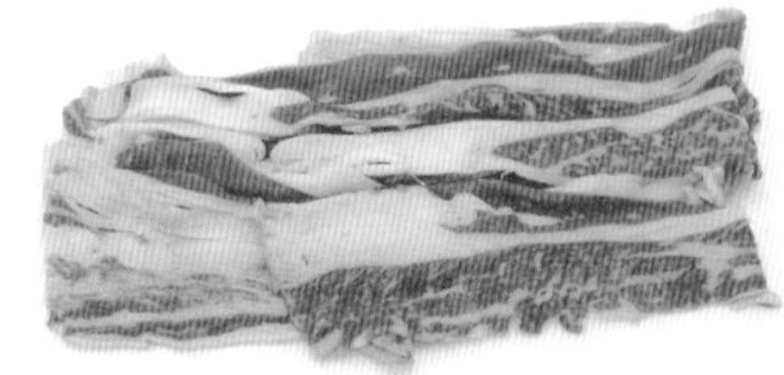

エネルギー	472kcal	カリウム	160mg
たんぱく質	11g	リン	87mg
水分	38.4g	食塩相当量	0.1g

牛リブロース

100g

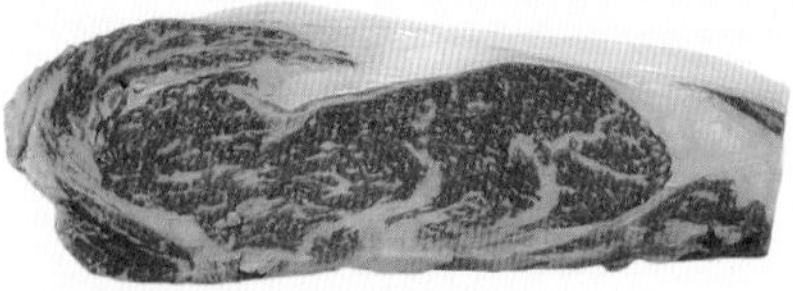

エネルギー	514kcal	カリウム	150mg
たんぱく質	9.7g	リン	84mg
水分	34.5g	食塩相当量	0.1g

牛サーロイン

100g

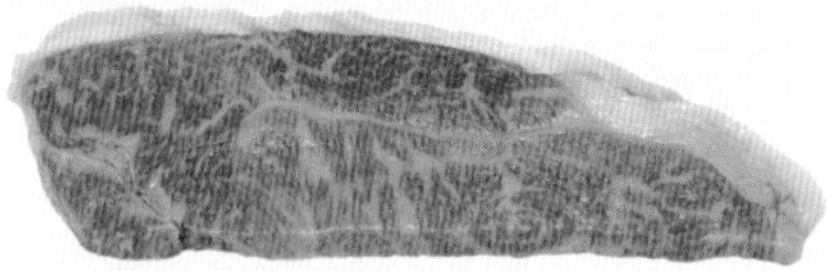

エネルギー	460kcal	カリウム	180mg
たんぱく質	11.7g	リン	100mg
水分	40g	食塩相当量	0.1g

牛もも

100g

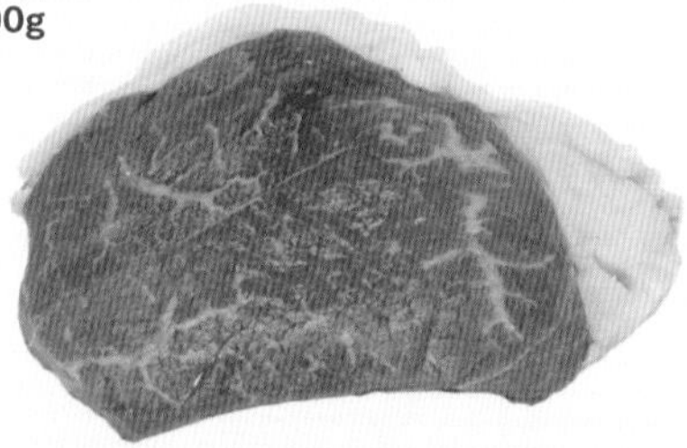

エネルギー	235kcal	カリウム	320mg
たんぱく質	19.2g	リン	160mg
水分	61.2g	食塩相当量	0.1g

牛ヒレ

100g

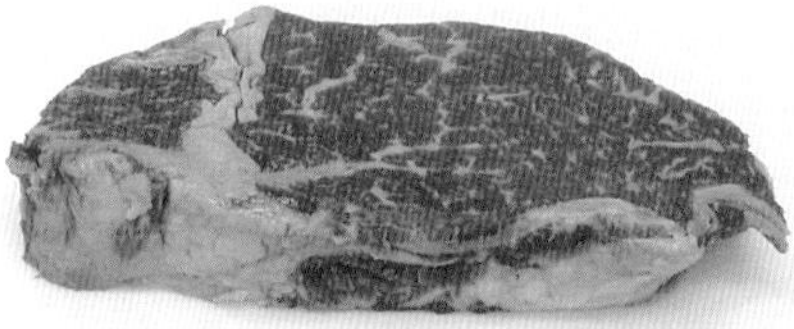

エネルギー	207kcal	カリウム	340mg
たんぱく質	19.1g	リン	180mg
水分	64.6g	食塩相当量	0.1g

豚肩ロース
100g

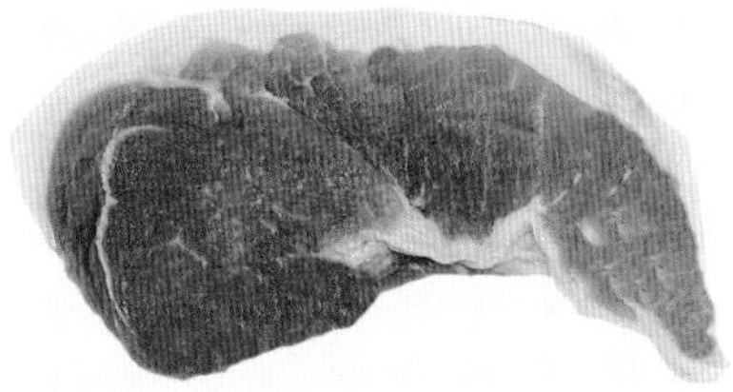

エネルギー	237 kcal	カリウム	300 mg
たんぱく質	17.1 g	リン	160 mg
水分	62.6 g	食塩相当量	0.1 g

豚もも
100g

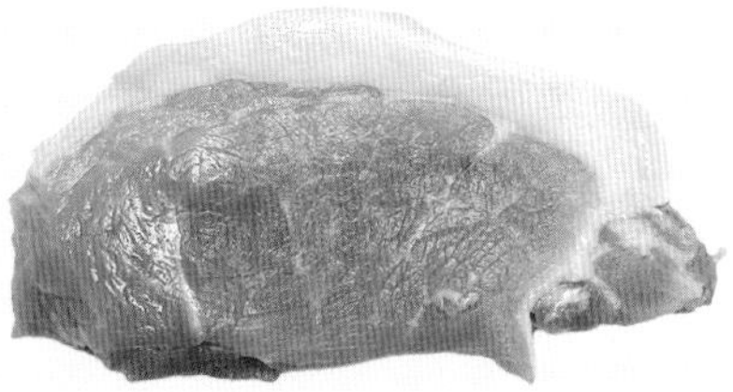

エネルギー	171 kcal	カリウム	350 mg
たんぱく質	20.5 g	リン	200 mg
水分	68.1 g	食塩相当量	0.1 g

豚ロース
100g

エネルギー	248 kcal	カリウム	310 mg
たんぱく質	19.3 g	リン	180 mg
水分	60.4 g	食塩相当量	0.1 g

豚もも（脂身なし）
100g

エネルギー	138 kcal	カリウム	360 mg
たんぱく質	21.5 g	リン	210 mg
水分	71.2 g	食塩相当量	0.1 g

豚ヒレ
100g

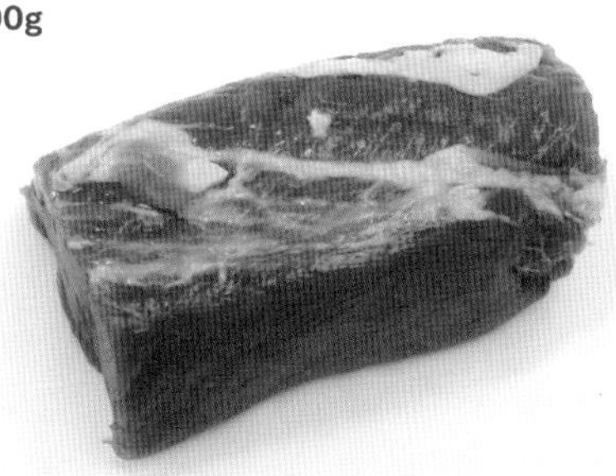

エネルギー	118 kcal	カリウム	430 mg
たんぱく質	22.2 g	リン	230 mg
水分	73.4 g	食塩相当量	0.1 g

鶏もも（皮つき）
1枚 200g

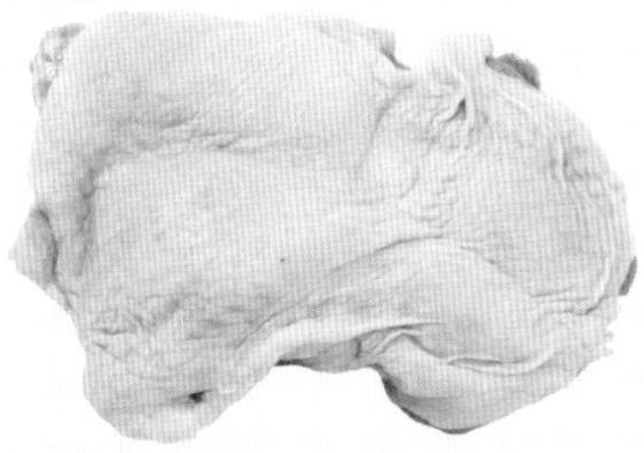

エネルギー	468 kcal	カリウム	320 mg
たんぱく質	34.6 g	リン	220 mg
水分	125.8 g	食塩相当量	0.2 g

豚バラ
100g

エネルギー	366 kcal	カリウム	240 mg
たんぱく質	14.4 g	リン	130 mg
水分	49.4 g	食塩相当量	0.1 g

鶏もも（皮なし）
1枚 200g

エネルギー	256 kcal	カリウム	440 mg
たんぱく質	44 g	リン	300 mg
水分	144.6 g	食塩相当量	0.2 g

鶏むね(皮つき)

1枚 200g

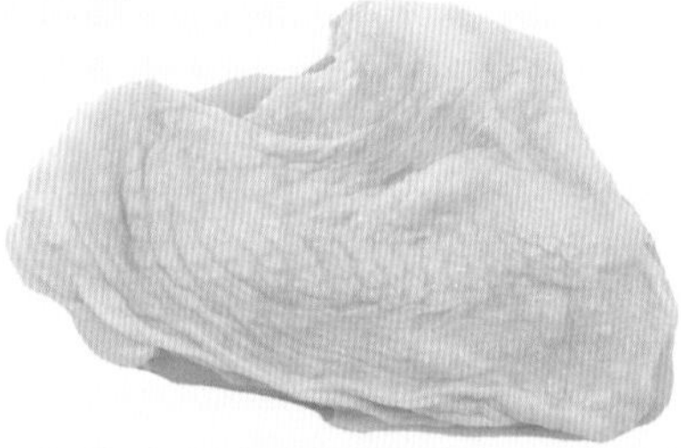

エネルギー	458kcal	カリウム	380mg
たんぱく質	39g	リン	240mg
水分	125.2g	食塩相当量	0.2g

鶏むね(皮なし)

1枚 200g

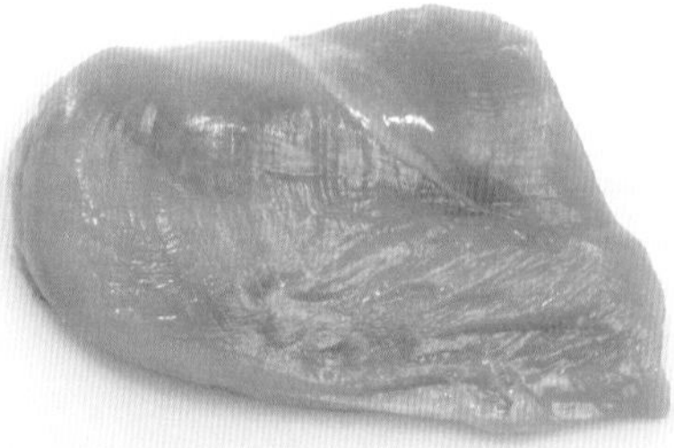

エネルギー	226kcal	カリウム	420mg
たんぱく質	48.8g	リン	300mg
水分	145.6g	食塩相当量	0.2g

鶏ささみ

1本 40g

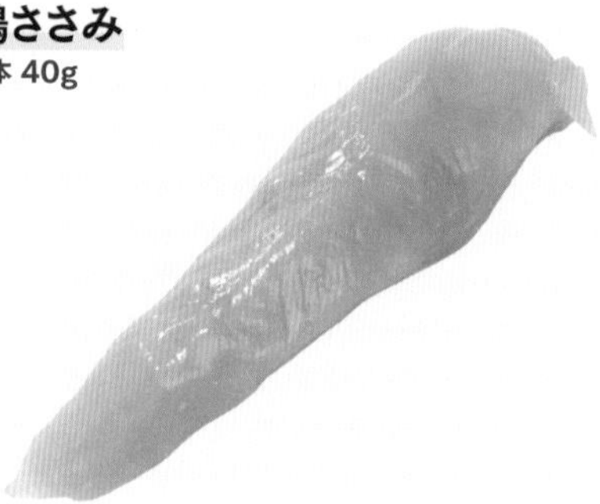

エネルギー	43kcal	カリウム	112mg
たんぱく質	9.8g	リン	80mg
水分	29.3g	食塩相当量	0g

鶏もも(骨つき)

1本 250g

エネルギー	468kcal	カリウム	320mg
たんぱく質	34.6g	リン	220mg
水分	125.8g	食塩相当量	0.2g

鶏手羽もと

1本 30g

エネルギー	53kcal	カリウム	69mg
たんぱく質	5.5g	リン	45mg
水分	20.7g	食塩相当量	0.1g

牛ひき肉

100g

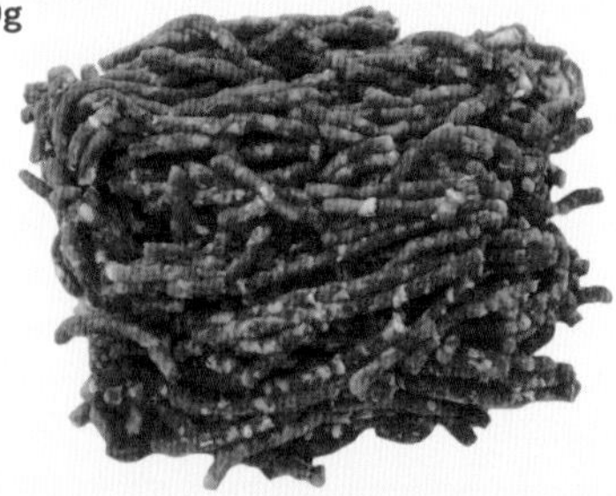

エネルギー	251kcal	カリウム	260mg
たんぱく質	17.1g	リン	100mg
水分	61.4g	食塩相当量	0.2g

鶏手羽先

1本 35g

エネルギー	72kcal	カリウム	73.5mg
たんぱく質	6.1g	リン	49mg
水分	23.5g	食塩相当量	0.1g

豚ひき肉

100g

エネルギー	209kcal	カリウム	290mg
たんぱく質	17.7g	リン	120mg
水分	64.8g	食塩相当量	0.1g

鶏ひき肉

100g

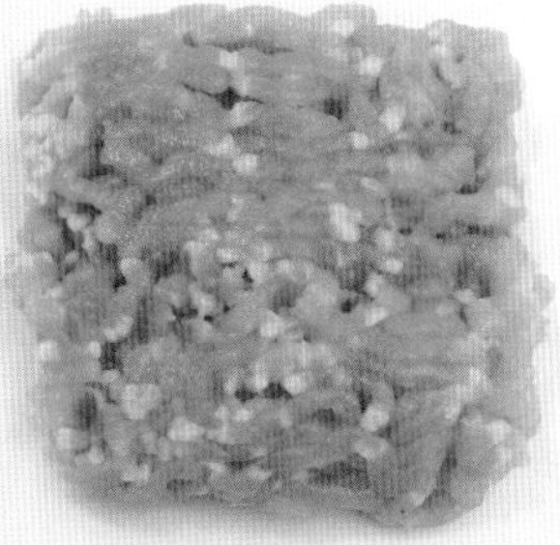

エネルギー	171 kcal	カリウム	250 mg
たんぱく質	17.5 g	リン	110 mg
水分	70.2 g	食塩相当量	0.1 g

牛レバー

100g

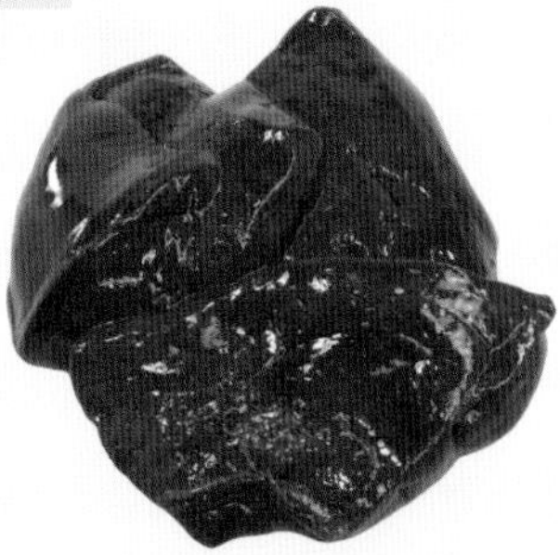

エネルギー	119 kcal	カリウム	300 mg
たんぱく質	19.6 g	リン	330 mg
水分	71.5 g	食塩相当量	0.1 g

豚レバー

100g

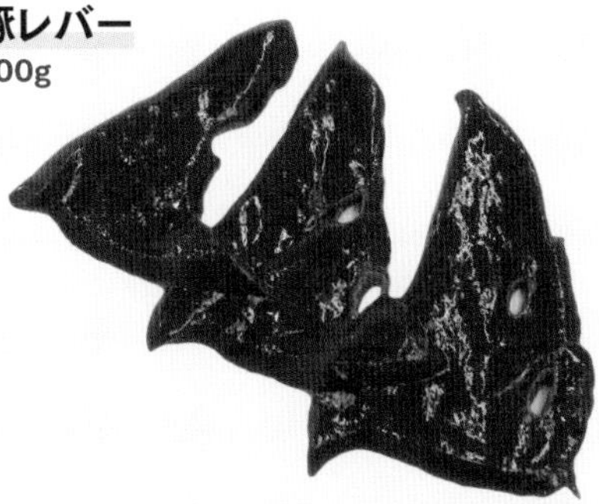

エネルギー	114 kcal	カリウム	290 mg
たんぱく質	20.4 g	リン	340 mg
水分	72 g	食塩相当量	0.1 g

鶏レバー

100g

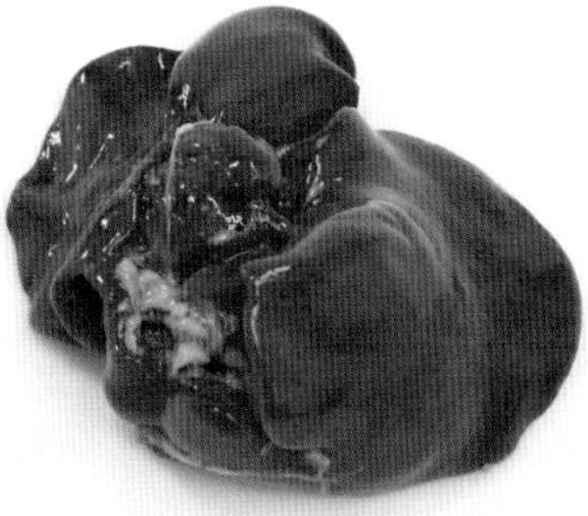

エネルギー	100 kcal	カリウム	330 mg
たんぱく質	18.9 g	リン	300 mg
水分	75.7 g	食塩相当量	0.2 g

牛タン

100g

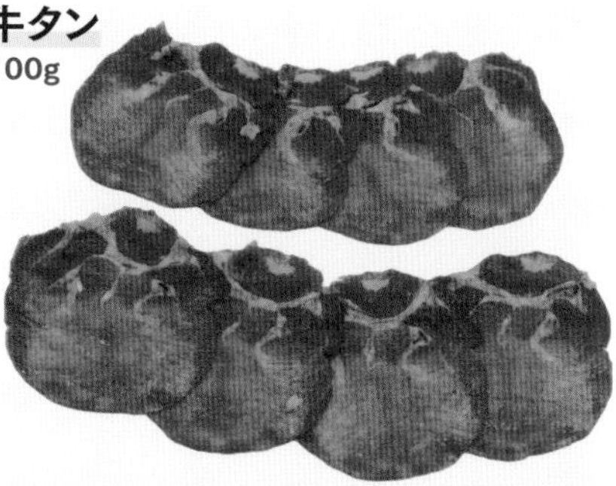

エネルギー	318 kcal	カリウム	230 mg
たんぱく質	13.3 g	リン	130 mg
水分	54 g	食塩相当量	0.2 g

ローストビーフ

50g

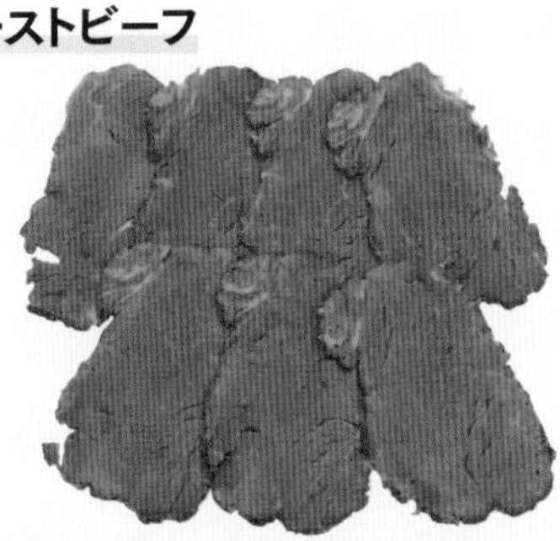

エネルギー	95 kcal	カリウム	130 mg
たんぱく質	10.9 g	リン	100 mg
水分	32 g	食塩相当量	0.4 g

ビーフジャーキー
1枚 5g

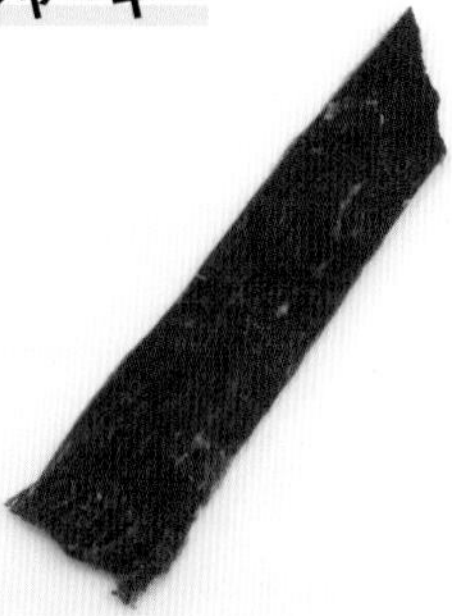

エネルギー	15 kcal	カリウム	38 mg
たんぱく質	2.7 g	リン	21 mg
水分	1.2 g	食塩相当量	0.3 g

鶏砂肝
1個 20g

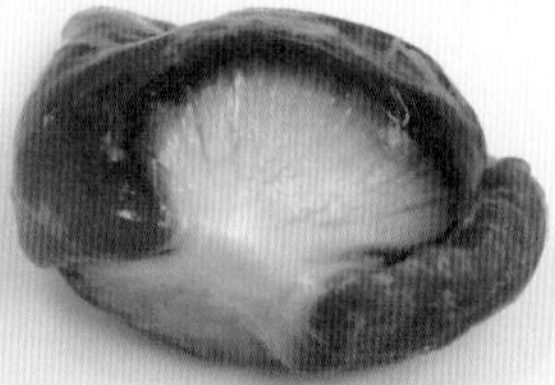

エネルギー	17 kcal	カリウム	46 mg
たんぱく質	3.7 g	リン	28 mg
水分	15.8 g	食塩相当量	0 g

ラムロース
100g

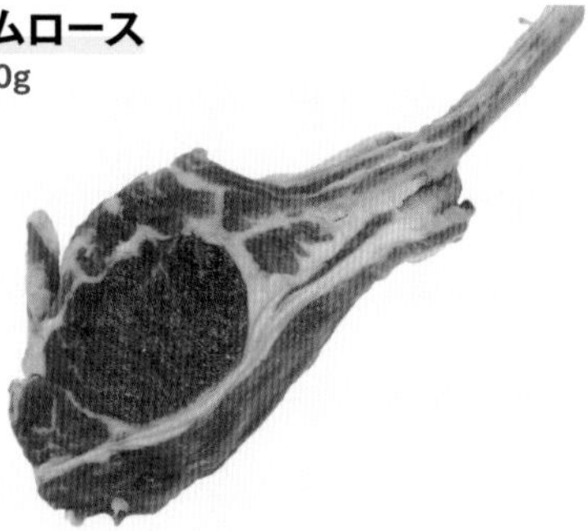

エネルギー	287 kcal	カリウム	250 mg
たんぱく質	15.6 g	リン	140 mg
水分	56.5 g	食塩相当量	0.2 g

ロースハム
1枚 20g

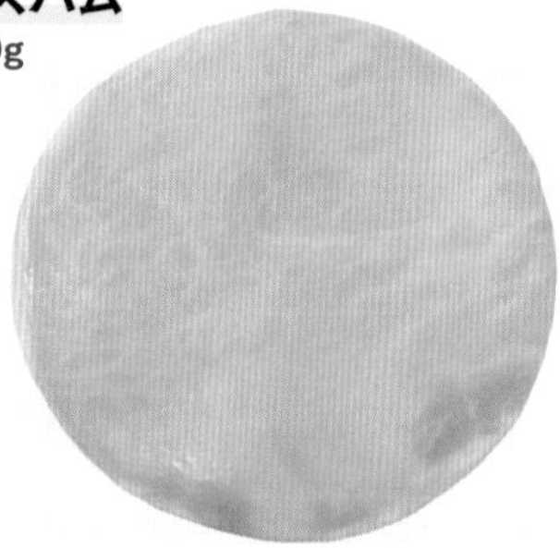

エネルギー	42 kcal	カリウム	58 mg
たんぱく質	3.7 g	リン	56 mg
水分	12.2 g	食塩相当量	0.5 g

ボンレスハム
1枚 20g

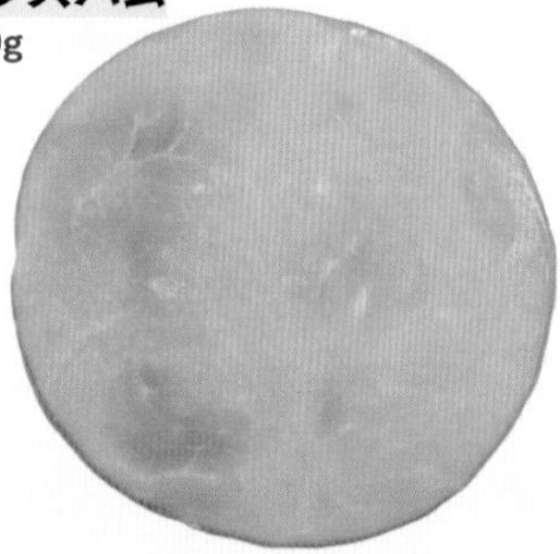

エネルギー	23 kcal	カリウム	52 mg
たんぱく質	3.7 g	リン	68 mg
水分	14.4 g	食塩相当量	0.6 g

生ハム
1枚 5g

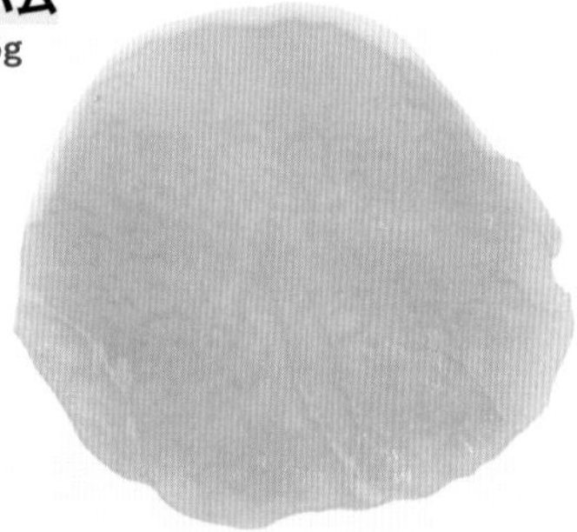

エネルギー	12 kcal	カリウム	24 mg
たんぱく質	1.2 g	リン	10 mg
水分	2.8 g	食塩相当量	0.1 g

ベーコン

1枚 20g

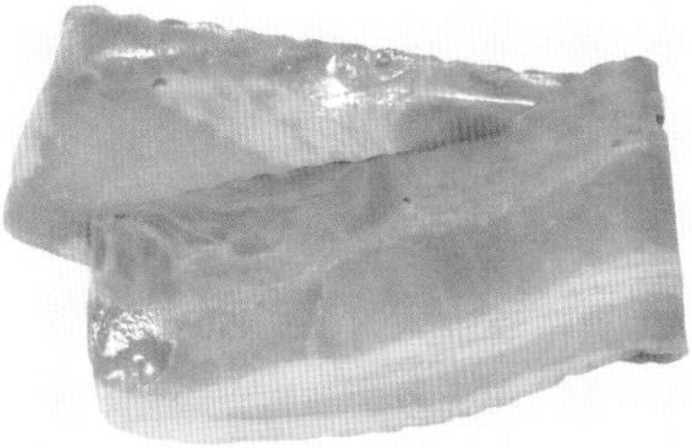

エネルギー	80㎉	カリウム	42㎎
たんぱく質	2.6g	リン	46㎎
水分	9g	食塩相当量	0.4g

ウィンナーソーセージ

1本 20g

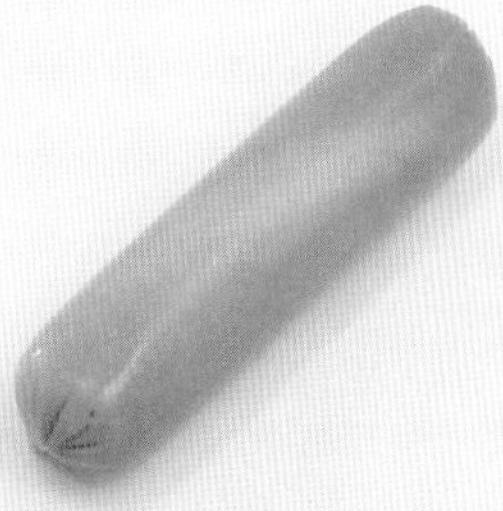

エネルギー	64㎉	カリウム	36㎎
たんぱく質	2.3g	リン	40㎎
水分	10.5g	食塩相当量	0.4g

フランクフルトソーセージ

1本 50g

エネルギー	148㎉	カリウム	100㎎
たんぱく質	6.4g	リン	85㎎
水分	27g	食塩相当量	1g

サラミソーセージ

薄切1枚 7g

エネルギー	23㎉	カリウム	17㎎
たんぱく質	1.2g	リン	15㎎
水分	3.3g	食塩相当量	0.2g

コンビーフ

1缶 80g

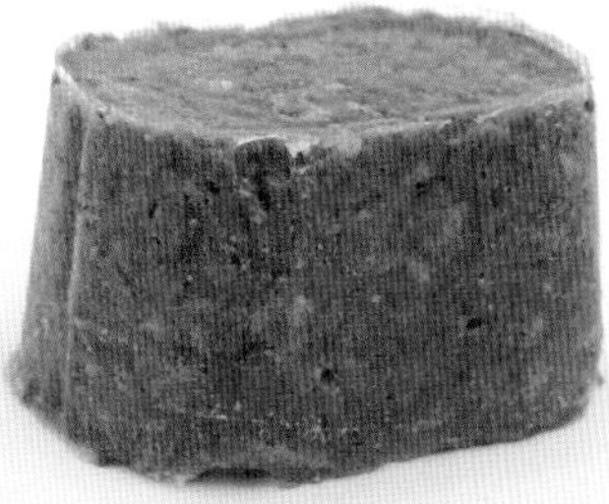

エネルギー	152㎉	カリウム	88㎎
たんぱく質	15.8g	リン	96㎎
水分	50.7g	食塩相当量	1.4g

くじら赤肉

100g

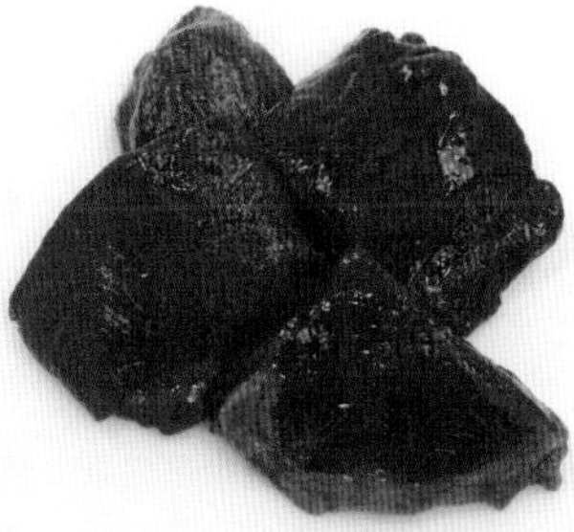

エネルギー	100㎉	カリウム	260㎎
たんぱく質	24.1g	リン	210㎎
水分	74.3g	食塩相当量	0.2g

焼き豚

1枚 20g

エネルギー	33㎉	カリウム	58㎎
たんぱく質	3.9g	リン	52㎎
水分	12.9g	食塩相当量	0.5g

レバーペースト（豚）

大さじ1 15g

エネルギー	56㎉	カリウム	24㎎
たんぱく質	1.9g	リン	39㎎
水分	6.9g	食塩相当量	0.3g

あじ
1尾 70g

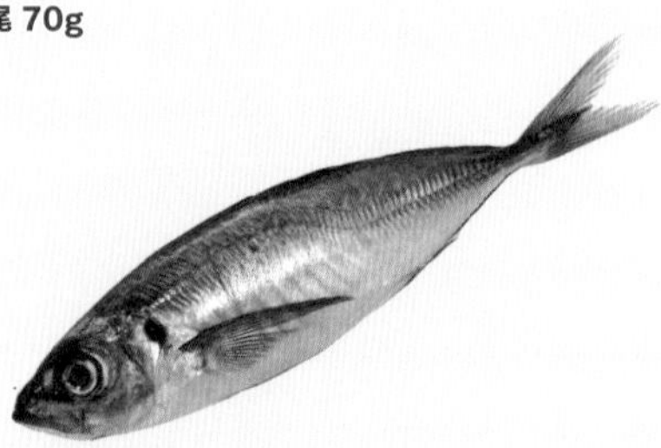

エネルギー	78kcal	カリウム	252mg
たんぱく質	13.8g	リン	161mg
水分	52.5g	食塩相当量	0.2g

あなご（蒸し）
75g

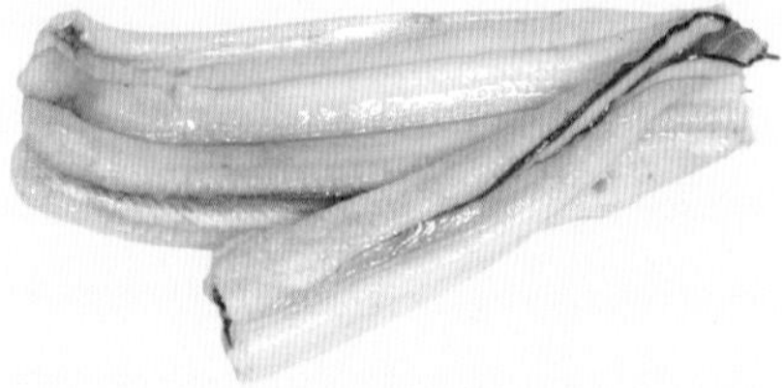

エネルギー	130kcal	カリウム	210mg
たんぱく質	13.2g	リン	135mg
水分	51.4g	食塩相当量	0.2g

あゆ（養殖）
1尾 85g

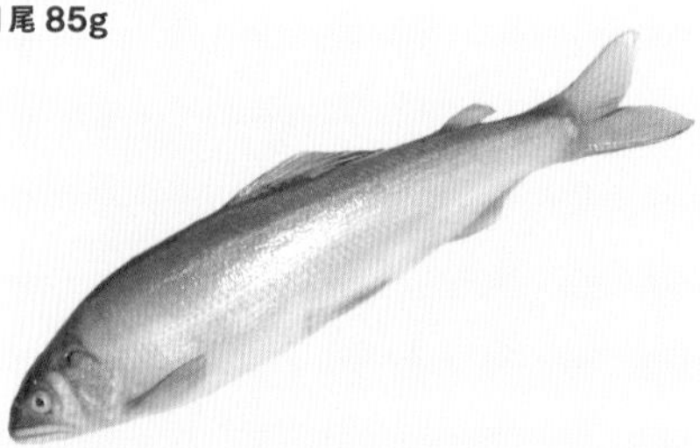

エネルギー	117kcal	カリウム	306mg
たんぱく質	15.1g	リン	272mg
水分	61.2g	食塩相当量	0.1g

あんこう肝
10g

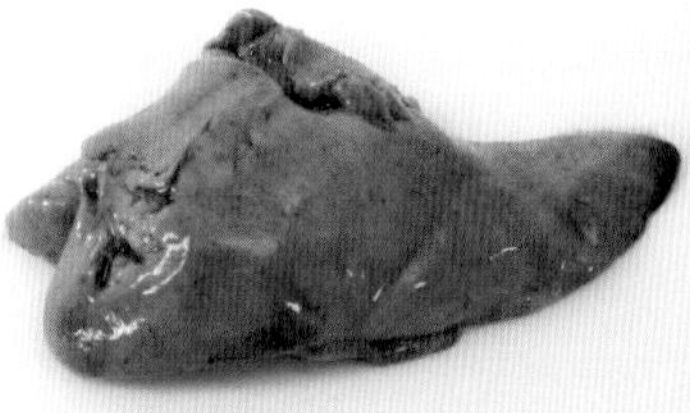

エネルギー	40kcal	カリウム	22mg
たんぱく質	1g	リン	14mg
水分	4.5g	食塩相当量	0g

いわし（まいわし）
1尾 70g

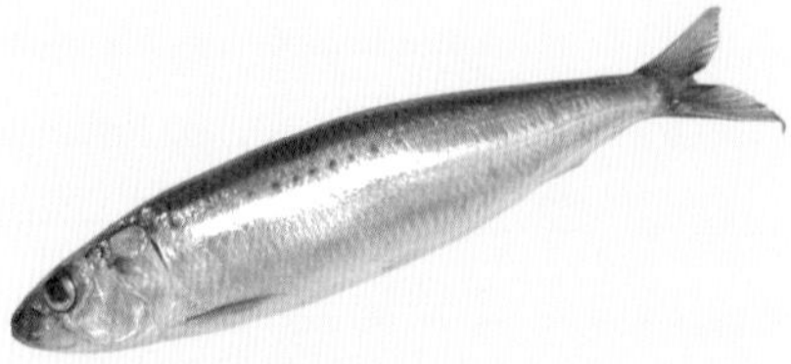

エネルギー	109kcal	カリウム	189mg
たんぱく質	13.4g	リン	161mg
水分	48.2g	食塩相当量	0.1g

かじき（めかじき）
1切 80g

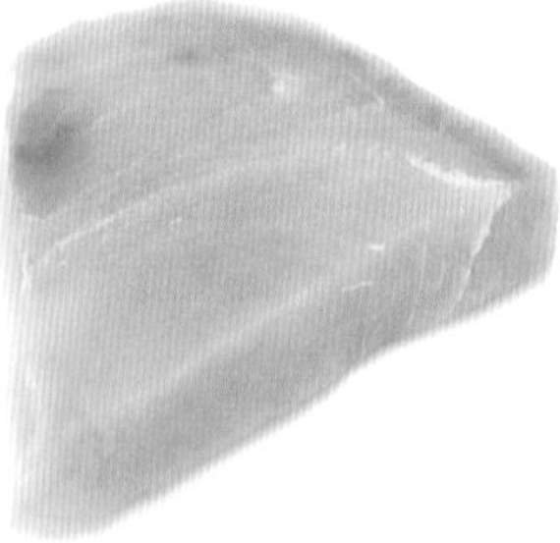

エネルギー	111kcal	カリウム	352mg
たんぱく質	15.4g	リン	208mg
水分	57.8g	食塩相当量	0.2g

かつお　刺身用　春獲り
80g

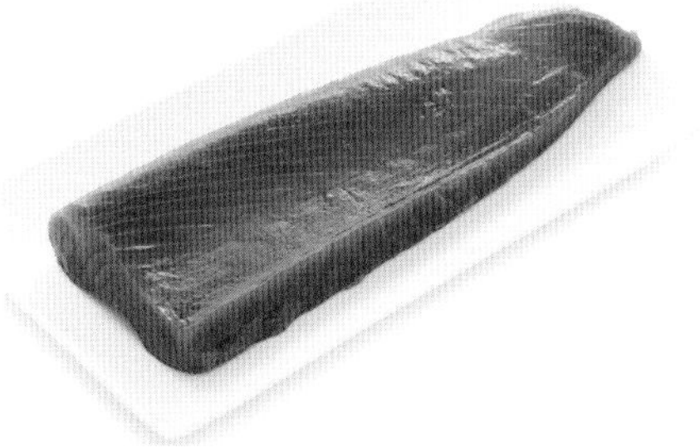

エネルギー	87 kcal	カリウム	344 mg
たんぱく質	20.6 g	リン	224 mg
水分	57.8 g	食塩相当量	0.1 g

かつお(角煮)
20g

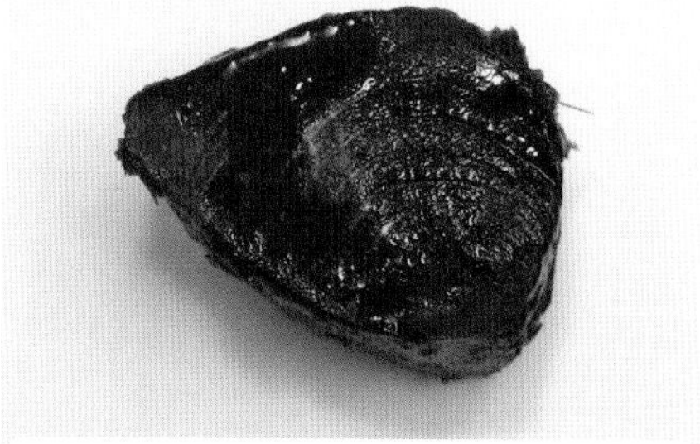

エネルギー	44 kcal	カリウム	58 mg
たんぱく質	6.2 g	リン	44 mg
水分	8.3 g	食塩相当量	0.8 g

かんぱち(生)
80g

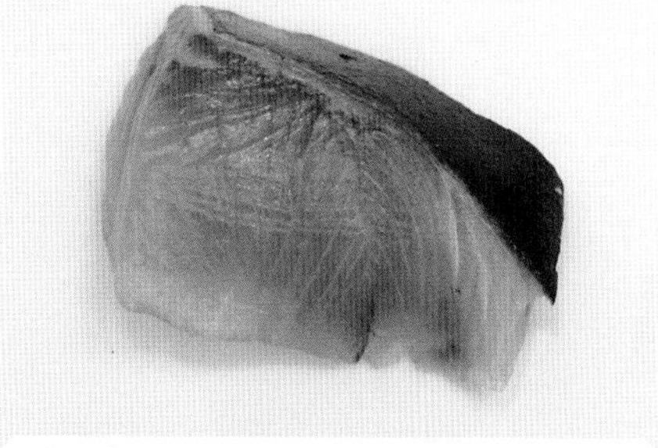

エネルギー	95 kcal	カリウム	392 mg
たんぱく質	16.8 g	リン	216 mg
水分	58.6 g	食塩相当量	0.2 g

キャビア
5g

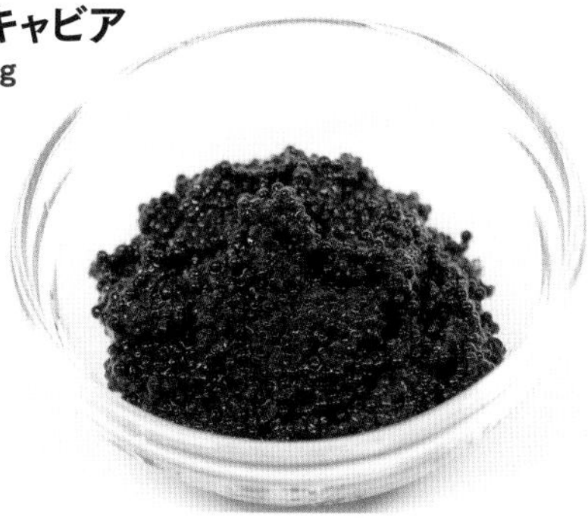

エネルギー	12 kcal	カリウム	10 mg
たんぱく質	1.3 g	リン	23 mg
水分	2.6 g	食塩相当量	0.2 g

子持ちがれい
1切 100g

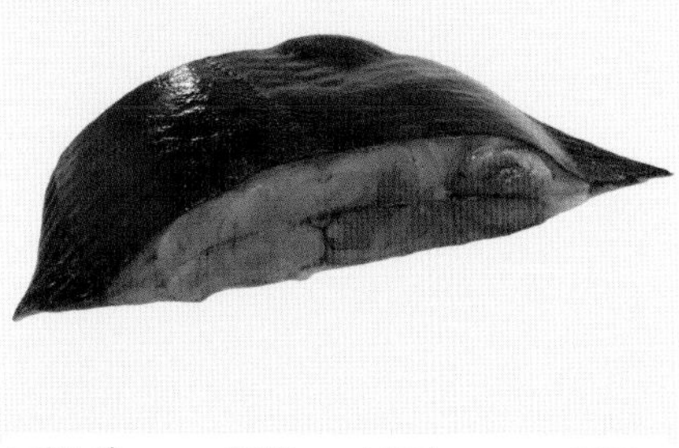

エネルギー	123 kcal	カリウム	290 mg
たんぱく質	19.9 g	リン	200 mg
水分	72.7 g	食塩相当量	0.2 g

きす
1尾 30g

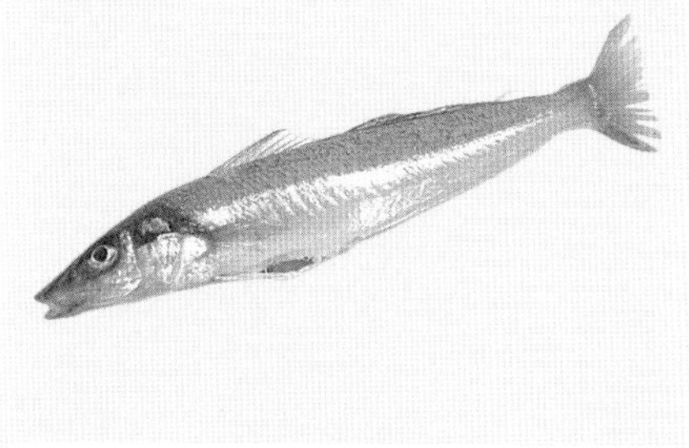

エネルギー	22 kcal	カリウム	102 mg
たんぱく質	5.6 g	リン	54 mg
水分	24.2 g	食塩相当量	0.1 g

きんめだい
1切 80g

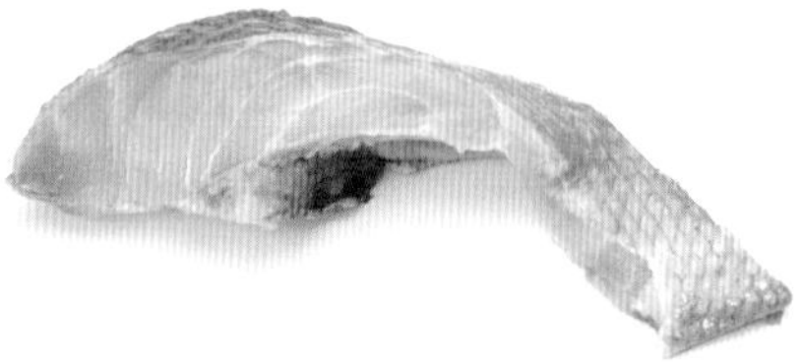

エネルギー	118kcal	カリウム	264mg
たんぱく質	14.2g	リン	392mg
水分	57.7g	食塩相当量	0.1g

キングサーモン
1切 80g

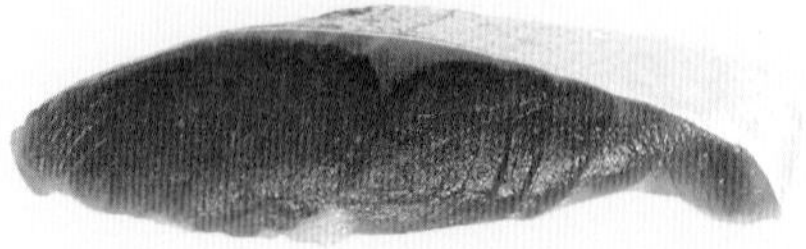

エネルギー	141kcal	カリウム	304mg
たんぱく質	15.6g	リン	200mg
水分	53.2g	食塩相当量	0.1g

鮭
1切 80g

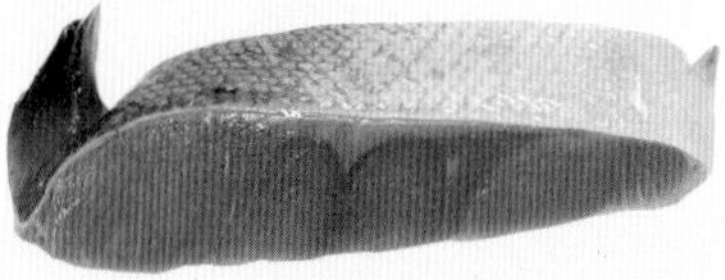

エネルギー	99kcal	カリウム	280mg
たんぱく質	17.8g	リン	192mg
水分	57.8g	食塩相当量	0.2g

さば
1切 80g

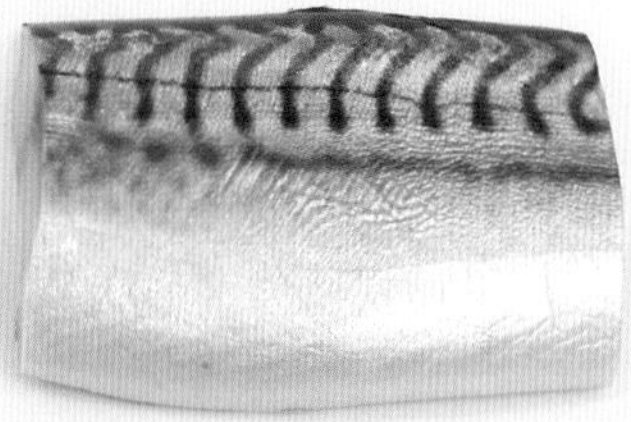

エネルギー	169kcal	カリウム	264mg
たんぱく質	16.5g	リン	176mg
水分	49.7g	食塩相当量	0.2g

しめさば
80g

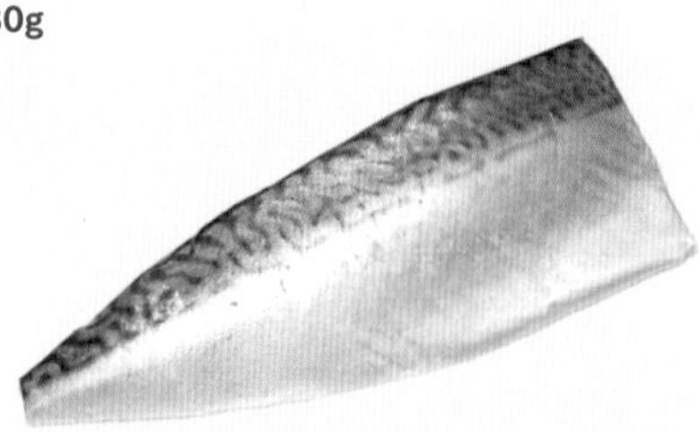

エネルギー	234kcal	カリウム	160mg
たんぱく質	14.9g	リン	128mg
水分	40.5g	食塩相当量	1.3g

さわら
1切 80g

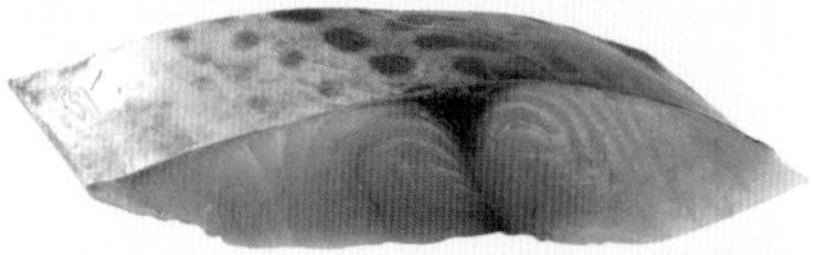

エネルギー	129kcal	カリウム	392mg
たんぱく質	16.1g	リン	176mg
水分	54.9g	食塩相当量	0.2g

さんま
1尾 150g

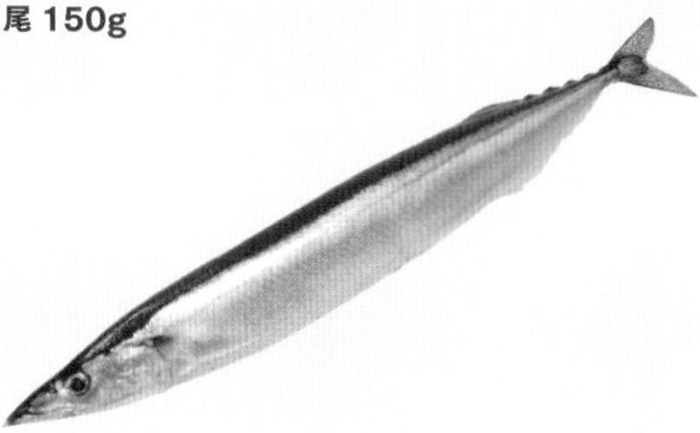

エネルギー	430 kcal	カリウム	300 mg
たんぱく質	27.2 g	リン	270 mg
水分	83.4 g	食塩相当量	0.6 g

しらうお（生）
20g

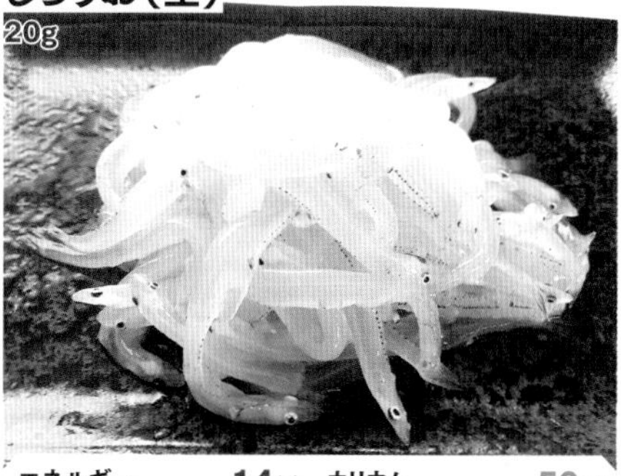

エネルギー	14 kcal	カリウム	50 mg
たんぱく質	2.7 g	リン	54 mg
水分	16.5 g	食塩相当量	0.1 g

たい（まだい）
1切 80g

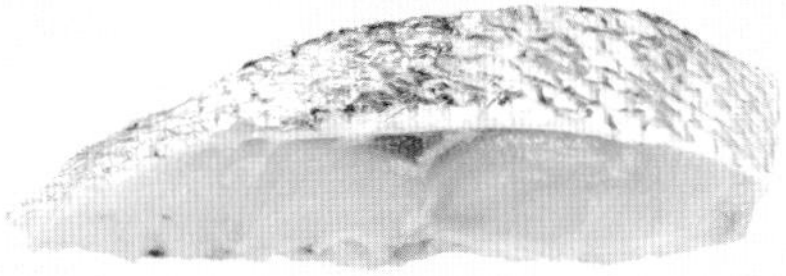

エネルギー	103 kcal	カリウム	352 mg
たんぱく質	16.5 g	リン	176 mg
水分	57.8 g	食塩相当量	0.1 g

たら
1切 80g

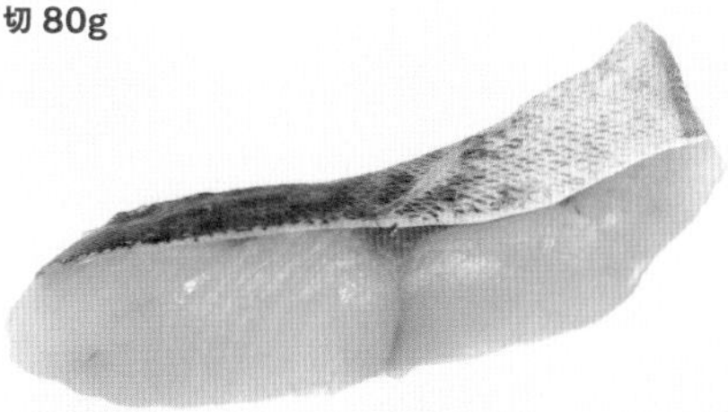

エネルギー	58 kcal	カリウム	280 mg
たんぱく質	14.1 g	リン	184 mg
水分	64.7 g	食塩相当量	0.2 g

とらふぐ
100g

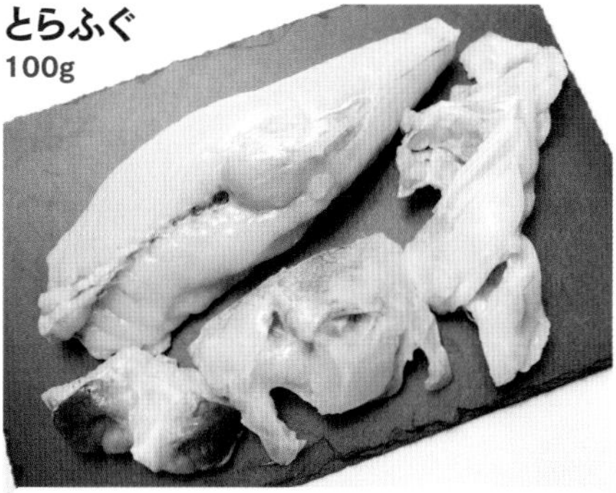

エネルギー	80 kcal	カリウム	430 mg
たんぱく質	19.3 g	リン	250 mg
水分	78.9 g	食塩相当量	0.3 g

ぶり
1切 80g

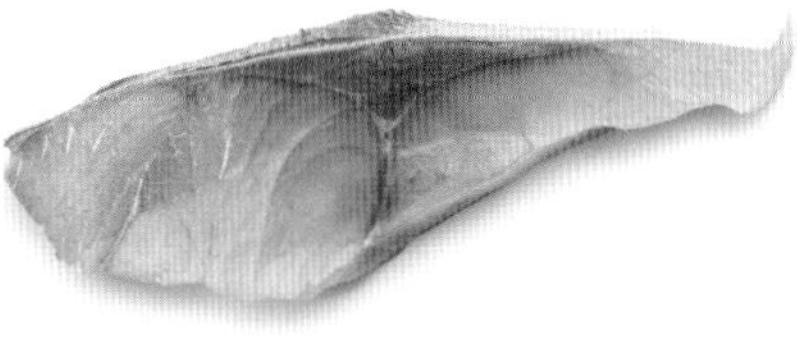

エネルギー	178 kcal	カリウム	304 mg
たんぱく質	17.1 g	リン	104 mg
水分	47.7 g	食塩相当量	0.1 g

まぐろ（赤身）
80g

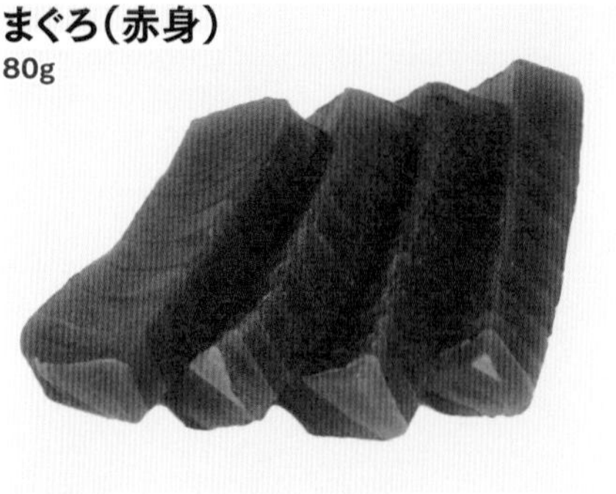

エネルギー	92 kcal	カリウム	304 mg
たんぱく質	21.1 g	リン	216 mg
水分	56.3 g	食塩相当量	0.1 g

まぐろ（トロ）
80g

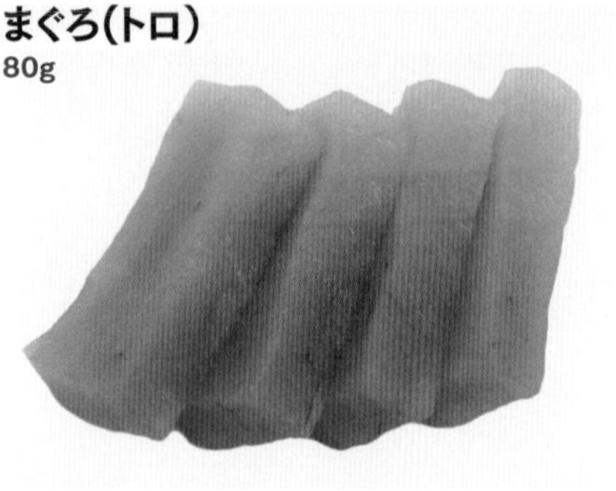

エネルギー	246 kcal	カリウム	184 mg
たんぱく質	16.1 g	リン	144 mg
水分	41.1 g	食塩相当量	0.2 g

するめいか
1杯 200g

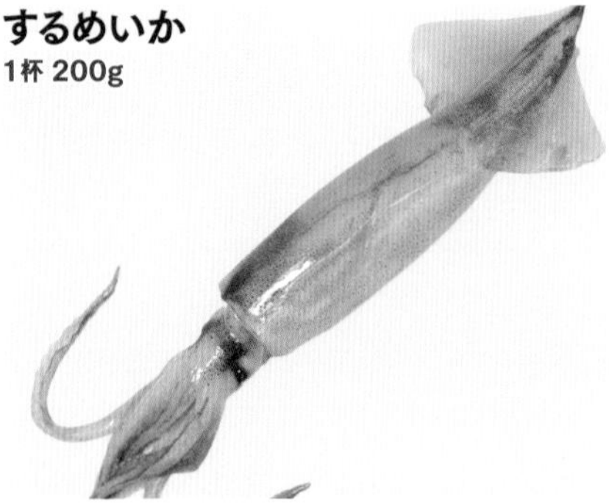

エネルギー	152 kcal	カリウム	600 mg
たんぱく質	35.8 g	リン	500 mg
水分	160.4 g	食塩相当量	1 g

やりいか
1杯 180g

エネルギー	142 kcal	カリウム	540 mg
たんぱく質	31.7 g	リン	504 mg
水分	143.5 g	食塩相当量	0.8 g

ほたるいか
1杯 7g

エネルギー	5 kcal	カリウム	20.3 mg
たんぱく質	0.8 g	リン	11.9 mg
水分	5.8 g	食塩相当量	0 g

さきいか
30g

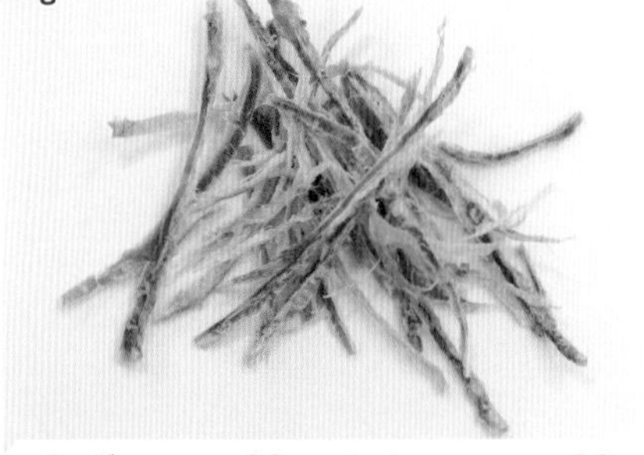

エネルギー	80 kcal	カリウム	69 mg
たんぱく質	13.7 g	リン	129 mg
水分	7.9 g	食塩相当量	2.1 g

いか燻製
30g

エネルギー	61 kcal	カリウム	72 mg
たんぱく質	10.6 g	リン	99 mg
水分	13.1 g	食塩相当量	1.8 g

いか塩辛
20g

エネルギー	23 kcal	カリウム	34 mg
たんぱく質	3 g	リン	42 mg
水分	13.5 g	食塩相当量	1.4 g

たこ（ゆで）
80g

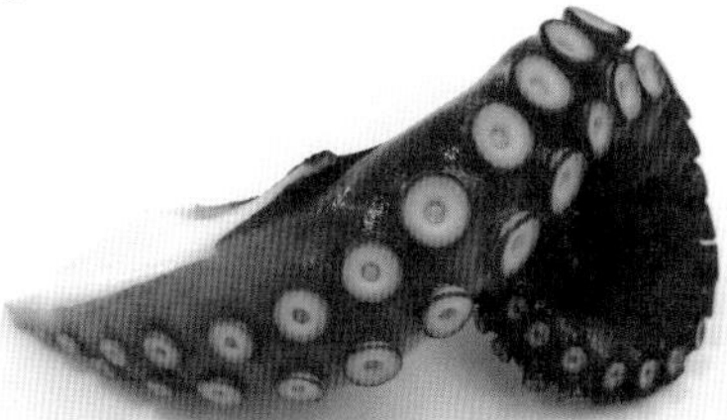

エネルギー	73 kcal	カリウム	192 mg
たんぱく質	13.4 g	リン	96 mg
水分	61 g	食塩相当量	0.5 g

大正エビ
1尾 15g

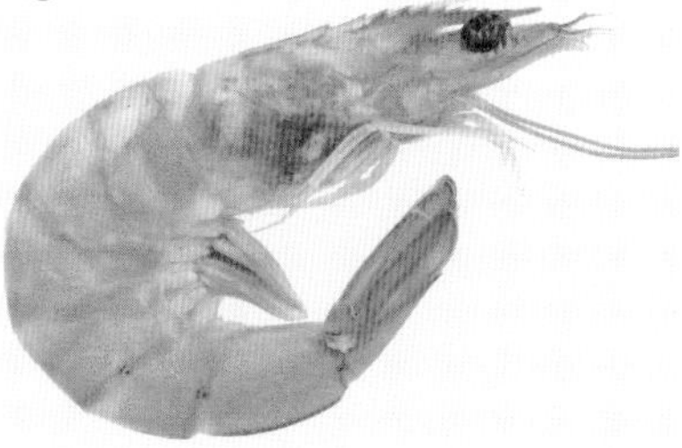

エネルギー	13 kcal	カリウム	54 mg
たんぱく質	3.3 g	リン	45 mg
水分	11.4 g	食塩相当量	0.1 g

車エビ（生）
1尾 20g

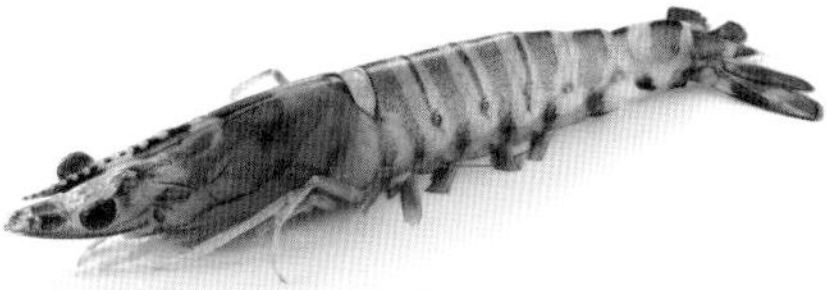

エネルギー	18 kcal	カリウム	86 mg
たんぱく質	4.3 g	リン	62 mg
水分	15.2 g	食塩相当量	0.1 g

ブラックタイガー（生）
1尾 25g

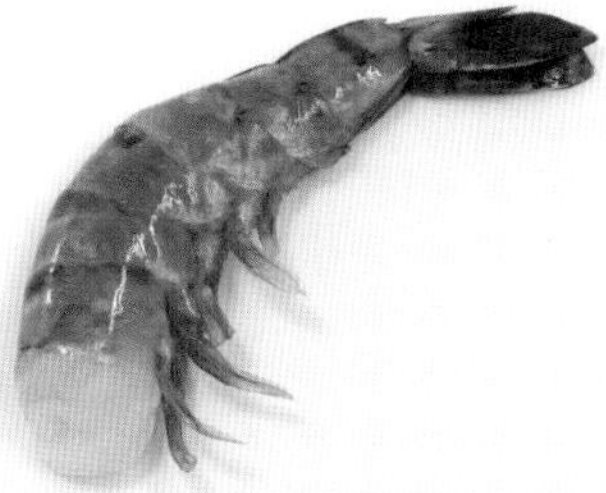

エネルギー	19 kcal	カリウム	58 mg
たんぱく質	4.6 g	リン	53 mg
水分	20 g	食塩相当量	0.1 g

甘エビ（生）
1尾 7g

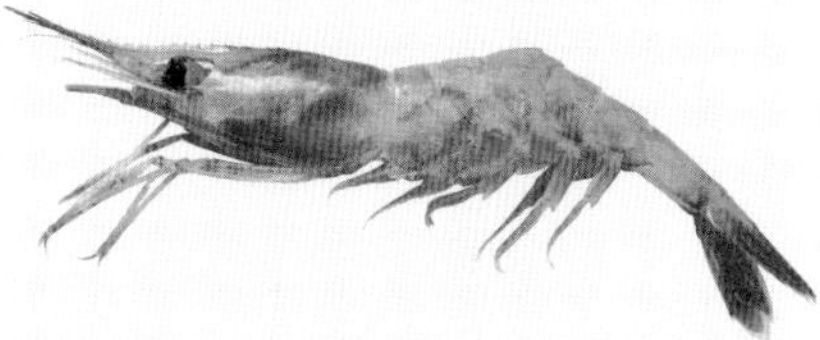

エネルギー	6 kcal	カリウム	22 mg
たんぱく質	1.4 g	リン	17 mg
水分	5.5 g	食塩相当量	0.1 g

さくらえび（素干し）
5g

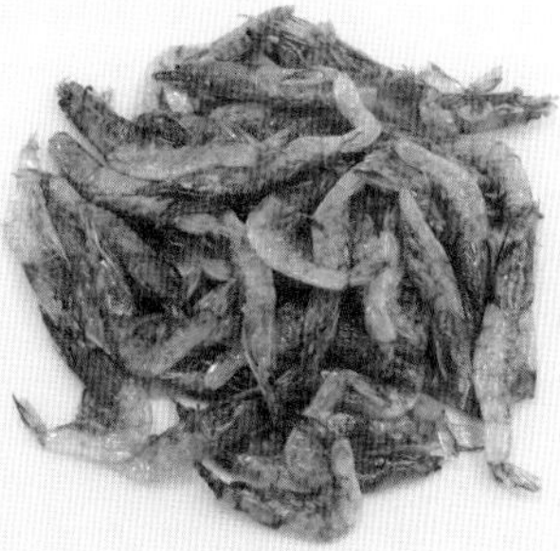

エネルギー	14 kcal	カリウム	60 mg
たんぱく質	3.2 g	リン	60 mg
水分	1 g	食塩相当量	0.2 g

毛がに（ゆで）
100g

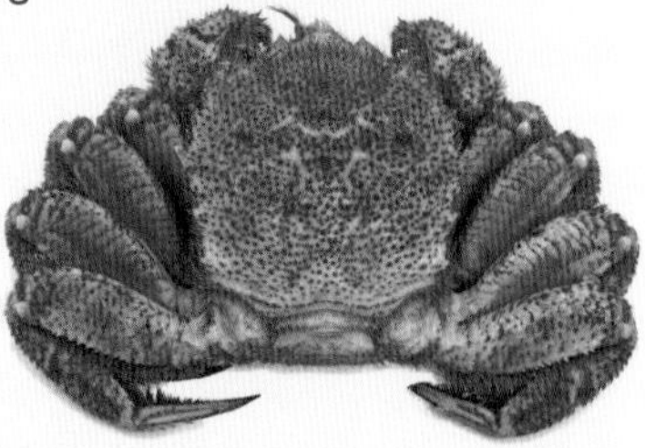

エネルギー	78 kcal	カリウム	280 mg
たんぱく質	18.4 g	リン	200 mg
水分	79.2 g	食塩相当量	0.6 g

ずわいがに（ゆで）
100g

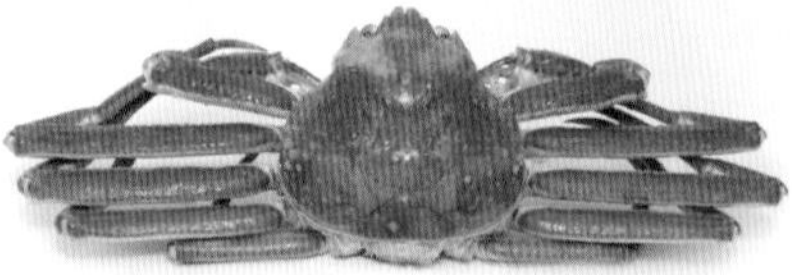

エネルギー	65 kcal	カリウム	240 mg
たんぱく質	15 g	リン	150 mg
水分	82.5 g	食塩相当量	0.6 g

たらばがに（ゆで）
100g

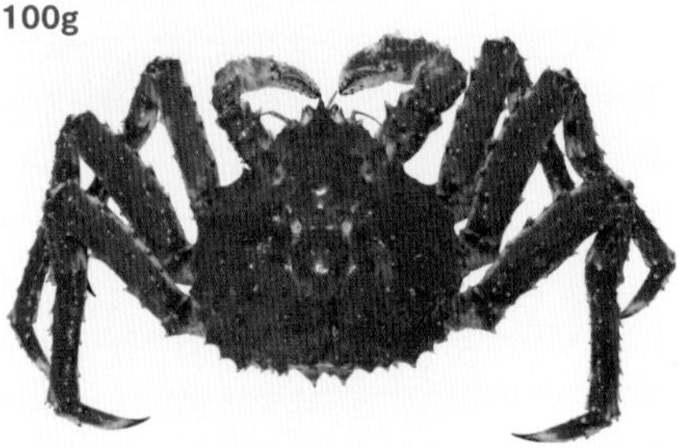

エネルギー	77 kcal	カリウム	230 mg
たんぱく質	17.5 g	リン	190 mg
水分	80 g	食塩相当量	0.8 g

うに
15g

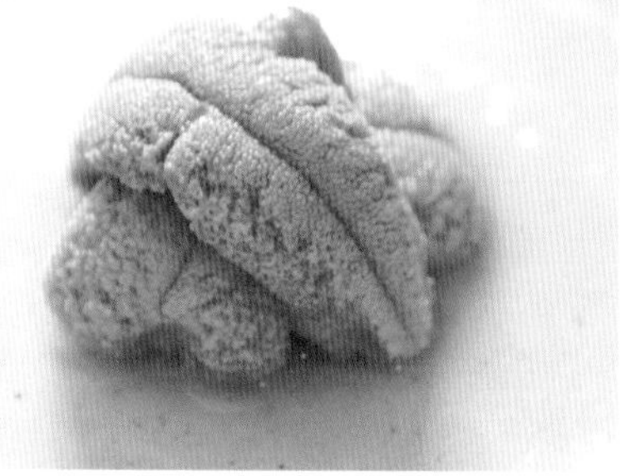

エネルギー	16 kcal	カリウム	51 mg
たんぱく質	2.4 g	リン	59 mg
水分	11.1 g	食塩相当量	0.1 g

あさり
1個 5g

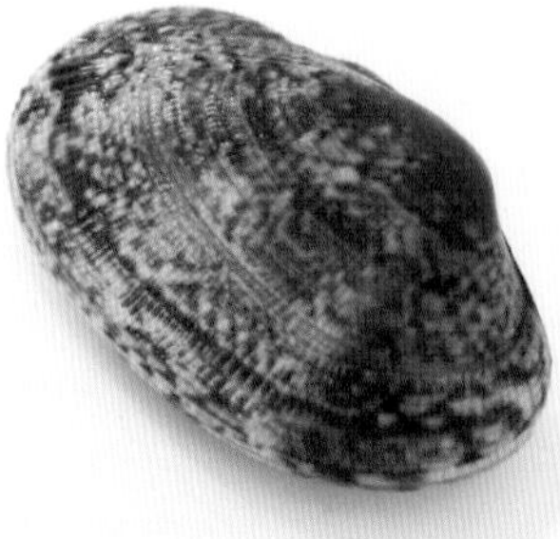

エネルギー	1 kcal	カリウム	7 mg
たんぱく質	0.3 g	リン	4 mg
水分	4.5 g	食塩相当量	0.1 g

あわび
1個 120g

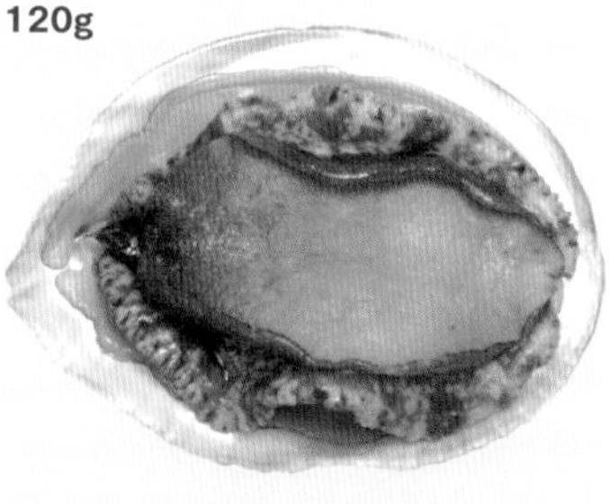

エネルギー	91 kcal	カリウム	192 mg
たんぱく質	17.1 g	リン	98 mg
水分	95.4 g	食塩相当量	1.3 g

かき

1個 15g

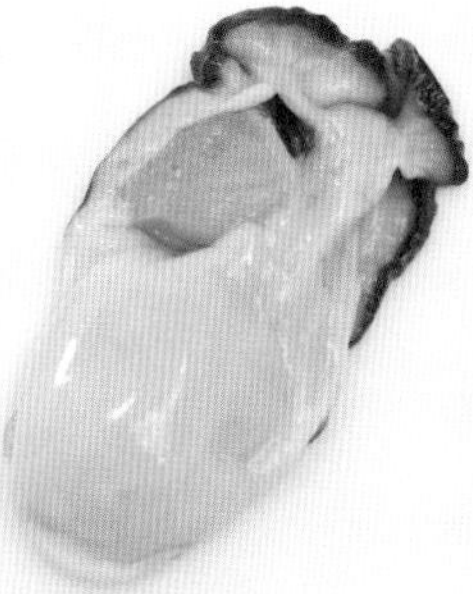

エネルギー	9 kcal	カリウム	29 mg
たんぱく質	1 g	リン	15 mg
水分	12.8 g	食塩相当量	0.2 g

さざえ

1個 20g

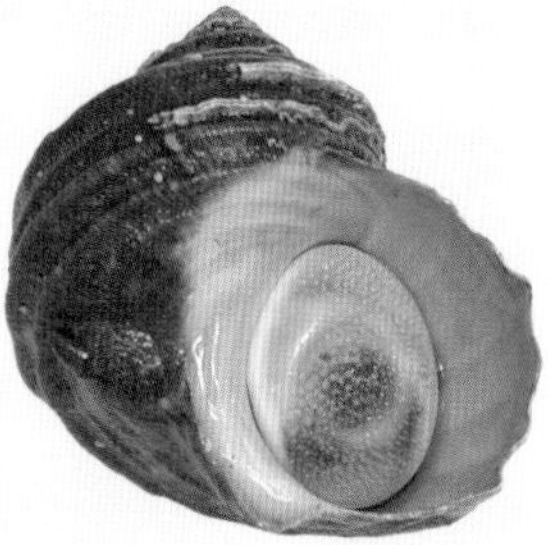

エネルギー	17 kcal	カリウム	50 mg
たんぱく質	3.9 g	リン	28 mg
水分	15.6 g	食塩相当量	0.1 g

しじみ

10個 10g

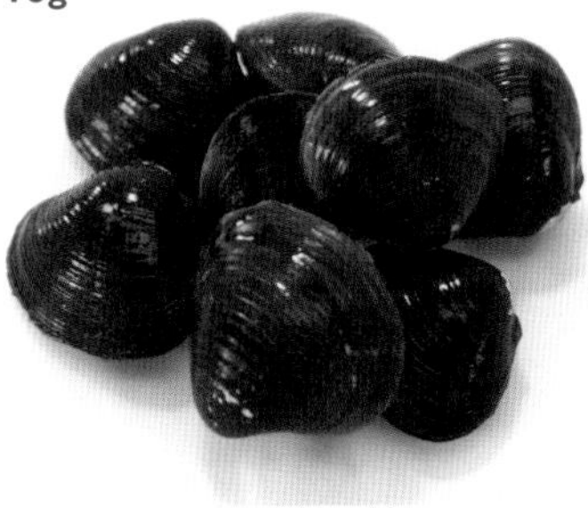

エネルギー	5 kcal	カリウム	8.3 mg
たんぱく質	0.8 g	リン	12 mg
水分	8.6 g	食塩相当量	0.04 g

はまぐり

1個 15g

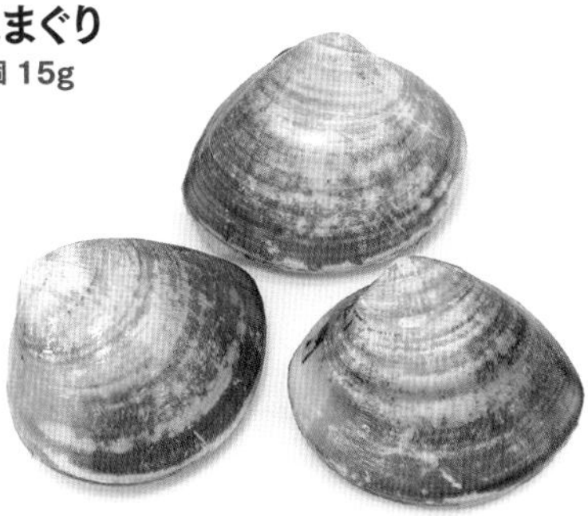

エネルギー	5 kcal	カリウム	24 mg
たんぱく質	0.9 g	リン	14 mg
水分	13.3 g	食塩相当量	0.3 g

ほたて（生）

1個 100g

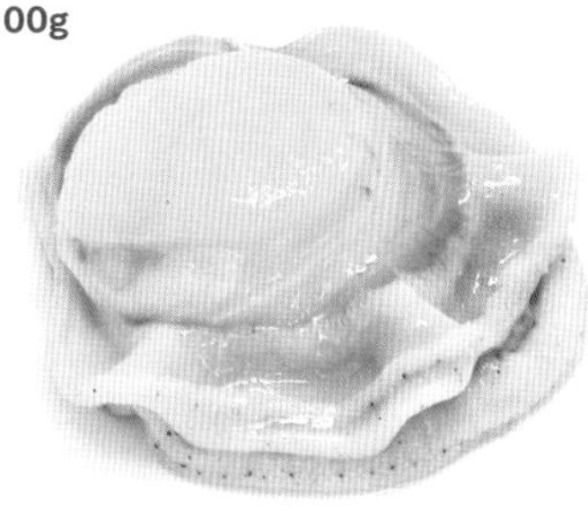

エネルギー	66 kcal	カリウム	310 mg
たんぱく質	13.5 g	リン	210 mg
水分	82.3 g	食塩相当量	0.8 g

ほたて貝柱（生）

1個 30g

エネルギー	25 kcal	カリウム	114 mg
たんぱく質	5.1 g	リン	69 mg
水分	23.5 g	食塩相当量	0.1 g

いくら
17g

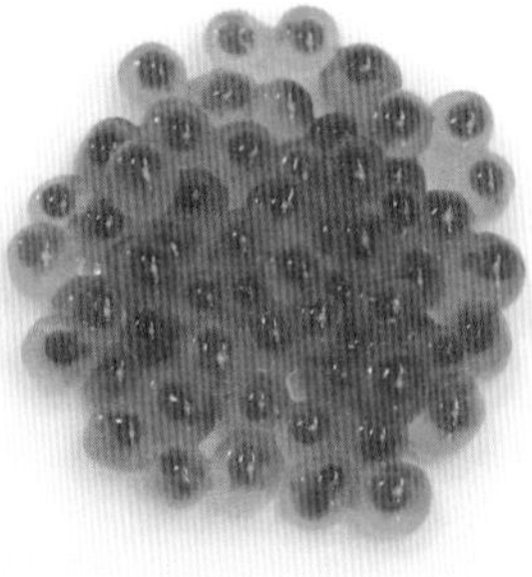

エネルギー	43 kcal	カリウム	36 mg
たんぱく質	5.5 g	リン	90 mg
水分	8.2 g	食塩相当量	0.4 g

たらこ
1本 50g

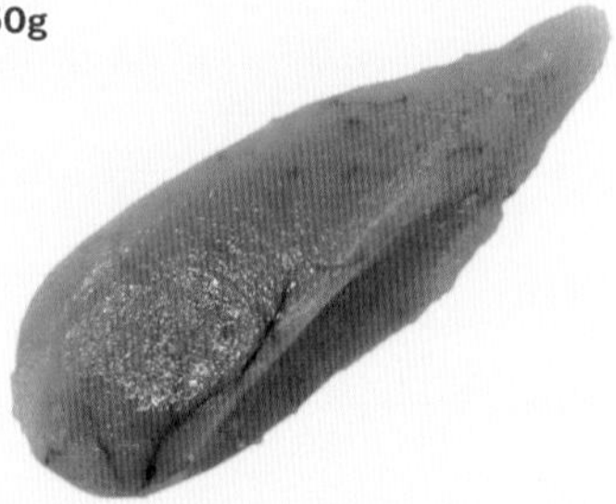

エネルギー	66 kcal	カリウム	150 mg
たんぱく質	12 g	リン	195 mg
水分	32.6 g	食塩相当量	2.3 g

辛子明太子
1本 50g

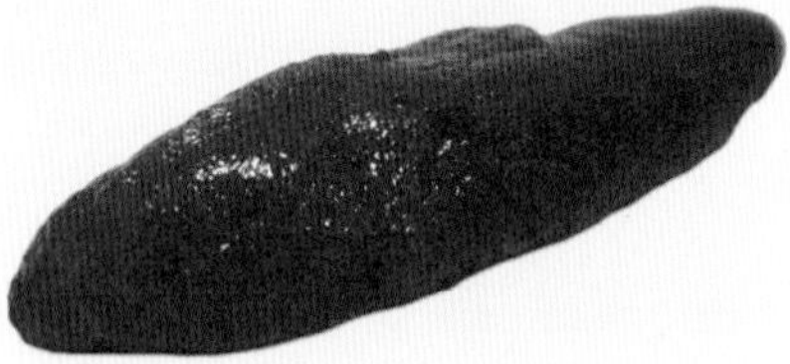

エネルギー	61 kcal	カリウム	90 mg
たんぱく質	10.5 g	リン	145 mg
水分	33.3 g	食塩相当量	2.8 g

しらこ
100g

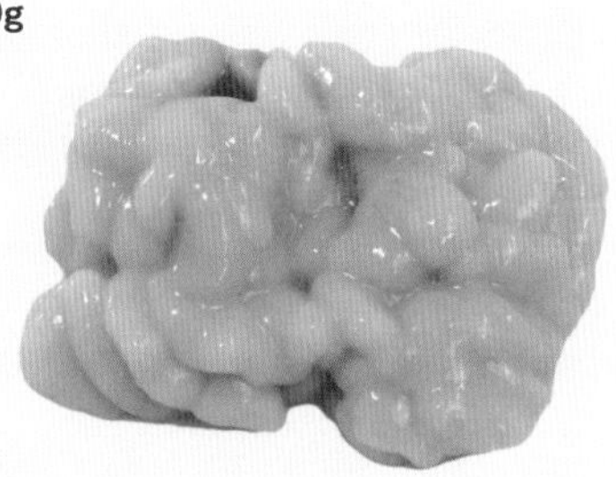

エネルギー	60 kcal	カリウム	390 mg
たんぱく質	13.4 g	リン	430 mg
水分	83.8 g	食塩相当量	0.3 g

にしんかずのこ
1本 25g

エネルギー	20 kcal	カリウム	1 mg
たんぱく質	3.8 g	リン	23.5 mg
水分	20 g	食塩相当量	0.3 g

しらす干し（微乾燥品）
6g

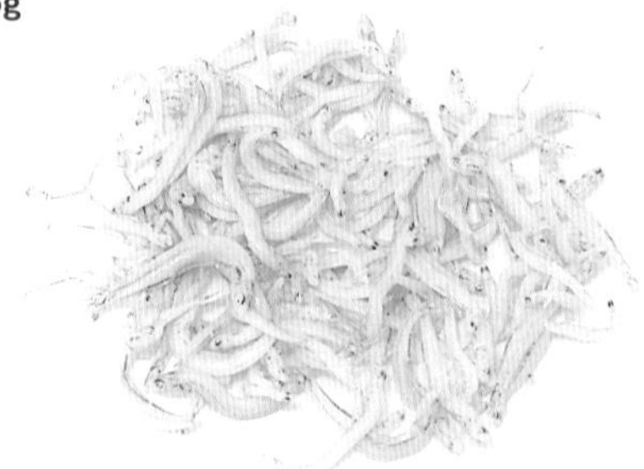

エネルギー	7 kcal	カリウム	10 mg
たんぱく質	1.5 g	リン	29 mg
水分	4.1 g	食塩相当量	0.3 g

いかなご（佃煮）
10g

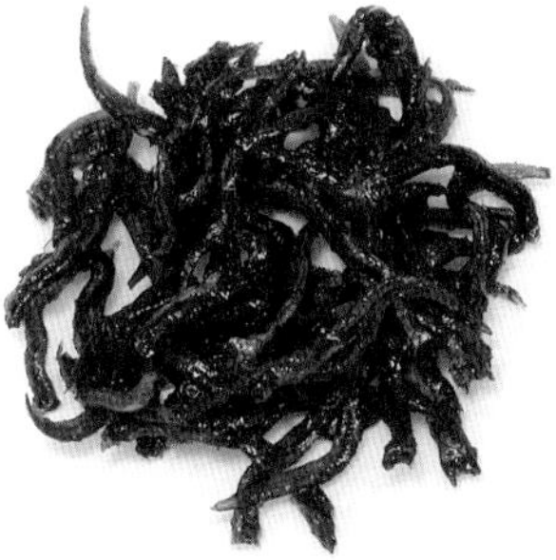

エネルギー	27 kcal	カリウム	67 mg
たんぱく質	2.9 g	リン	82 mg
水分	2.7 g	食塩相当量	0.6 g

あじ開き干し
1枚 70g

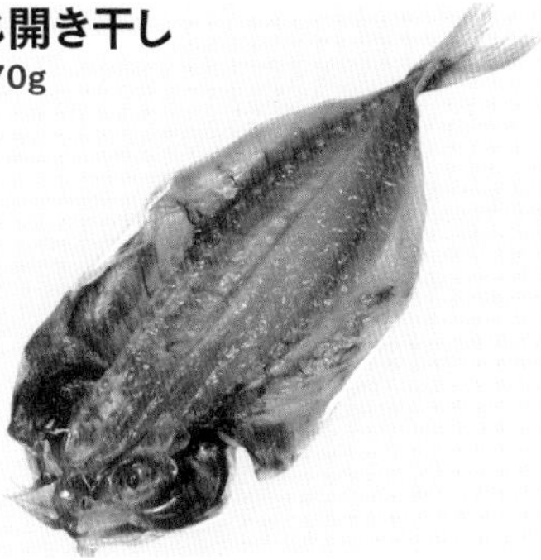

エネルギー	105 kcal	カリウム	217 mg
たんぱく質	14.1 g	リン	154 mg
水分	47.9 g	食塩相当量	1.2 g

いわし（丸干し）
15g

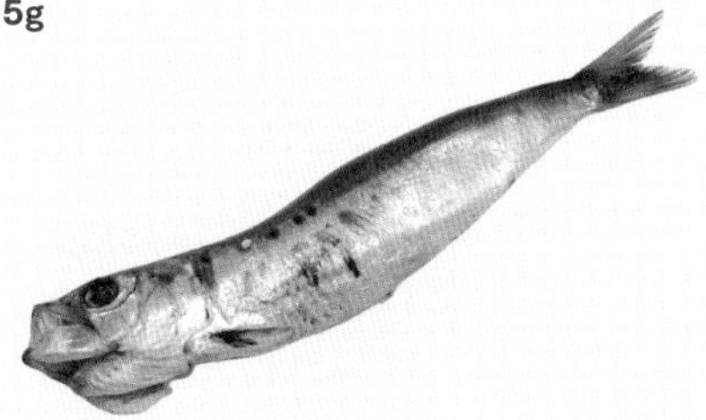

エネルギー	33 kcal	カリウム	123 mg
たんぱく質	6.8 g	リン	137 mg
水分	6 g	食塩相当量	0.9 g

田作り
10g

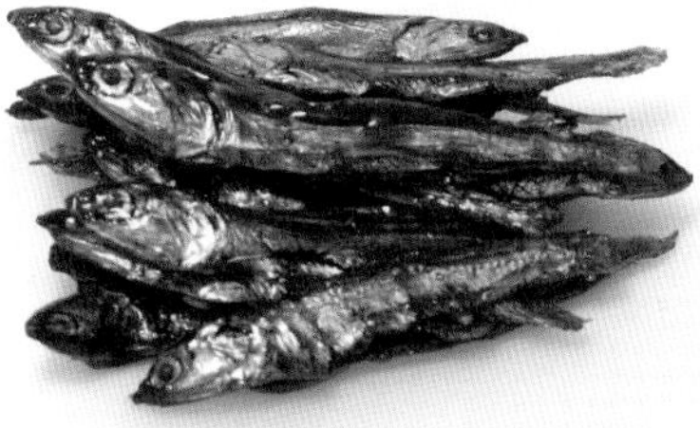

エネルギー	30 kcal	カリウム	160 mg
たんぱく質	6.7 g	リン	230 mg
水分	1.5 g	食塩相当量	0.2 g

ししゃも（生干し）
1尾 20g

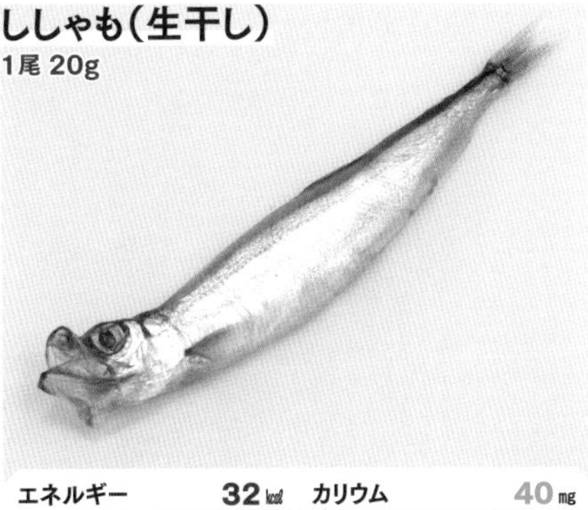

エネルギー	32 kcal	カリウム	40 mg
たんぱく質	3.1 g	リン	72 mg
水分	13.9 g	食塩相当量	0.3 g

ほっけ（開き干し）
180g

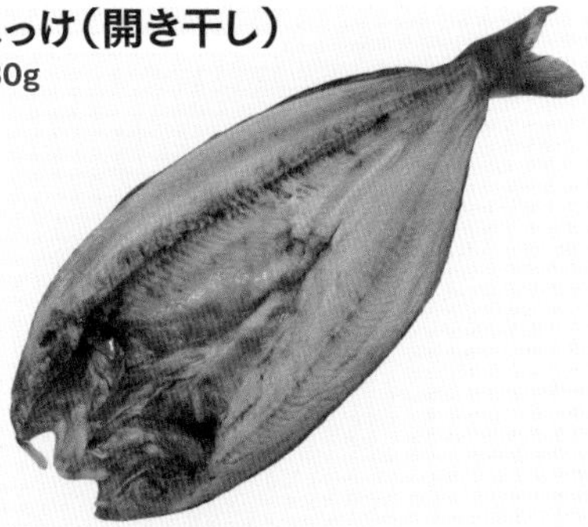

エネルギー	290 kcal	カリウム	702 mg
たんぱく質	37.1 g	リン	594 mg
水分	120.6 g	食塩相当量	3.2 g

うなぎかば焼き
90g

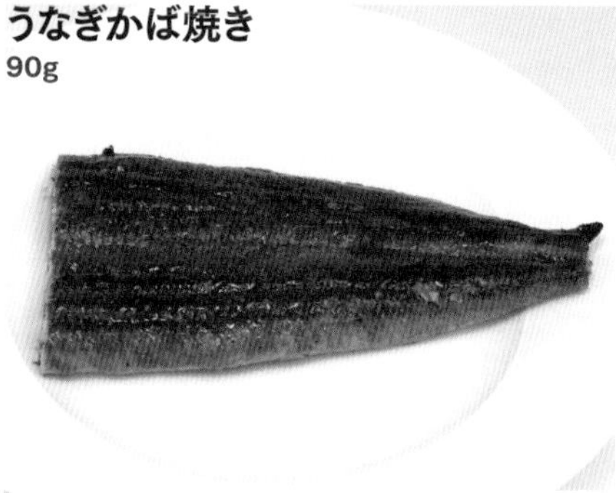

エネルギー	257 kcal	カリウム	270 mg
たんぱく質	20.7 g	リン	270 mg
水分	45.5 g	食塩相当量	1.2 g

煮干し(いかなご)
5g

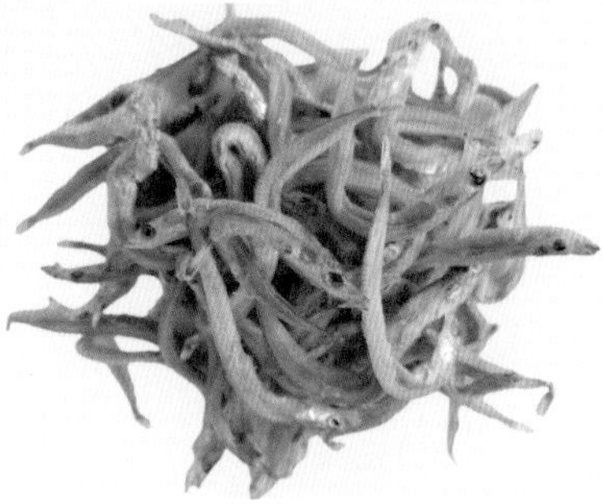

エネルギー	15 kcal	カリウム	60 mg
たんぱく質	3.2 g	リン	75 mg
水分	0.8 g	食塩相当量	0.2 g

かつお節
2g

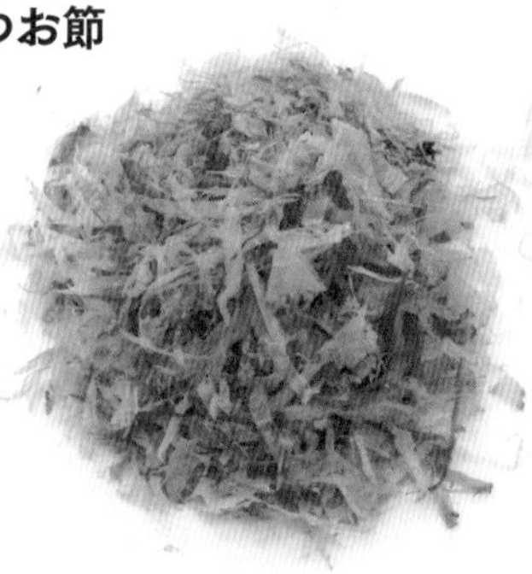

エネルギー	7 kcal	カリウム	16 mg
たんぱく質	1.5 g	リン	14 mg
水分	0.3 g	食塩相当量	0.02 g

かに風味かまぼこ
1本 15g

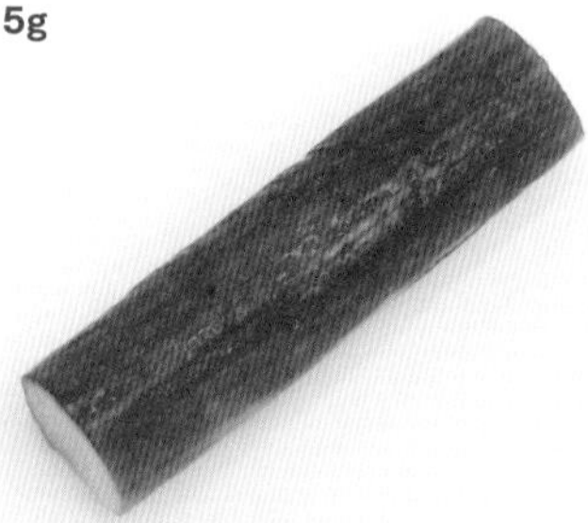

エネルギー	13 kcal	カリウム	11 mg
たんぱく質	1.8 g	リン	12 mg
水分	11.3 g	食塩相当量	0.3 g

かまぼこ(蒸し)
1本 200g

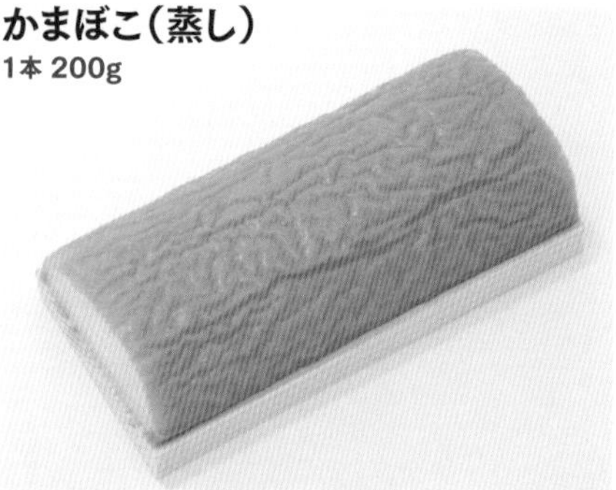

エネルギー	186 kcal	カリウム	220 mg
たんぱく質	24 g	リン	120 mg
水分	149 g	食塩相当量	5 g

さつま揚げ
1枚 30g

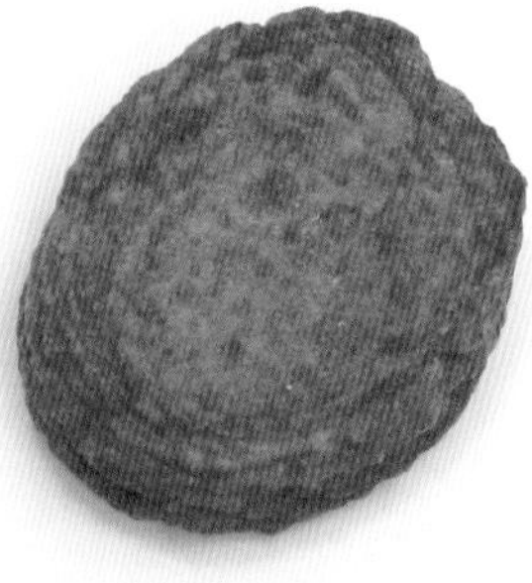

エネルギー	41 kcal	カリウム	18 mg
たんぱく質	3.8 g	リン	21 mg
水分	20.2 g	食塩相当量	0.6 g

焼ちくわ
1本 90g

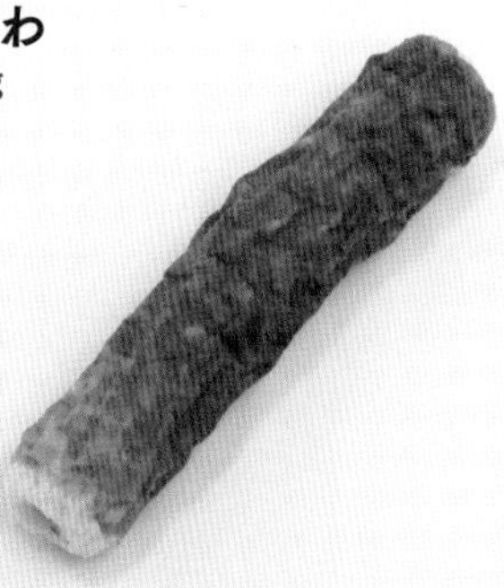

エネルギー	107㎉	カリウム	86mg
たんぱく質	11g	リン	99mg
水分	62.9g	食塩相当量	1.9g

はんぺん
1枚 100g

エネルギー	93㎉	カリウム	160mg
たんぱく質	9.9g	リン	110mg
水分	75.7g	食塩相当量	1.5g

ツナ缶（油漬け・フレーク）
1缶 70g

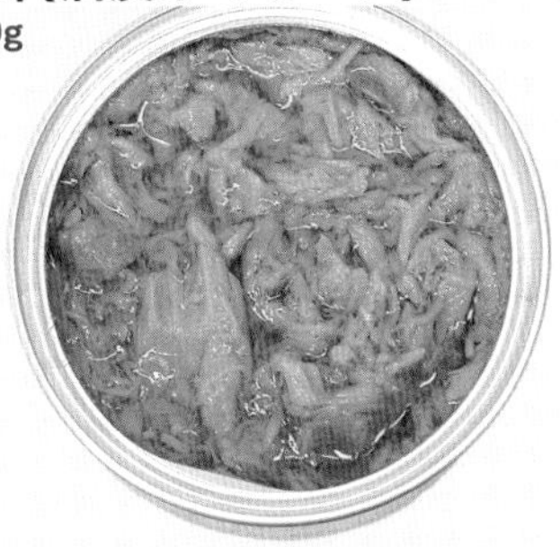

エネルギー	185㎉	カリウム	161mg
たんぱく質	12.4g	リン	112mg
水分	41.4g	食塩相当量	0.6g

つみれ
1個 20g

エネルギー	21㎉	カリウム	36mg
たんぱく質	2.4g	リン	24mg
水分	15.1g	食塩相当量	0.3g

なると
1枚 10g

エネルギー	8㎉	カリウム	16mg
たんぱく質	0.8g	リン	11mg
水分	7.8g	食塩相当量	0.2g

魚肉ソーセージ
1本 80g

エネルギー	126㎉	カリウム	56mg
たんぱく質	9.2g	リン	160mg
水分	52.9g	食塩相当量	1.7g

ツナ缶（味付け・フレーク）
1缶 70g

エネルギー	94㎉	カリウム	196mg
たんぱく質	13.3g	リン	245mg
水分	46g	食塩相当量	1.3g

さば水煮缶詰
1缶 150g

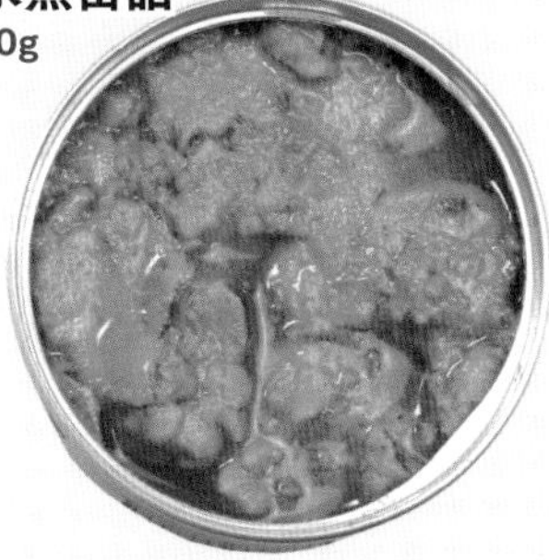

エネルギー	261㎉	カリウム	390mg
たんぱく質	31.4g	リン	285mg
水分	99g	食塩相当量	1.4g

さばみそ煮缶詰
1缶 150g

エネルギー	315 kcal	カリウム	375 mg
たんぱく質	24.4 g	リン	375 mg
水分	91.5 g	食塩相当量	1.7 g

あさり水煮缶詰
1缶 65g

エネルギー	66.3 kcal	カリウム	6 mg
たんぱく質	13.2 g	リン	169 mg
水分	47.6 g	食塩相当量	0.7 g

さんまかば焼き缶詰
1缶 80g

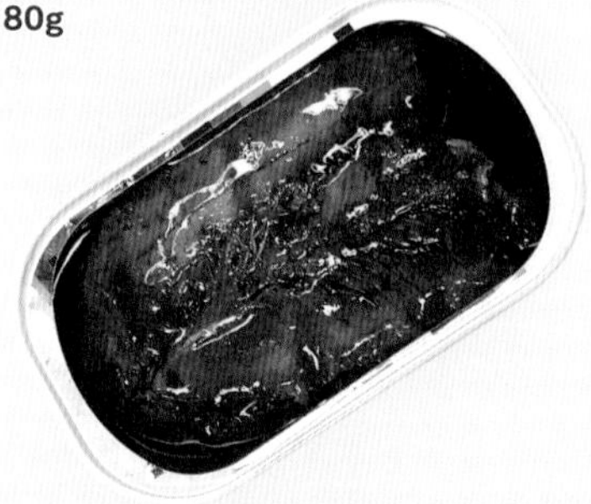

エネルギー	175 kcal	カリウム	200 mg
たんぱく質	13.9 g	リン	208 mg
水分	45.6 g	食塩相当量	1.2 g

かに水煮缶詰
1缶 100g

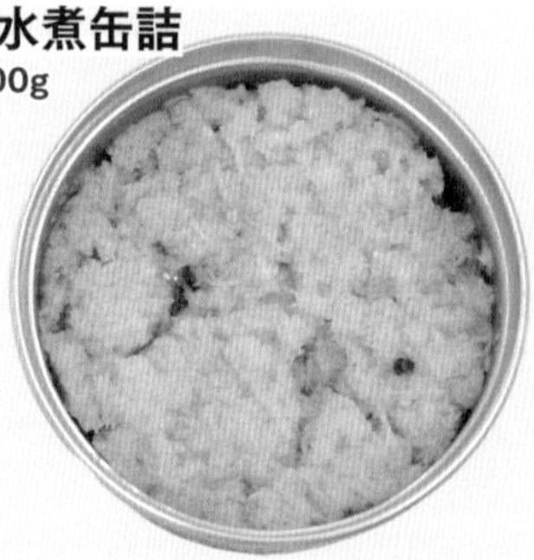

エネルギー	69 kcal	カリウム	21 mg
たんぱく質	16.3 g	リン	120 mg
水分	81.1 g	食塩相当量	1.7 g

鮭水煮缶詰
1缶 90g

エネルギー	140 kcal	カリウム	261 mg
たんぱく質	19.1 g	リン	279 mg
水分	61.4 g	食塩相当量	0.5 g

アンチョビフィレ
1枚 5g

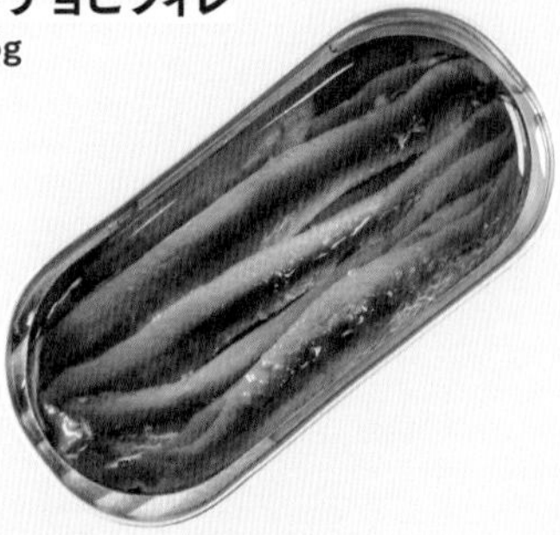

エネルギー	8 kcal	カリウム	7 mg
たんぱく質	1.2 g	リン	9 mg
水分	2.7 g	食塩相当量	0.7 g

ほたて貝柱缶詰
30g

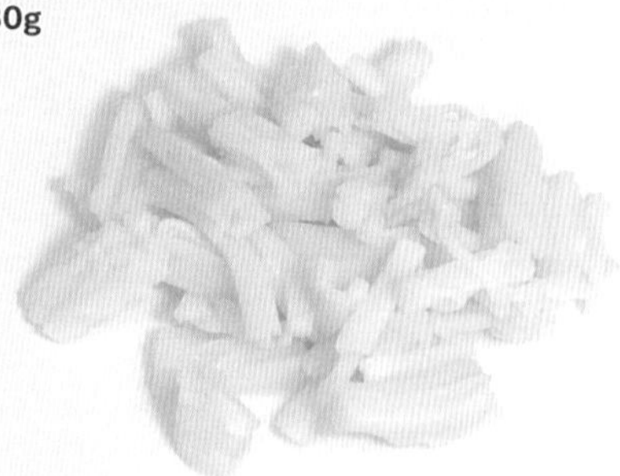

エネルギー	26 kcal	カリウム	75 mg
たんぱく質	5.9 g	リン	51 mg
水分	22.9 g	食塩相当量	0.3 g

オイルサーディン
1尾 20g

エネルギー	70 kcal	カリウム	56 mg
たんぱく質	4.1 g	リン	74 mg
水分	9.2 g	食塩相当量	0.2 g

これまでの食事療法への誤解

気をつけることやルールが多くて挫折しがちな食事管理の盲点

慢性腎臓病の食事管理は、エネルギーからたんぱく質、塩分と細かくコントロールし、重度の腎臓病を患えば、リンやカリウムまで気にしないといけないので、ちょっと大変です。特に、高齢化になってから腎機能の低下が発覚し、食事を見直さないといけなくなる人が多いのですが、若い頃からの食事習慣や味の好みをガラリと変えることも意外と困難です。出汁などを一からつくるのも、慣れていない人にはひと手間でしょう。

本書20〜36ページで、細かい栄養価の計算をしなくても、朝食を無塩にするなどシンプルな食事に変えれば、腎機能にやさしい食事を摂れることを解説しました。また、生のまま／焼く／ゆでるといった調理方法によって、エネルギーやたんぱく質、リン、カリウムの量が変わる食材もあります（かつおのように時期によってエネルギー量が変わる食材もある）。それをあらかじめ知っておき、日々の食事に取り入れればよいのです。

一度にすべてを変えるのではなく、できるところから実践すれば、少しずつ効果はあらわれます。このようなシンプルな食事管理なら、きっと長続きすることでしょう。今から腎臓を弱める食べ方をやめ、腎臓を守る食べ方をはじめましょう。

青じそ
1枚 1g

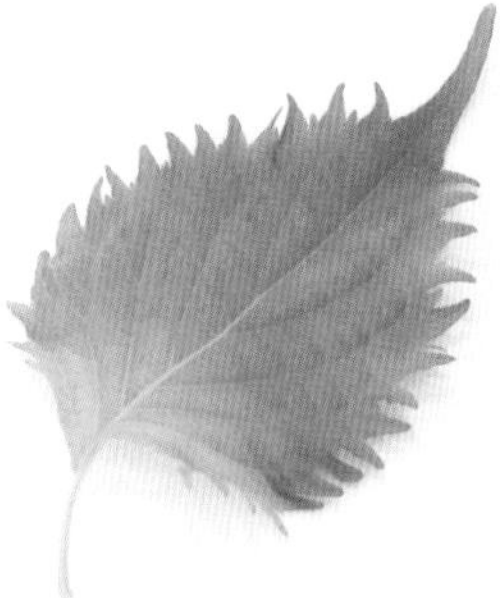

エネルギー	0.3kcal	カリウム	5mg
たんぱく質	0g	リン	1mg
水分	0.9g	食塩相当量	0g

枝豆
30g

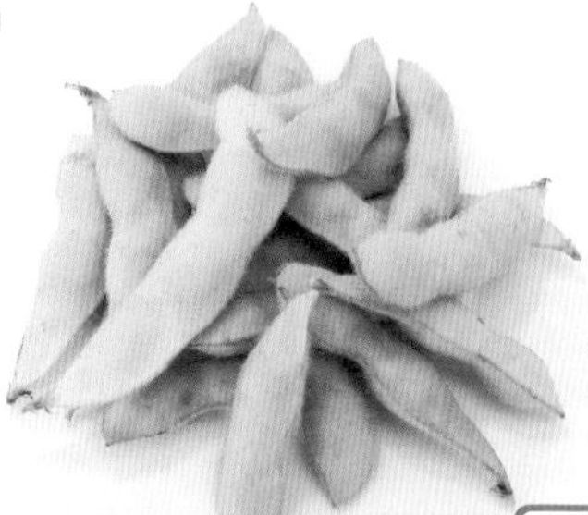

ゆでるとカリウム 147mg

エネルギー	40kcal	カリウム	177mg
たんぱく質	3.5g	リン	51mg
水分	21.5g	食塩相当量	0g

オクラ
1本 15g

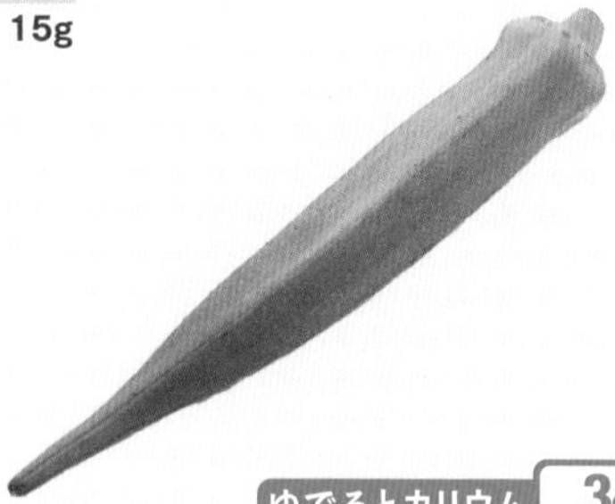

ゆでるとカリウム 34mg

エネルギー	4kcal	カリウム	39mg
たんぱく質	0.3g	リン	9mg
水分	13.5g	食塩相当量	0g

カイワレ大根
10g

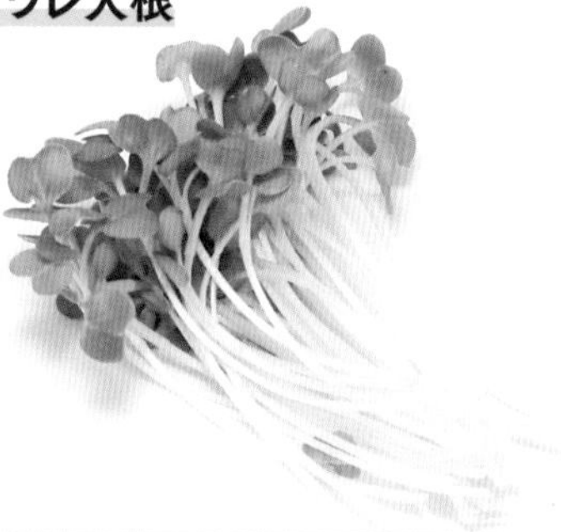

エネルギー	2kcal	カリウム	10mg
たんぱく質	0.2g	リン	6mg
水分	9.3g	食塩相当量	0g

かぼちゃ
1/8個 200g

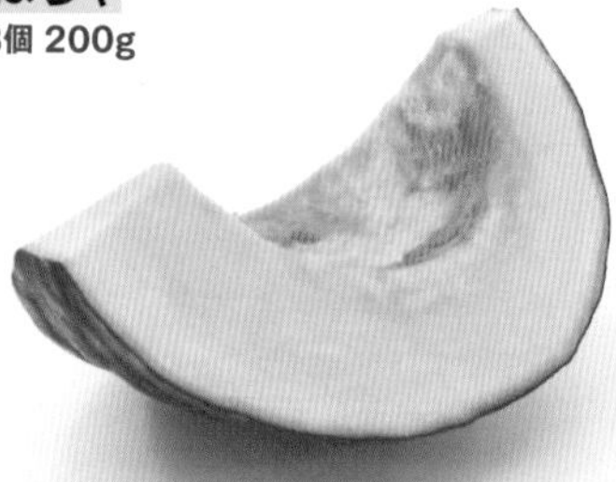

ゆでるとカリウム 840mg

エネルギー	156kcal	カリウム	900mg
たんぱく質	3.8g	リン	84mg
水分	152.4g	食塩相当量	0g

グリーンアスパラガス
1本 15g

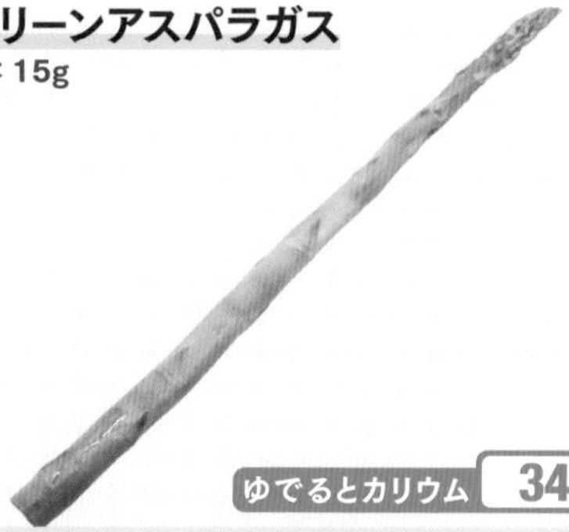

ゆでるとカリウム 34mg

エネルギー	3kcal	カリウム	41mg
たんぱく質	0.4g	リン	9mg
水分	13.9g	食塩相当量	0g

グリーンピース
30g

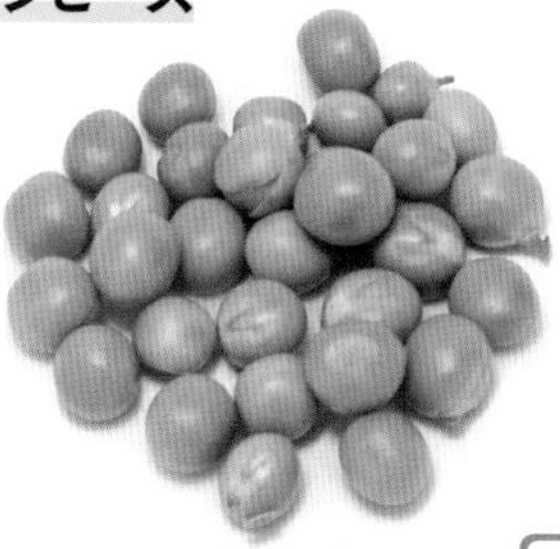

ゆでるとカリウム 78mg

エネルギー	23kcal	カリウム	102mg
たんぱく質	2.1g	リン	18mg
水分	23g	食塩相当量	0g

クレソン
10g

エネルギー	1kcal	カリウム	33mg
たんぱく質	0.2g	リン	6mg
水分	9.4g	食塩相当量	0.01g

香菜
10g

エネルギー	2kcal	カリウム	59mg
たんぱく質	0.1g	リン	6mg
水分	9.2g	食塩相当量	0g

小松菜
1株 40g

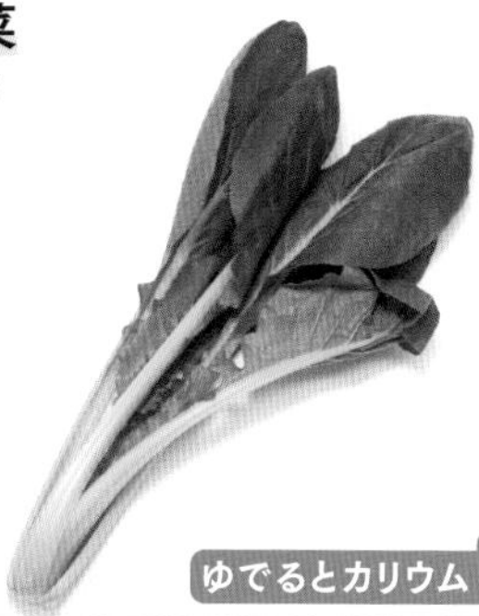

ゆでるとカリウム 52mg

エネルギー	5kcal	カリウム	200mg
たんぱく質	0.6g	リン	18mg
水分	37.6g	食塩相当量	0g

さやいんげん
1本 10g

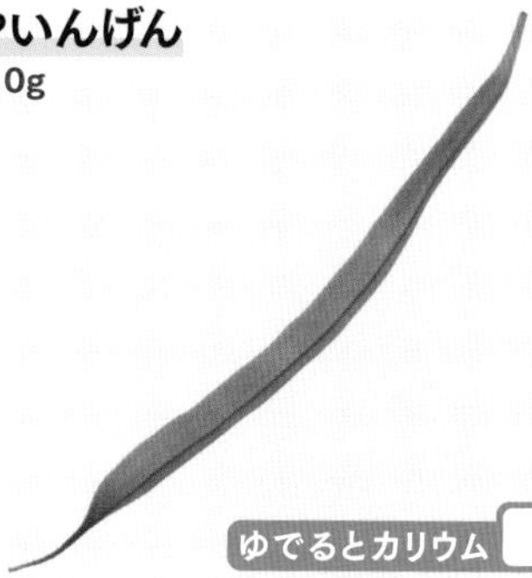

ゆでるとカリウム 24mg

エネルギー	2kcal	カリウム	26mg
たんぱく質	0.2g	リン	4mg
水分	9.2g	食塩相当量	0g

サニーレタス
1枚 30g

エネルギー	5kcal	カリウム	123mg
たんぱく質	0.4g	リン	9mg
水分	28.2g	食塩相当量	0g

しゅんぎく
1本 30g

ゆでるとカリウム 65mg

エネルギー	6kcal	カリウム	138mg
たんぱく質	0.7g	リン	13mg
水分	27.5g	食塩相当量	0.1g

さやえんどう
5莢 15g

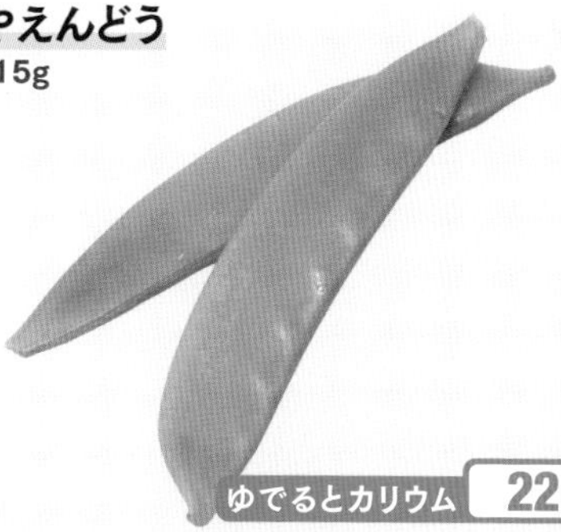

ゆでるとカリウム 22mg

エネルギー	6kcal	カリウム	30mg
たんぱく質	0.5g	リン	9mg
水分	13.3g	食塩相当量	0g

そら豆

1粒 5g

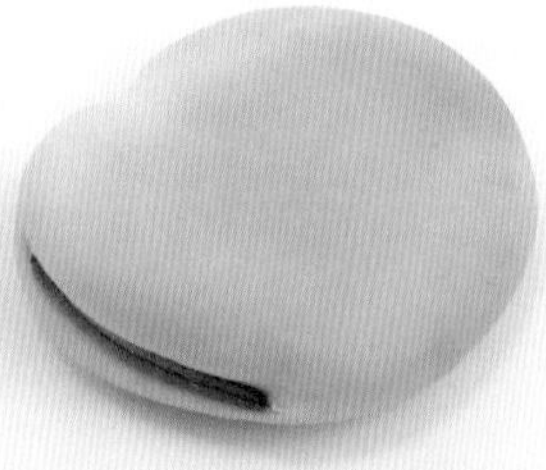

ゆでるとカリウム 20mg

エネルギー	5kcal	カリウム	22mg
たんぱく質	0.5g	リン	11mg
水分	3.6g	食塩相当量	0g

チンゲン菜

1株 100g

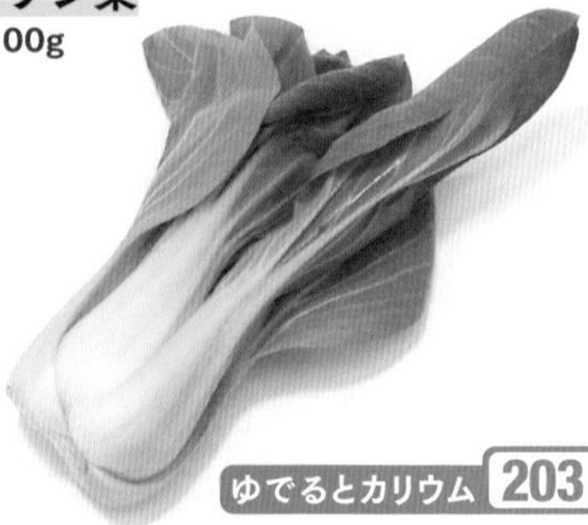

ゆでるとカリウム 203mg

エネルギー	9kcal	カリウム	260mg
たんぱく質	0.6g	リン	27mg
水分	96g	食塩相当量	0.1g

トマト

1個 180g

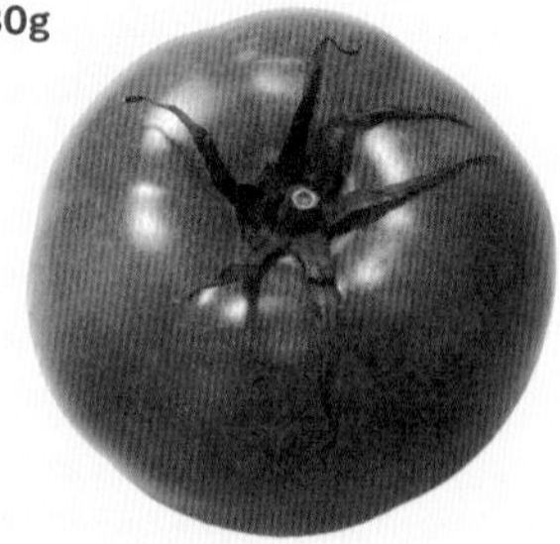

エネルギー	36kcal	カリウム	378mg
たんぱく質	1.3g	リン	46.8mg
水分	169.2g	食塩相当量	0g

ミニトマト

1個 10g

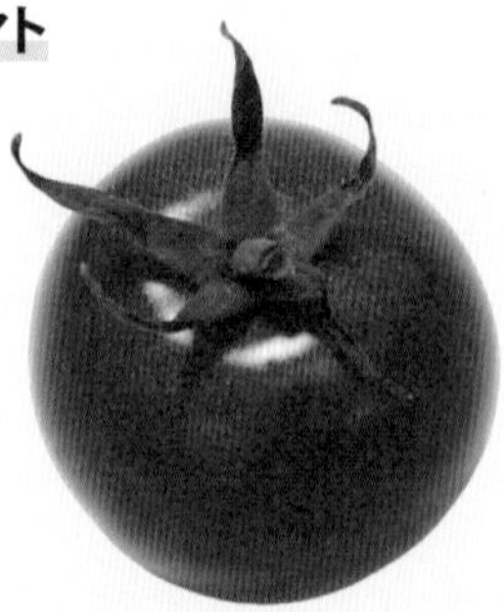

エネルギー	3kcal	カリウム	29mg
たんぱく質	0.1g	リン	3mg
水分	9.1g	食塩相当量	0g

細ねぎ

大さじ1 5g

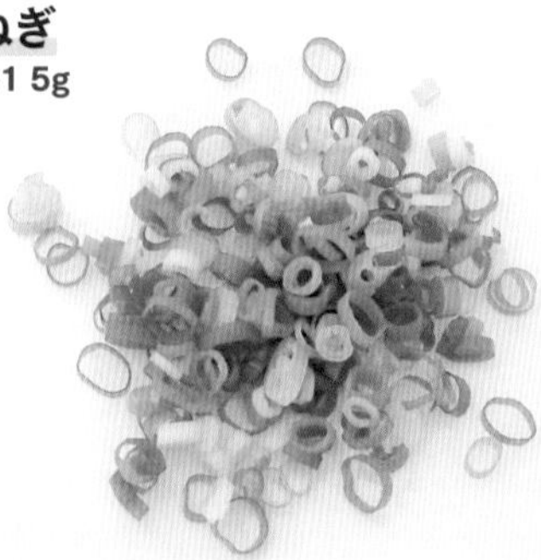

エネルギー	1kcal	カリウム	16mg
たんぱく質	0.1g	リン	2mg
水分	4.6g	食塩相当量	0g

菜の花

1/2束 100g

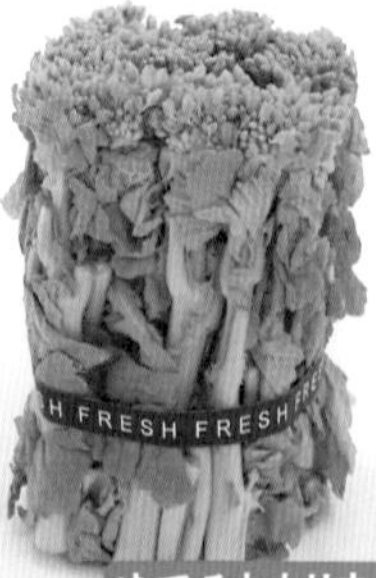

ゆでるとカリウム 160mg

エネルギー	34kcal	カリウム	390mg
たんぱく質	4.4g	リン	86mg
水分	88.4g	食塩相当量	0g

にら

1束 100g

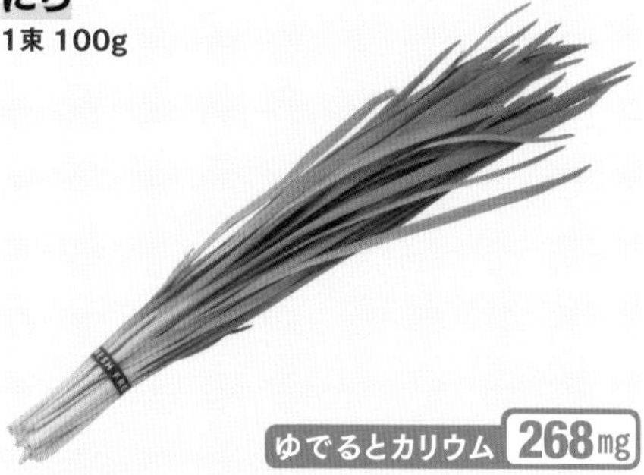

ゆでるとカリウム 268mg

エネルギー	18kcal	カリウム	510mg
たんぱく質	1.7g	リン	31mg
水分	92.6g	食塩相当量	0g

にんじん

1本 150g

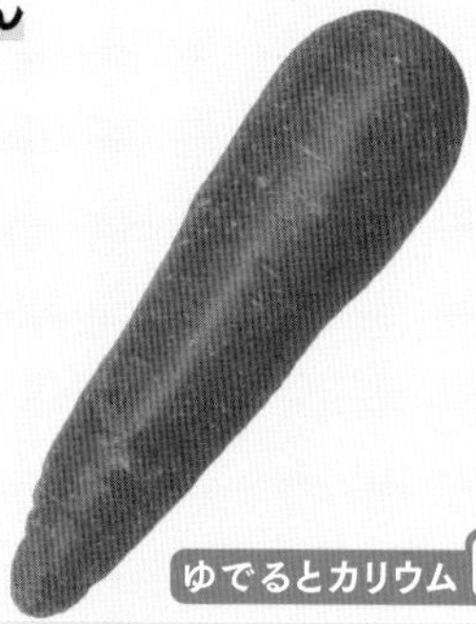

ゆでるとカリウム 405mg

エネルギー	53kcal	カリウム	450mg
たんぱく質	1.1g	リン	39mg
水分	133.7g	食塩相当量	0.2g

パセリ（生）

1本 5g

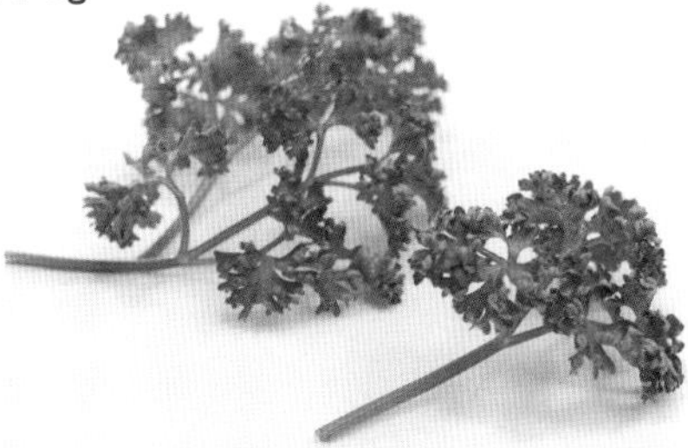

エネルギー	2kcal	カリウム	50mg
たんぱく質	0.2g	リン	3mg
水分	4.2g	食塩相当量	0g

ピーマン

1個 25g

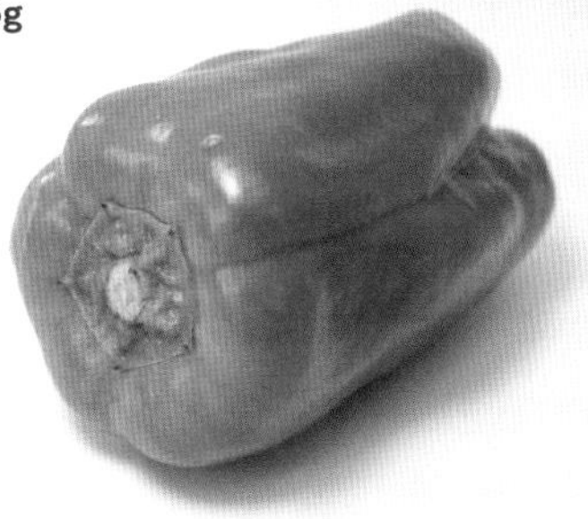

エネルギー	5kcal	カリウム	48mg
たんぱく質	0.2g	リン	6mg
水分	23.4g	食塩相当量	0g

赤ピーマン（パプリカ赤）

1個 130g

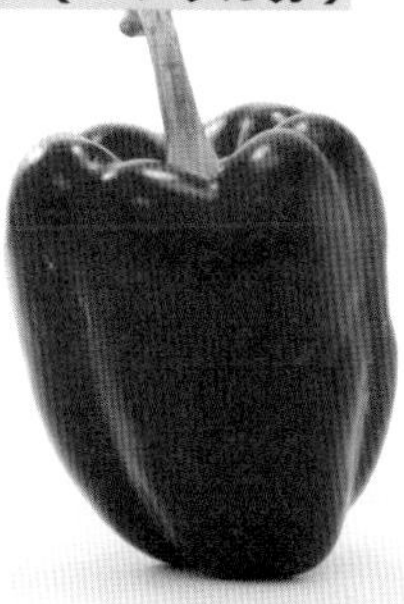

エネルギー	36kcal	カリウム	273mg
たんぱく質	1.3g	リン	29mg
水分	118.4g	食塩相当量	0g

ブロッコリー

30g

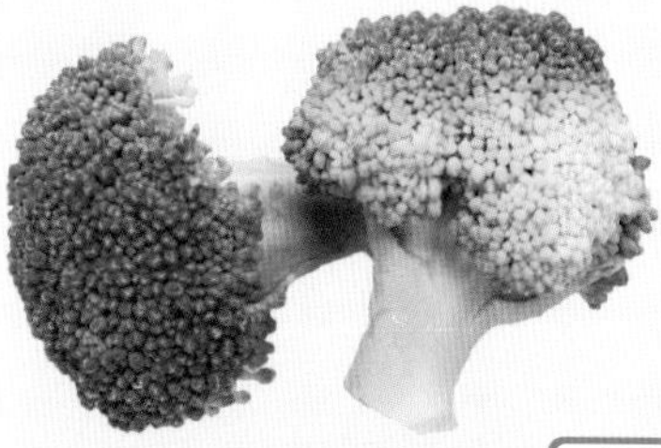

ゆでるとカリウム 63mg

エネルギー	11kcal	カリウム	138mg
たんぱく質	1.6g	リン	33mg
水分	25.9g	食塩相当量	0g

ほうれんそう（通年平均）
1株 30g

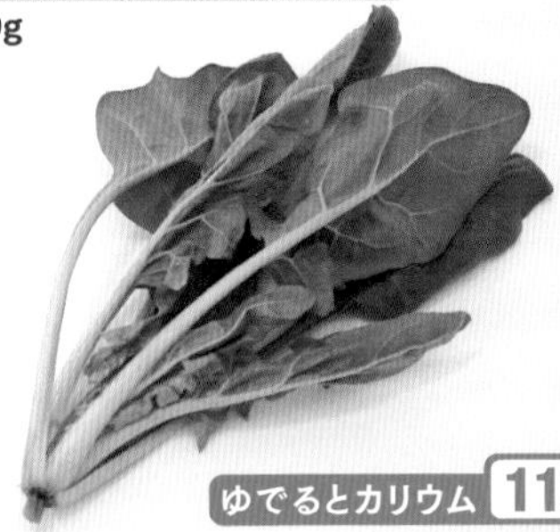

ゆでるとカリウム 118mg

エネルギー	5kcal	カリウム	207mg
たんぱく質	0.7g	リン	14mg
水分	27.7g	食塩相当量	0g

水菜
1株 80g

ゆでるとカリウム 292mg

エネルギー	18kcal	カリウム	384mg
たんぱく質	1.8g	リン	51mg
水分	73.2g	食塩相当量	0.1g

三つ葉
1束 40g

ゆでるとカリウム 120mg

エネルギー	6kcal	カリウム	260mg
たんぱく質	0.4g	リン	20mg
水分	37.5g	食塩相当量	0g

モロヘイヤ
1束 100g

ゆでるとカリウム 160mg

エネルギー	36kcal	カリウム	530mg
たんぱく質	4.8g	リン	110mg
水分	86.1g	食塩相当量	0g

かぶ（根）
1個 70g

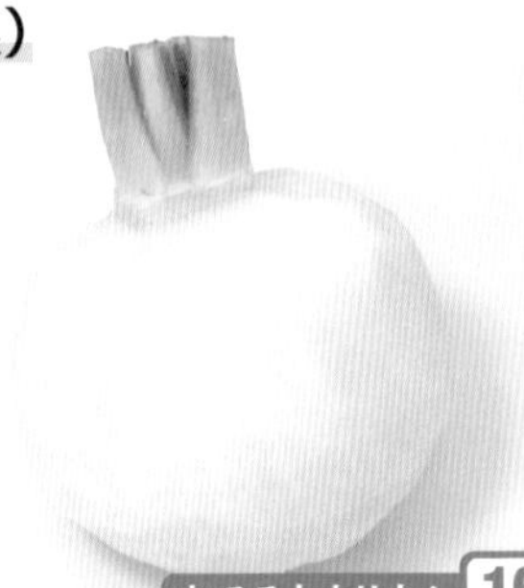

ゆでるとカリウム 165mg

エネルギー	13kcal	カリウム	175mg
たんぱく質	0.4g	リン	18mg
水分	65.7g	食塩相当量	0g

カリフラワー
30g

ゆでるとカリウム 66mg

エネルギー	8kcal	カリウム	123mg
たんぱく質	0.9g	リン	20mg
水分	27.2g	食塩相当量	0g

キャベツ
1枚 50g

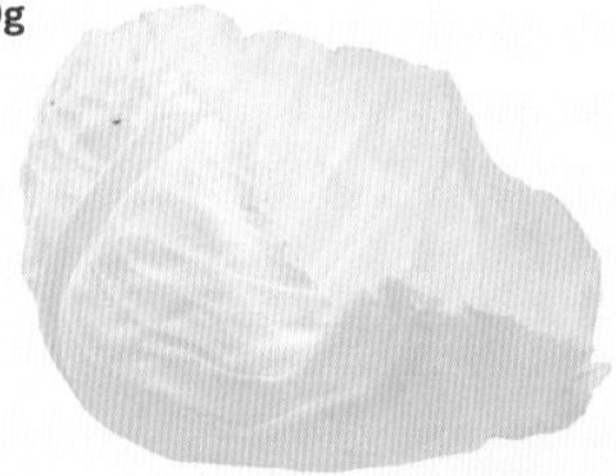

ゆでるとカリウム 46mg

エネルギー	11kcal	カリウム	100mg
たんぱく質	0.7g	リン	14mg
水分	46.4g	食塩相当量	0g

きゅうり
1本 100g

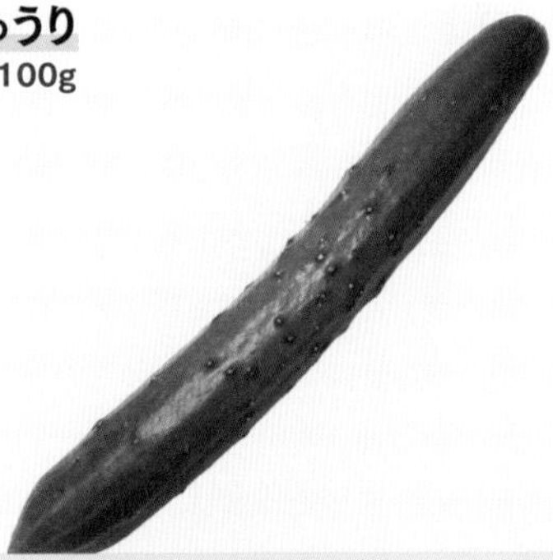

エネルギー	13kcal	カリウム	200mg
たんぱく質	1g	リン	36mg
水分	95.4g	食塩相当量	0g

ごぼう
1本 170g

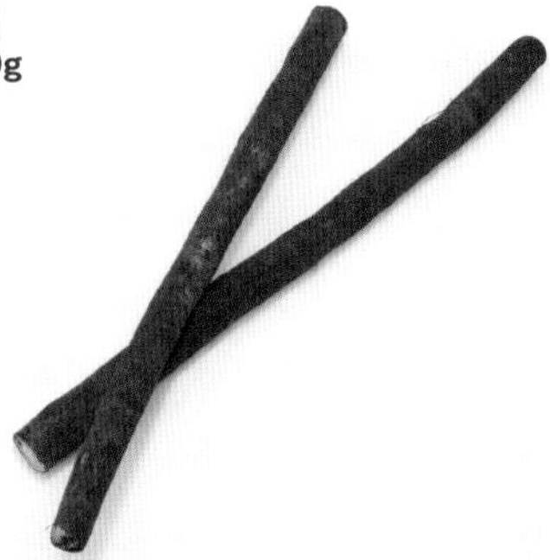

エネルギー	99kcal	カリウム	544mg
たんぱく質	3.1g	リン	105mg
水分	138.9g	食塩相当量	0g

しょうが
1片 10g

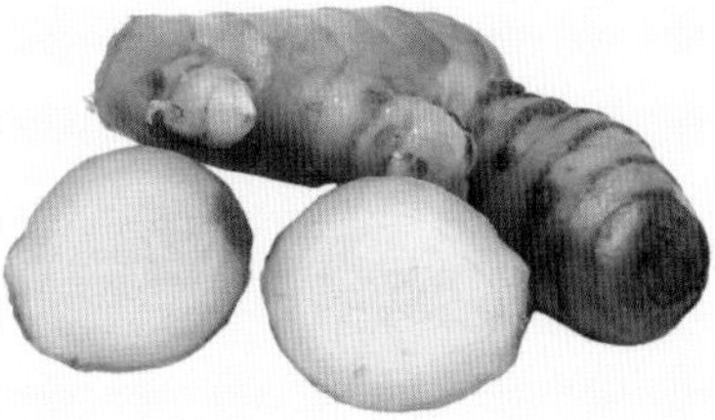

エネルギー	3kcal	カリウム	27mg
たんぱく質	0.1g	リン	3mg
水分	9.1g	食塩相当量	0g

ズッキーニ
1本 200g

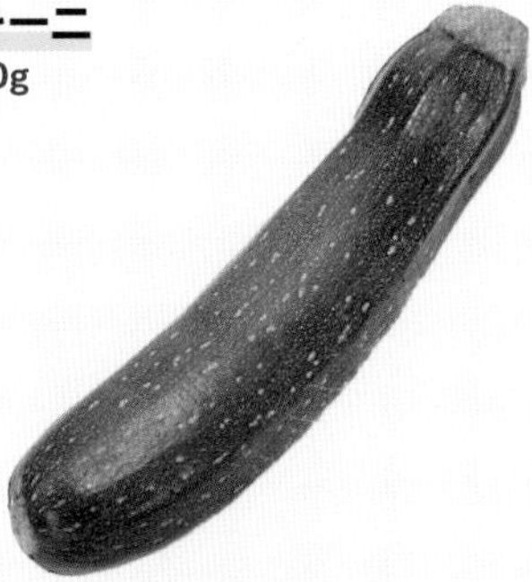

エネルギー	32kcal	カリウム	640mg
たんぱく質	2.6g	リン	74mg
水分	189.8g	食塩相当量	0g

セロリ
1本 85g

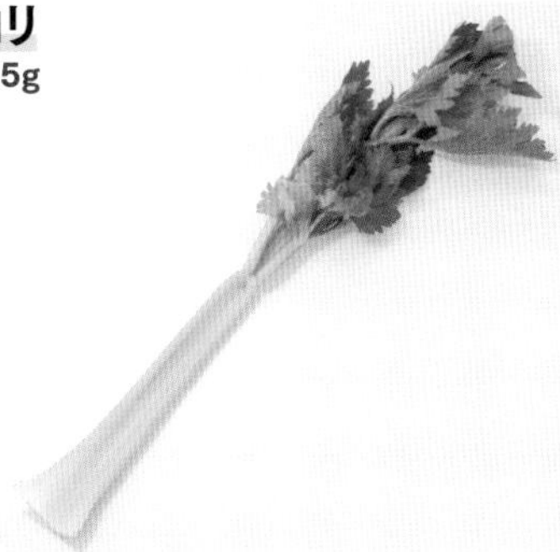

エネルギー	10kcal	カリウム	349mg
たんぱく質	0.3g	リン	33mg
水分	80.5g	食塩相当量	0.1g

大根（根）
1/4本 200g

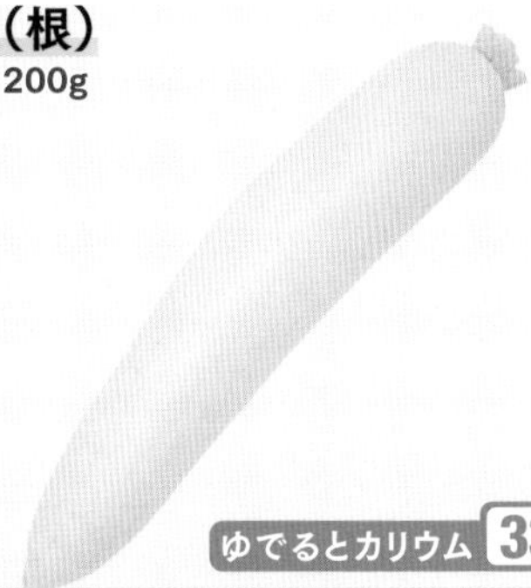

ゆでるとカリウム 336mg

エネルギー	30kcal	カリウム	460mg
たんぱく質	0.8g	リン	34mg
水分	189.2g	食塩相当量	0g

たけのこ（ゆで）
150g

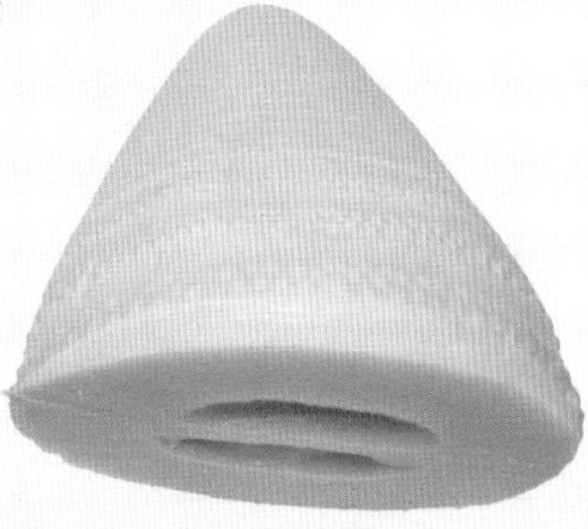

エネルギー	47kcal	カリウム	705mg
たんぱく質	5.3g	リン	90mg
水分	134.9g	食塩相当量	0g

玉ねぎ
1個 200g

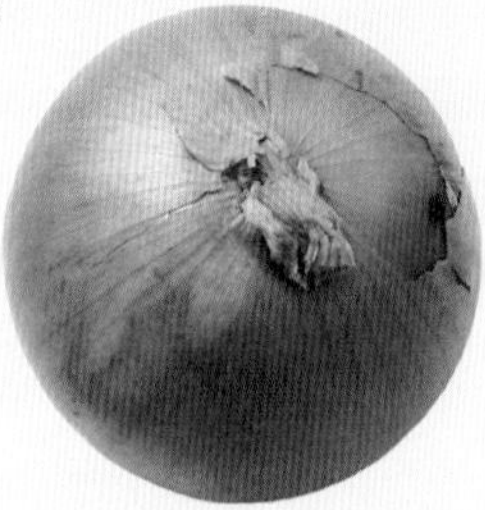

エネルギー	66kcal	カリウム	300mg
たんぱく質	2g	リン	62mg
水分	180.2g	食塩相当量	0g

とうもろこし
1/2本 80g

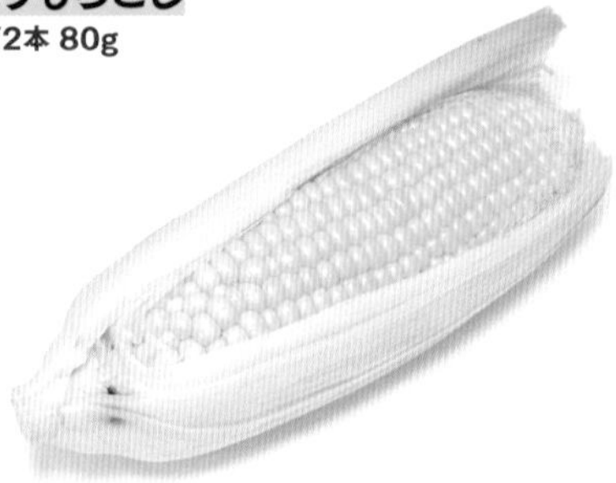

エネルギー	72kcal	カリウム	232mg
たんぱく質	2.9g	リン	80mg
水分	61.7g	食塩相当量	0g

とうもろこし（ゆで）
1/2本 80g

エネルギー	76kcal	カリウム	232mg
たんぱく質	2.8g	リン	80mg
水分	60.3g	食塩相当量	0g

長ねぎ
1本 100g

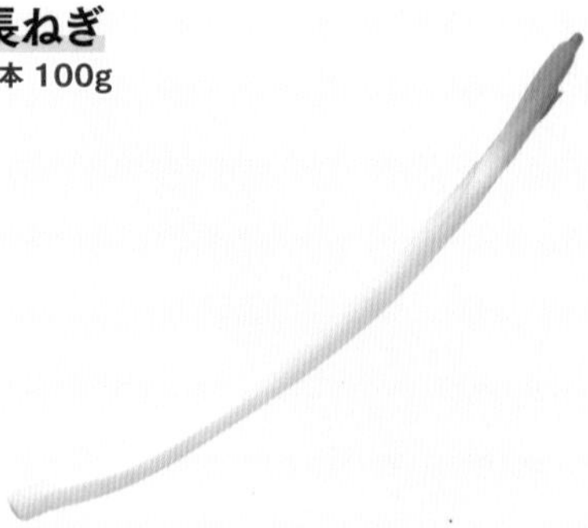

エネルギー	35kcal	カリウム	200mg
たんぱく質	1.4g	リン	27mg
水分	89.6g	食塩相当量	0g

なす
1本 70g

ゆでるとカリウム 126mg

エネルギー	13kcal	カリウム	154mg
たんぱく質	0.8g	リン	21mg
水分	65.2g	食塩相当量	0g

にがうり
1/2本 100g

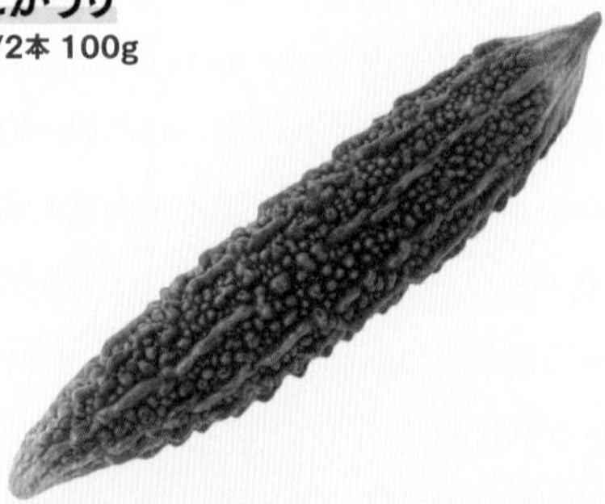

エネルギー	15kcal	カリウム	260mg
たんぱく質	1g	リン	31mg
水分	94.4g	食塩相当量	0g

にんにく
1片 10g

エネルギー	13kcal	カリウム	51mg
たんぱく質	0.6g	リン	16mg
水分	6.4g	食塩相当量	0g

バジル
10g

エネルギー	2kcal	カリウム	42mg
たんぱく質	0.2g	リン	4mg
水分	9.2g	食塩相当量	0g

白菜
1/8個 250g

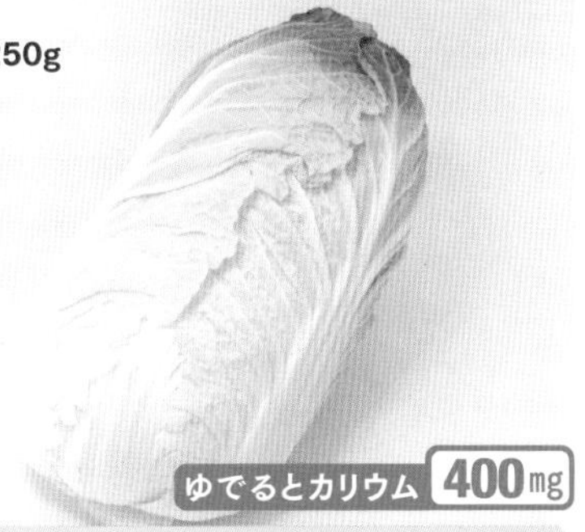

ゆでるとカリウム 400mg

エネルギー	33kcal	カリウム	550mg
たんぱく質	2g	リン	83mg
水分	238g	食塩相当量	0g

みょうが
1個 10g

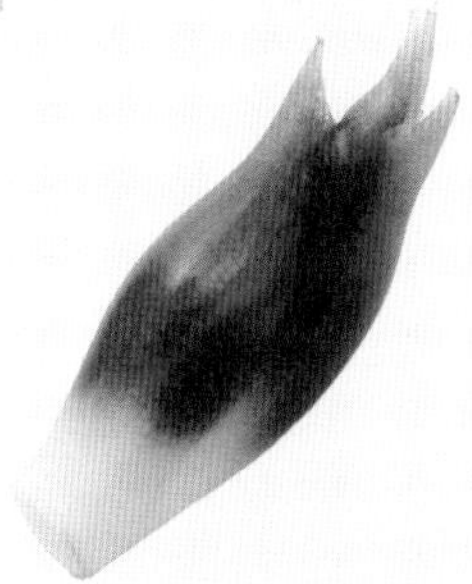

エネルギー	1kcal	カリウム	21mg
たんぱく質	0.1g	リン	1mg
水分	9.6g	食塩相当量	0g

アルファルファもやし
30g

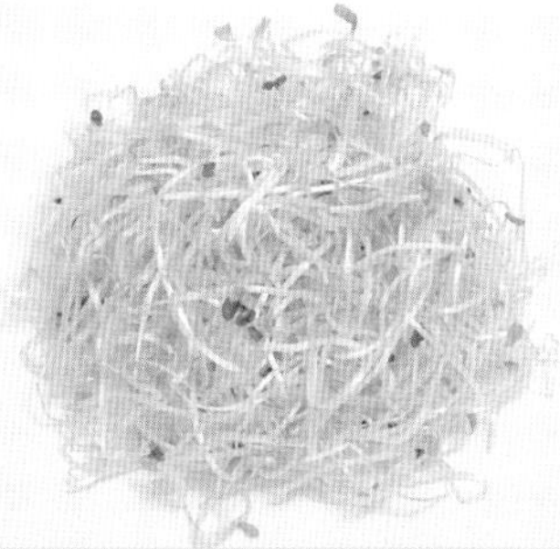

エネルギー	3kcal	カリウム	13mg
たんぱく質	0.5g	リン	11mg
水分	28.8g	食塩相当量	0g

大豆もやし
1/4袋 50g

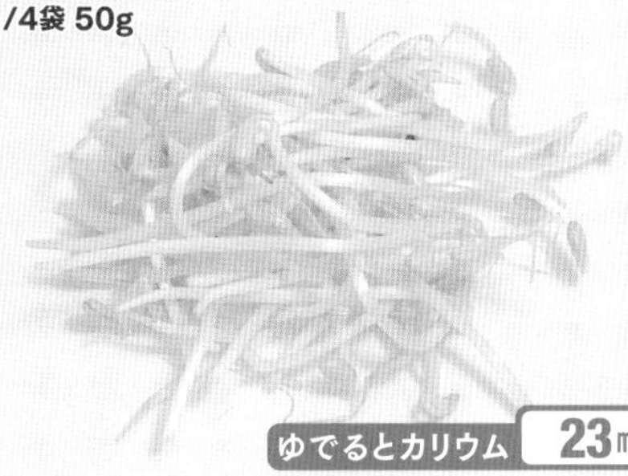

ゆでるとカリウム 23mg

エネルギー	15kcal	カリウム	80mg
たんぱく質	1.9g	リン	26mg
水分	46g	食塩相当量	0g

レタス
1/4個 100g

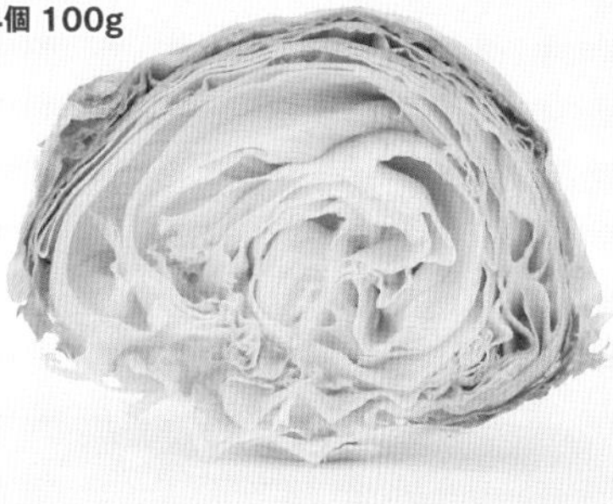

エネルギー	11kcal	カリウム	200mg
たんぱく質	0.6g	リン	22mg
水分	95.9g	食塩相当量	0g

れんこん
50g

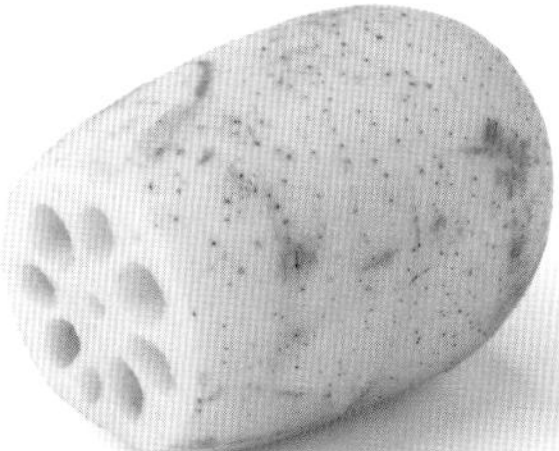

ゆでるとカリウム 120mg

エネルギー	33kcal	カリウム	220mg
たんぱく質	1g	リン	37mg
水分	40.8g	食塩相当量	0.1g

うど
1/4本 60g

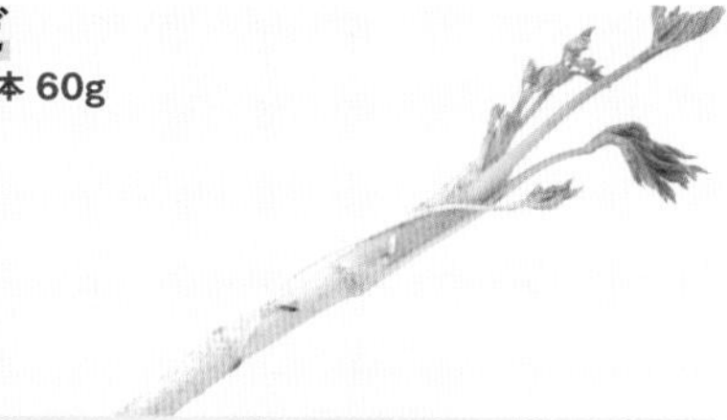

エネルギー	11kcal	カリウム	132mg
たんぱく質	0.5g	リン	15mg
水分	56.6g	食塩相当量	0g

こごみ
10本 50g

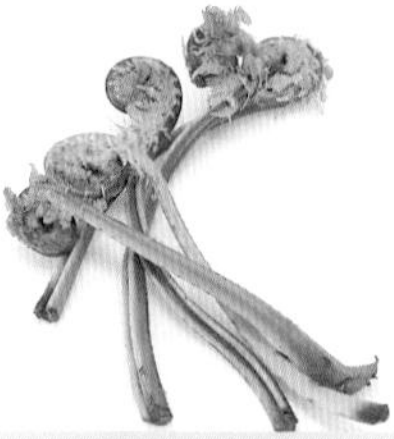

エネルギー	13kcal	カリウム	175mg
たんぱく質	1.5g	リン	34.5mg
水分	45.4g	食塩相当量	0g

たらのめ
1個 10g

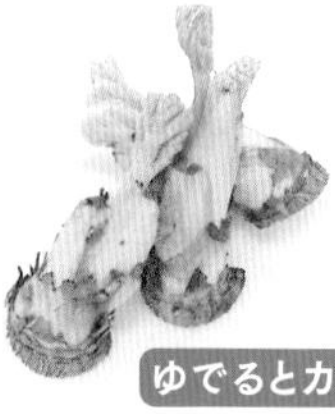

ゆでるとカリウム 26mg

エネルギー	3kcal	カリウム	46mg
たんぱく質	0.4g	リン	12mg
水分	9g	食塩相当量	0g

ふき
90cm 1本 30g

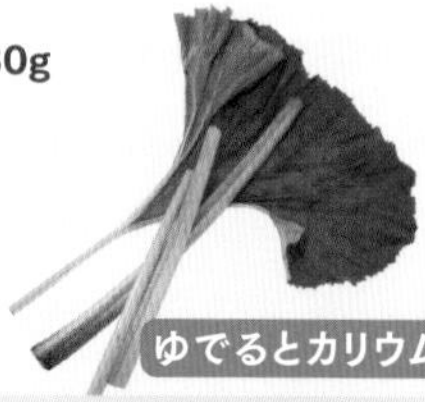

ゆでるとカリウム 69mg

エネルギー	3kcal	カリウム	99mg
たんぱく質	0.1g	リン	5mg
水分	28.7g	食塩相当量	0.03g

ふきのとう
1個 10g

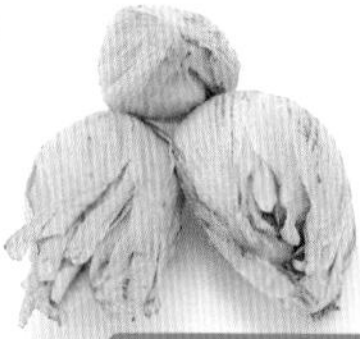

ゆでるとカリウム 44mg

エネルギー	4kcal	カリウム	74mg
たんぱく質	0.3g	リン	9mg
水分	8.6g	食塩相当量	0g

わらび
10本 60g

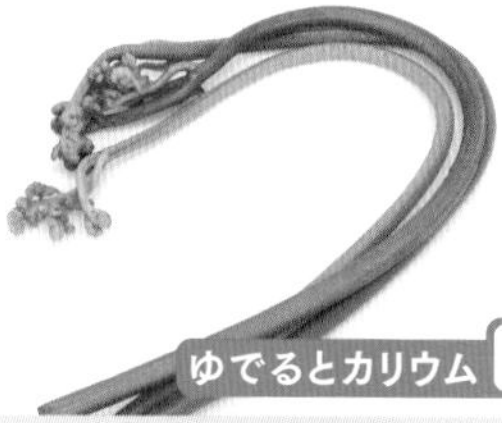

ゆでるとカリウム 6mg

エネルギー	11kcal	カリウム	222mg
たんぱく質	1.4g	リン	28mg
水分	55.6g	食塩相当量	0g

トマト缶詰（ホール）
1缶 400g

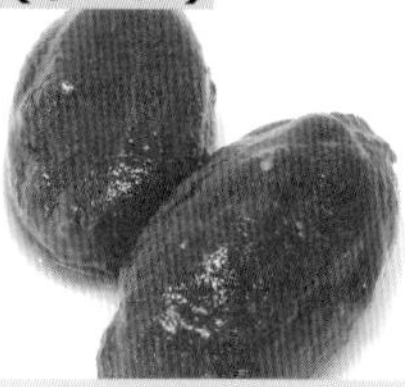

エネルギー	84kcal	カリウム	960mg
たんぱく質	3.6g	リン	104mg
水分	373.2g	食塩相当量	0g

コーン缶（クリームタイプ）
1缶 180g

エネルギー	148kcal	カリウム	270mg
たんぱく質	3.1g	リン	83mg
水分	140.8g	食塩相当量	1.3g

枝豆（冷凍）

30g

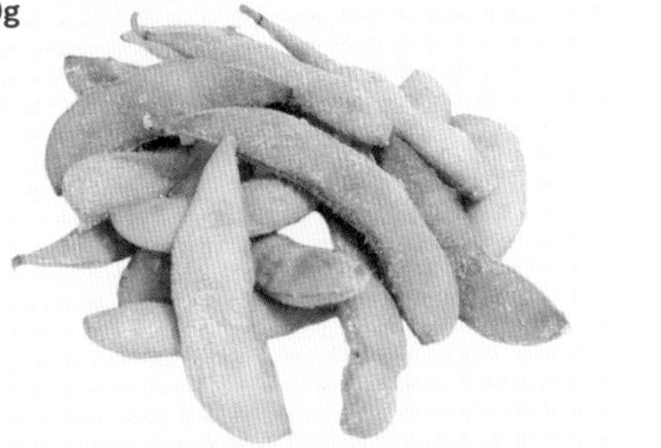

エネルギー	43kcal	カリウム	195mg
たんぱく質	3.9g	リン	57mg
水分	20.1g	食塩相当量	0g

グリーンピース（冷凍）

30g

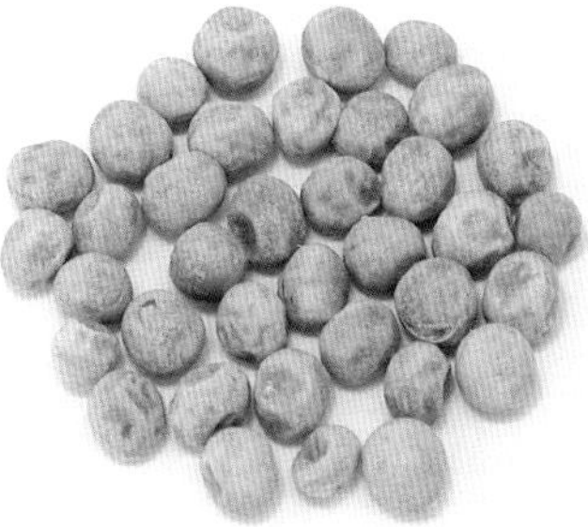

エネルギー	24kcal	カリウム	72mg
たんぱく質	1.7g	リン	33mg
水分	22.7g	食塩相当量	0g

スイートコーン（冷凍）

30g

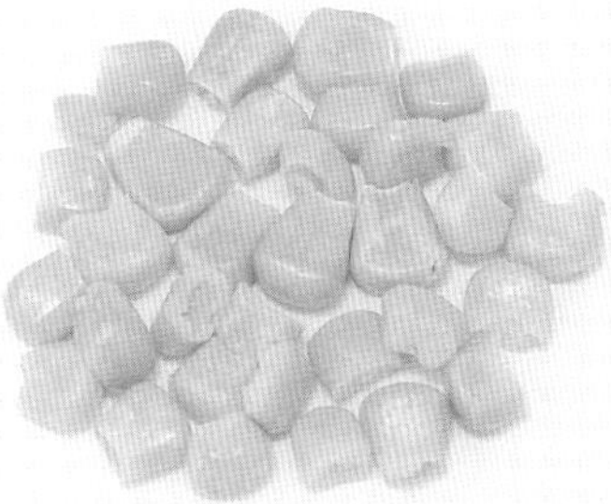

エネルギー	27kcal	カリウム	69mg
たんぱく質	0.9g	リン	24mg
水分	22.7g	食塩相当量	0g

スイートコーン（缶詰）

30g

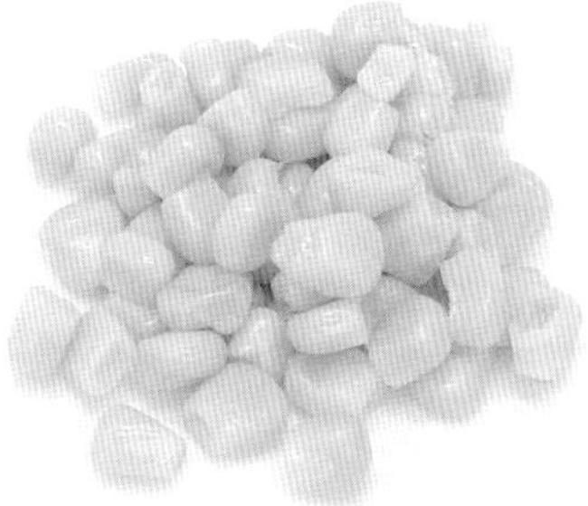

エネルギー	23kcal	カリウム	39mg
たんぱく質	0.7g	リン	12mg
水分	23.5g	食塩相当量	0g

ホワイトアスパラガス（水煮缶詰）

1本 25g

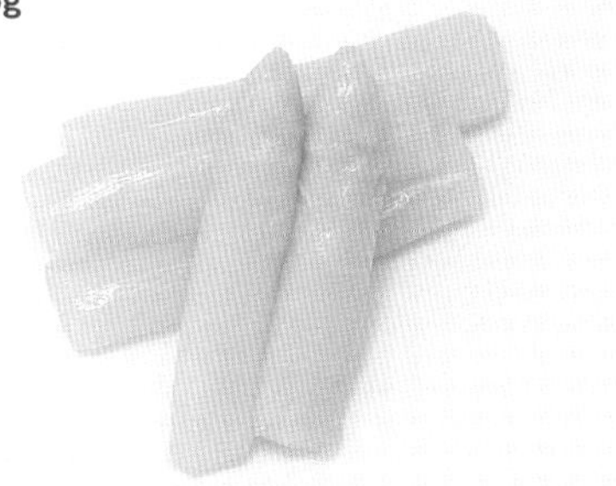

エネルギー	6kcal	カリウム	43mg
たんぱく質	0.6g	リン	10mg
水分	23g	食塩相当量	0g

メンマ

20g

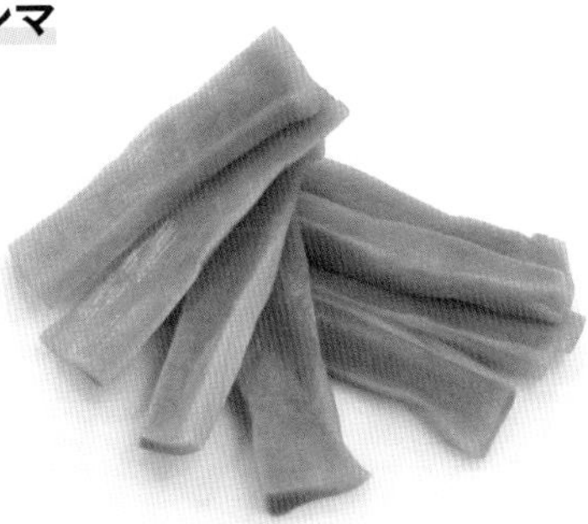

エネルギー	3kcal	カリウム	1mg
たんぱく質	0.2g	リン	2mg
水分	18.8g	食塩相当量	0.2g

さつまいも
1本 250g

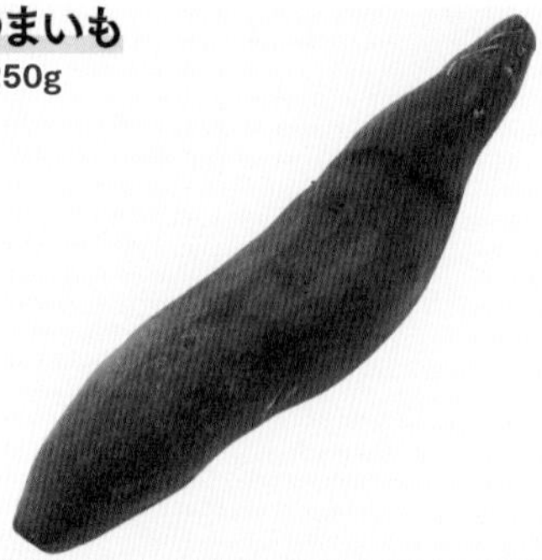

エネルギー	318 kcal	カリウム	950 mg
たんぱく質	2.3 g	リン	115 mg
水分	161.5 g	食塩相当量	0.3 g

じゃがいも
1個 150g

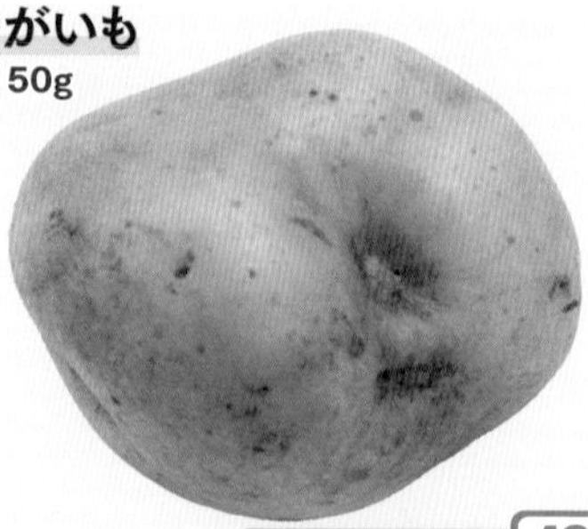

ゆでるとカリウム 425mg

エネルギー	89 kcal	カリウム	615 mg
たんぱく質	2.7 g	リン	71 mg
水分	119.7 g	食塩相当量	0 g

さといも
1個 60g

ゆでるとカリウム 336mg

エネルギー	32 kcal	カリウム	384 mg
たんぱく質	0.9 g	リン	33 mg
水分	50.5 g	食塩相当量	0 g

新じゃが
1個 50g

エネルギー	26 kcal	カリウム	210 mg
たんぱく質	0.9 g	リン	23 mg
水分	40.6 g	食塩相当量	0 g

やまといも
100g

エネルギー	119 kcal	カリウム	590 mg
たんぱく質	4.5 g	リン	72 mg
水分	66.7 g	食塩相当量	0 g

長いも
100g

エネルギー	64 kcal	カリウム	430 mg
たんぱく質	2.2 g	リン	27 mg
水分	82.6 g	食塩相当量	0 g

板こんにゃく
50g

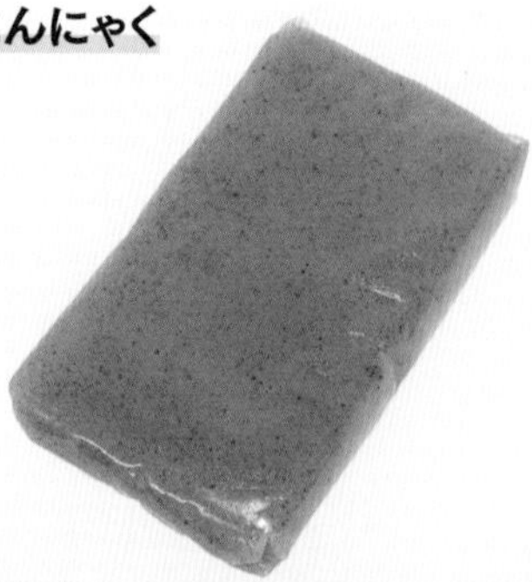

エネルギー	3 kcal	カリウム	17 mg
たんぱく質	0.1 g	リン	3 mg
水分	48.7 g	食塩相当量	0 g

しらたき
50g

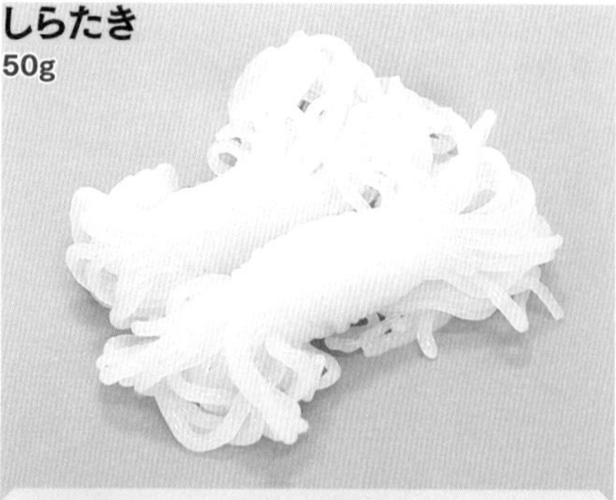

エネルギー	4 kcal	カリウム	6 mg
たんぱく質	0.1 g	リン	5 mg
水分	48.3 g	食塩相当量	0 g

えのきだけ

1袋 100g

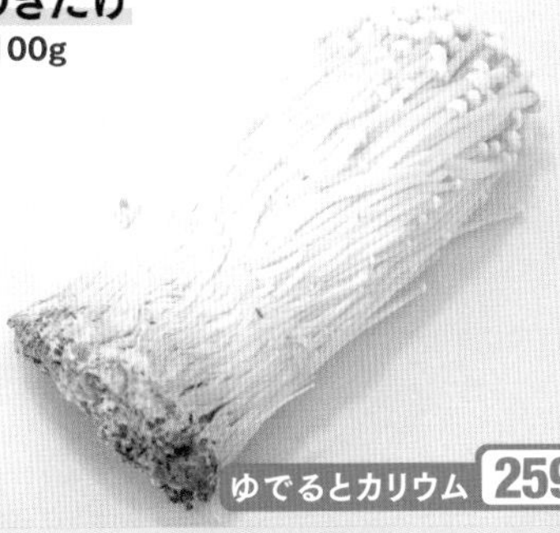

ゆでるとカリウム 259mg

エネルギー	34kcal	カリウム	340mg
たんぱく質	2.7g	リン	110mg
水分	88.6g	食塩相当量	0g

エリンギ

1本 40g

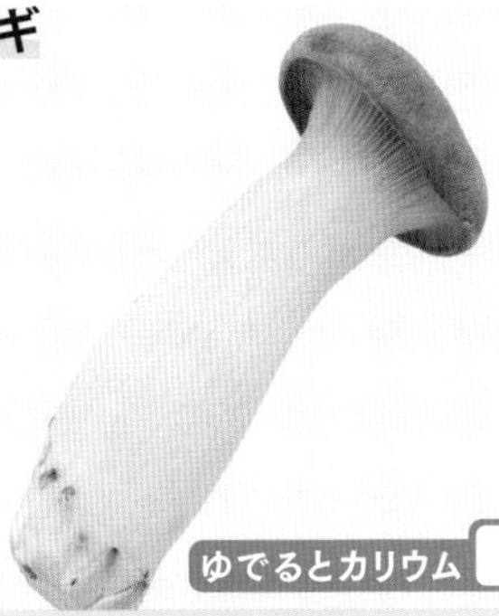

ゆでるとカリウム 86mg

エネルギー	12kcal	カリウム	136mg
たんぱく質	1.1g	リン	36mg
水分	36.1g	食塩相当量	0g

しいたけ

1枚 15g

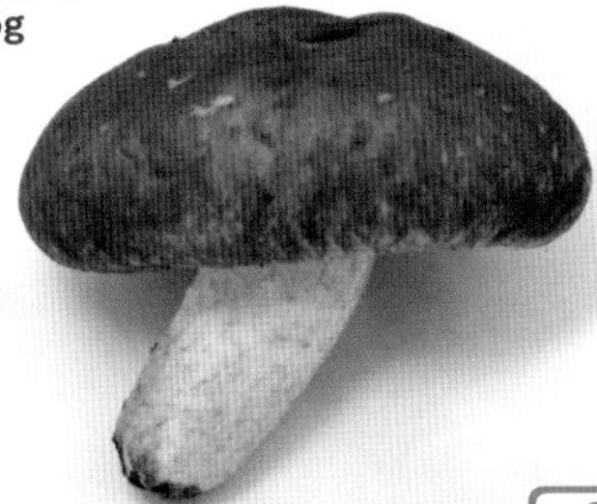

ゆでるとカリウム 24mg

エネルギー	4kcal	カリウム	44mg
たんぱく質	0.5g	リン	13mg
水分	13.4g	食塩相当量	0g

干ししいたけ

1枚 5g

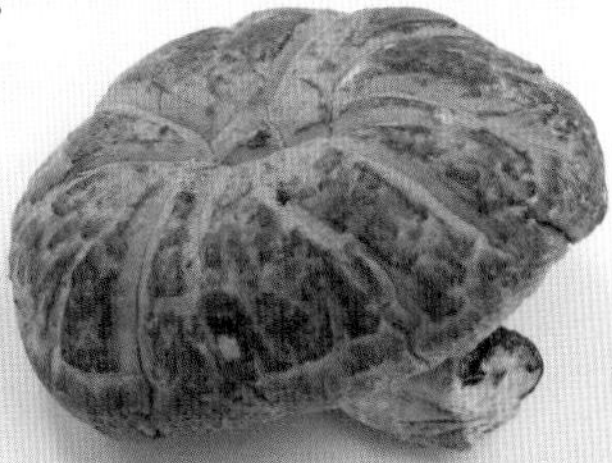

ゆでるとカリウム 50mg

エネルギー	13kcal	カリウム	110mg
たんぱく質	1.1g	リン	15mg
水分	0.5g	食塩相当量	0g

ぶなしめじ

1袋 100g

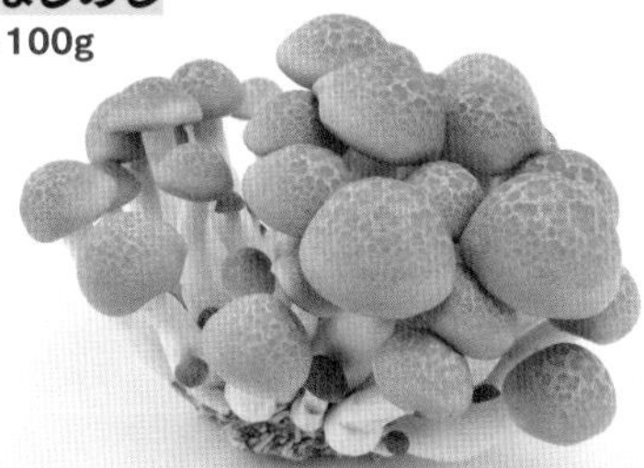

ゆでるとカリウム 260mg

エネルギー	26kcal	カリウム	370mg
たんぱく質	2.7g	リン	96mg
水分	91.1g	食塩相当量	0g

なめこ（ゆで）

1袋 100g

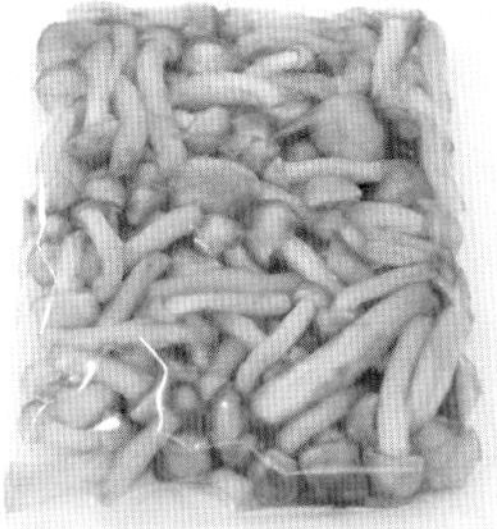

エネルギー	22kcal	カリウム	210mg
たんぱく質	1.6g	リン	56mg
水分	92.7g	食塩相当量	0g

まいたけ

1パック 100g

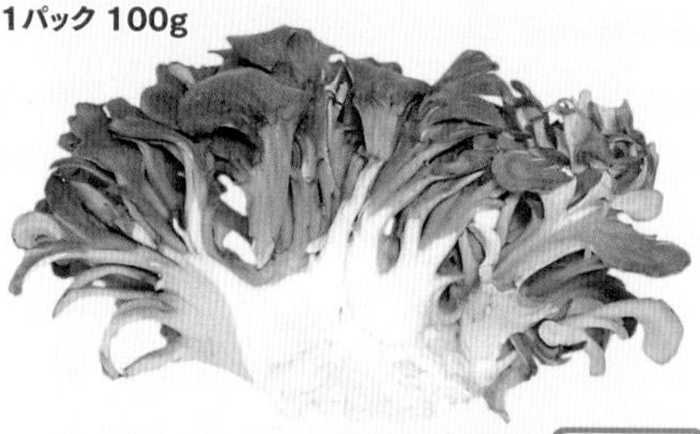

ゆでるとカリウム 76mg

エネルギー	22 kcal	カリウム	230 mg
たんぱく質	2 g	リン	54 mg
水分	92.7 g	食塩相当量	0 g

マッシュルーム（ホワイト）

1個 10g

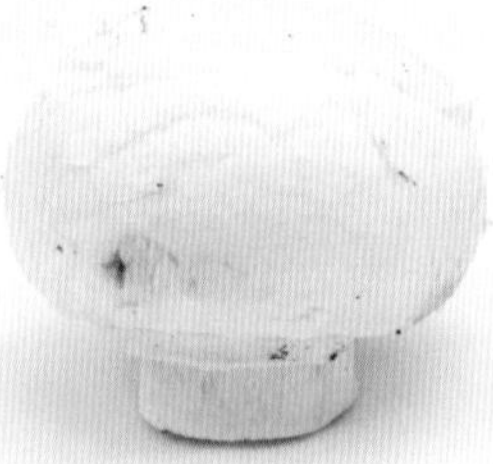

エネルギー	2 kcal	カリウム	35 mg
たんぱく質	0.3 g	リン	10 mg
水分	9.4 g	食塩相当量	0 g

ひらたけ

1パック 100g

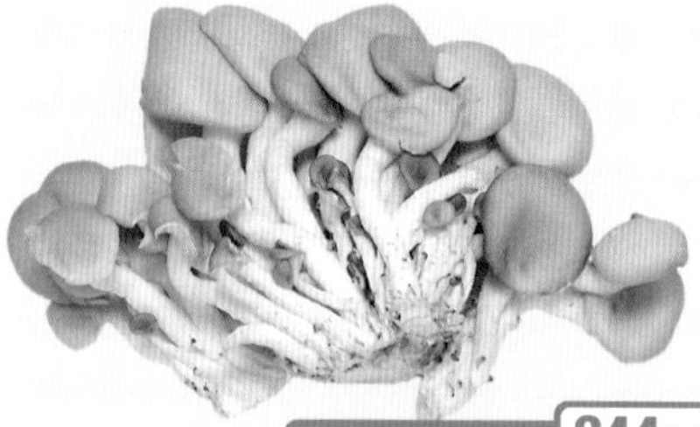

ゆでるとカリウム 244mg

エネルギー	34 kcal	カリウム	340 mg
たんぱく質	3.3 g	リン	100 mg
水分	89.4 g	食塩相当量	0 g

マッシュルーム（ホワイト／水煮缶詰）

50g

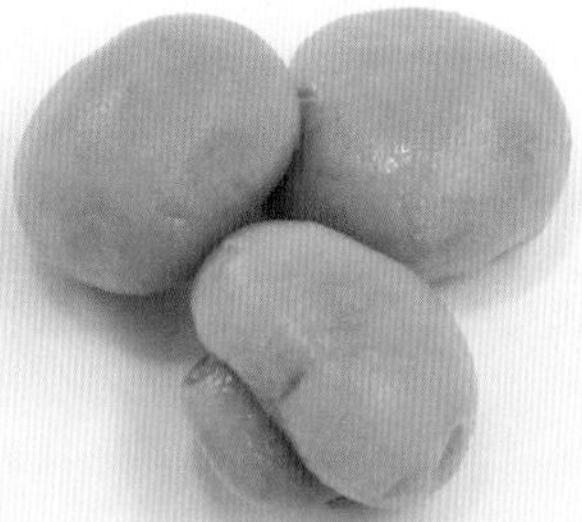

エネルギー	9 kcal	カリウム	43 mg
たんぱく質	1.7 g	リン	28 mg
水分	46 g	食塩相当量	0 g

きくらげ（黒・乾燥）

5g

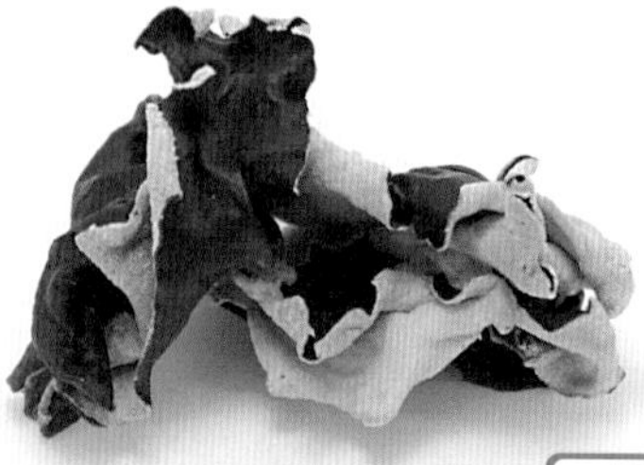

ゆでるとカリウム 19mg

エネルギー	11 kcal	カリウム	50 mg
たんぱく質	0.4 g	リン	12 mg
水分	0.7 g	食塩相当量	0.005 g

きくらげ（白・乾燥）

5g

ゆでるとカリウム 40mg

エネルギー	9 kcal	カリウム	70 mg
たんぱく質	0.2 g	リン	13 mg
水分	0.7 g	食塩相当量	0.005 g

大豆（乾燥）
100g

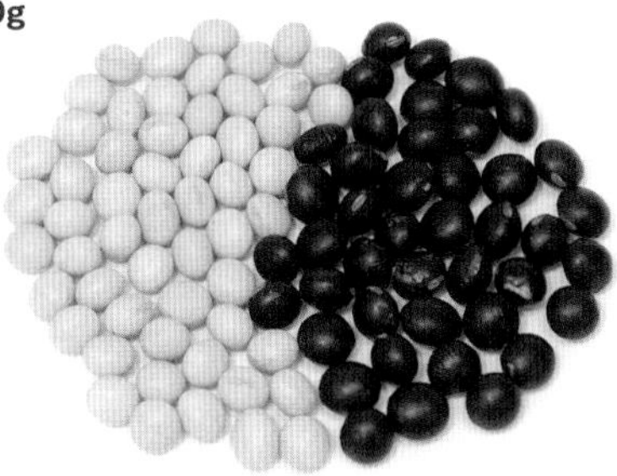

エネルギー	372kcal	カリウム	1900mg
たんぱく質	33.8g	リン	490mg
水分	12.4g	食塩相当量	0g

大豆（水煮缶詰）
100g

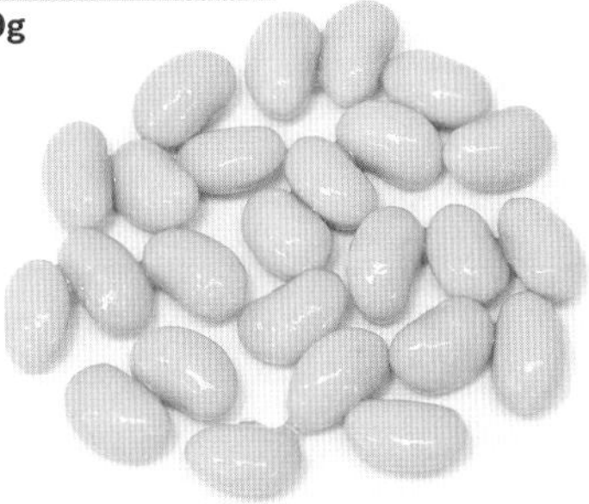

エネルギー	124kcal	カリウム	250mg
たんぱく質	12.9g	リン	170mg
水分	71.7g	食塩相当量	0.5g

木綿豆腐
1丁 300g

エネルギー	219kcal	カリウム	330mg
たんぱく質	21g	リン	264mg
水分	257.7g	食塩相当量	0g

絹ごし豆腐
1丁 300g

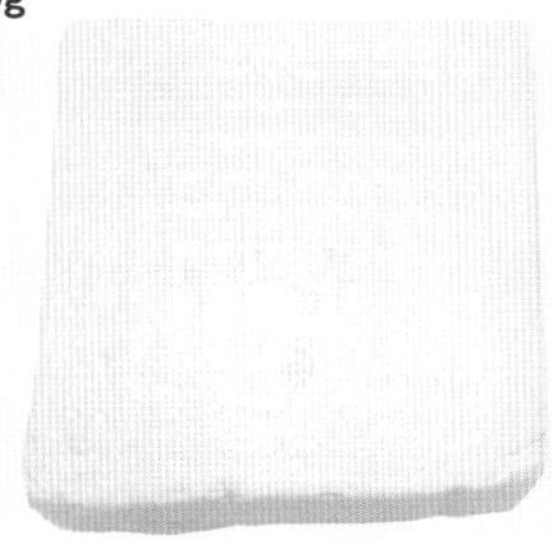

エネルギー	168kcal	カリウム	450mg
たんぱく質	15.9g	リン	204mg
水分	265.5g	食塩相当量	0g

高野豆腐
1枚 15g

エネルギー	74kcal	カリウム	5mg
たんぱく質	7.6g	リン	123mg
水分	1.1g	食塩相当量	0.2g

焼豆腐
1丁 300g

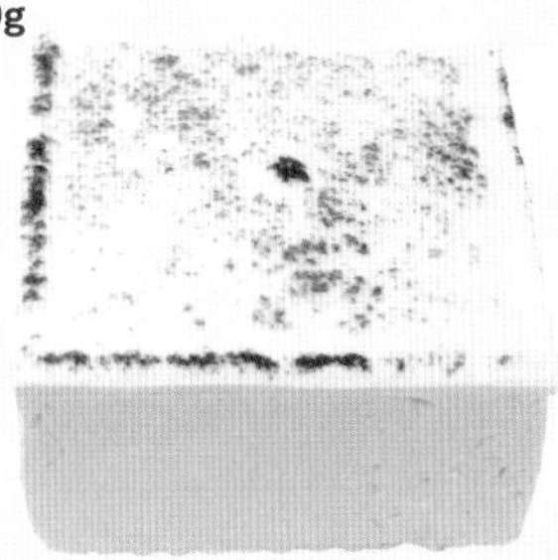

エネルギー	246kcal	カリウム	270mg
たんぱく質	23.4g	リン	330mg
水分	254.4g	食塩相当量	0g

納豆

1パック 50g

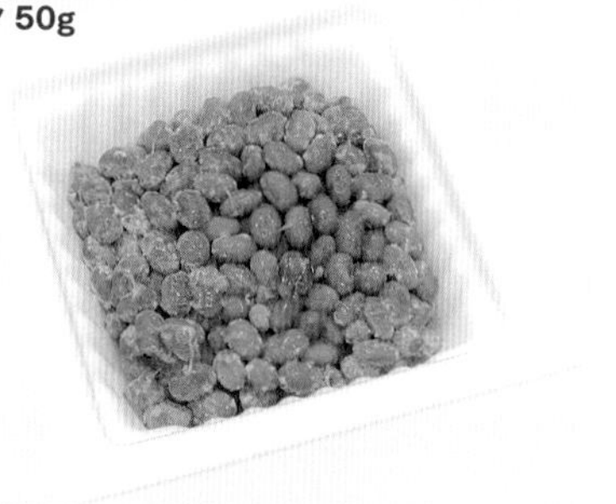

エネルギー	95kcal	カリウム	330mg
たんぱく質	8.3g	リン	95mg
水分	29.8g	食塩相当量	0g

厚揚げ

1枚 150g

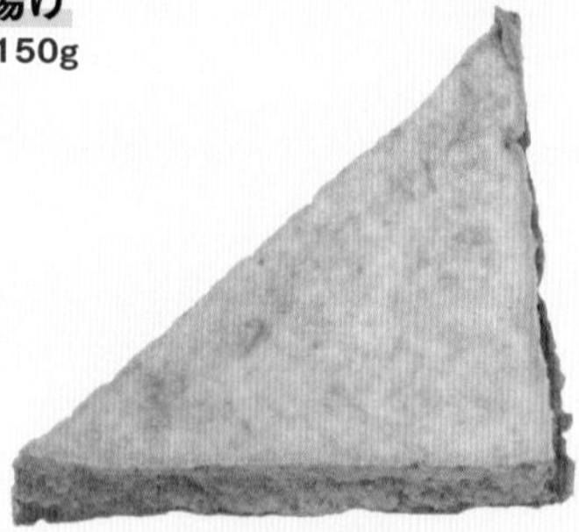

エネルギー	215kcal	カリウム	180mg
たんぱく質	16.1g	リン	225mg
水分	113.9g	食塩相当量	0g

油揚げ

1枚 30g

エネルギー	113kcal	カリウム	36mg
たんぱく質	7g	リン	105mg
水分	12g	食塩相当量	0g

がんもどき

1個 80g

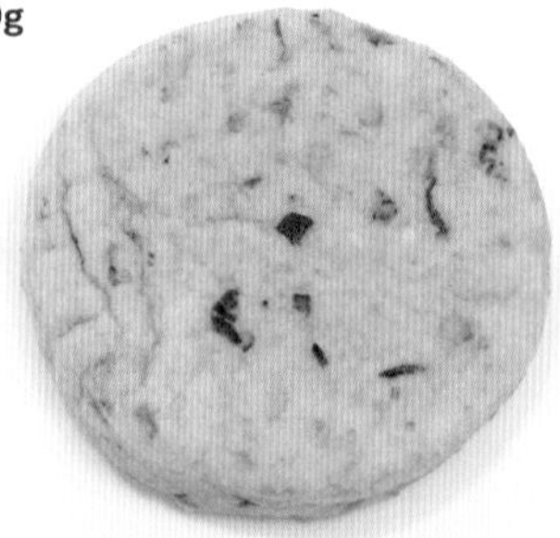

エネルギー	178kcal	カリウム	64mg
たんぱく質	12.2g	リン	160mg
水分	50.8g	食塩相当量	0g

おから

150g

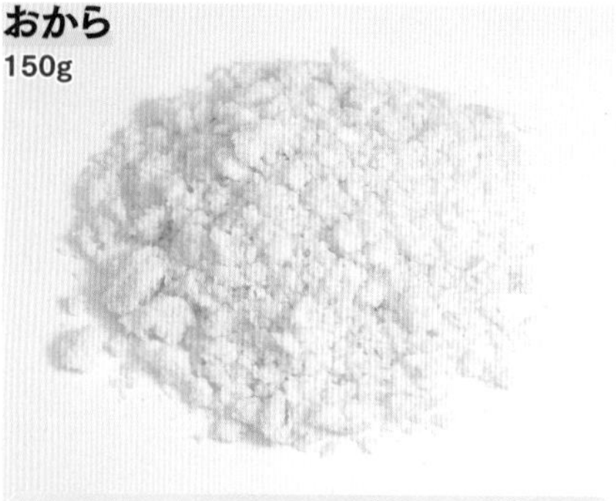

エネルギー	132kcal	カリウム	525mg
たんぱく質	9.2g	リン	149mg
水分	113.3g	食塩相当量	0g

豆乳

200g

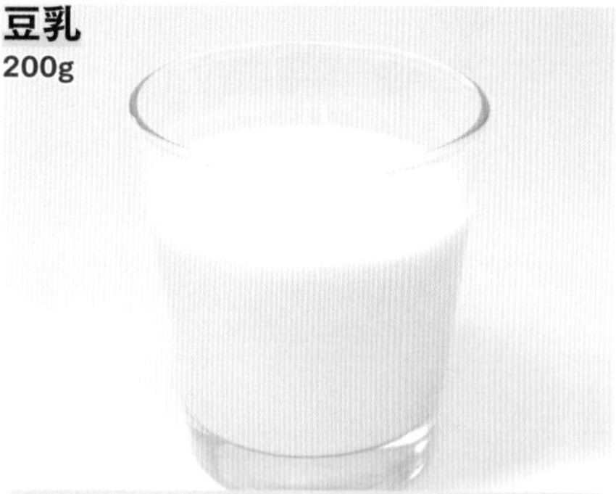

エネルギー	88kcal	カリウム	380mg
たんぱく質	7.2g	リン	98mg
水分	181.6g	食塩相当量	0g

調整豆乳（プレーン）
200g

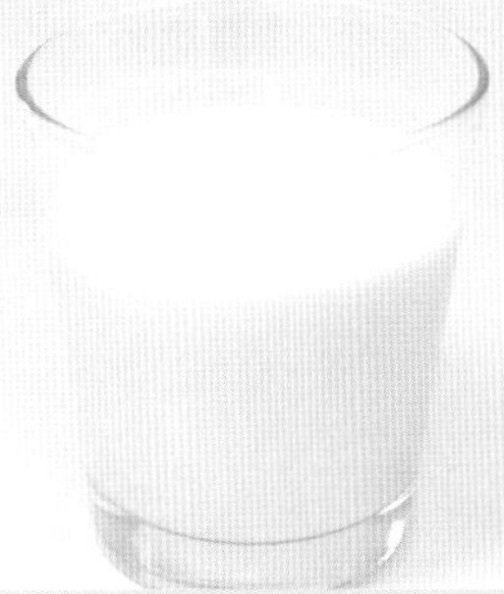

エネルギー	126kcal	カリウム	340mg
たんぱく質	6.4g	リン	88mg
水分	175.8g	食塩相当量	0.2g

ゆば（生）
1枚 50g

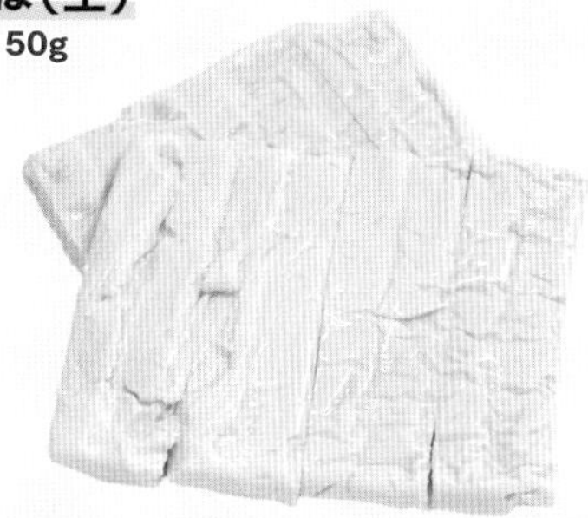

エネルギー	109kcal	カリウム	145mg
たんぱく質	10.9g	リン	125mg
水分	29.6g	食塩相当量	0g

ゆば（干し）
1枚 15g

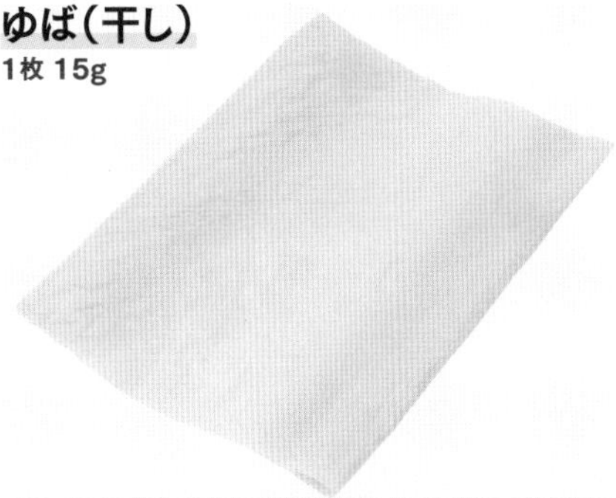

エネルギー	73kcal	カリウム	126mg
たんぱく質	7.6g	リン	90mg
水分	1g	食塩相当量	0g

きな粉
8g

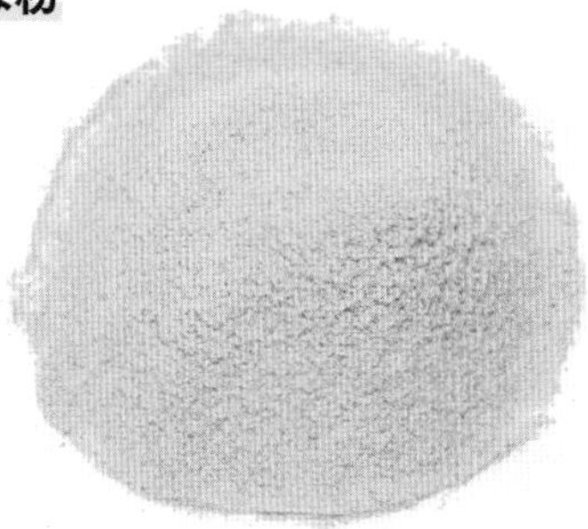

エネルギー	36kcal	カリウム	160mg
たんぱく質	2.9g	リン	53mg
水分	0.3g	食塩相当量	0g

あずき（乾燥）
1カップ 170g

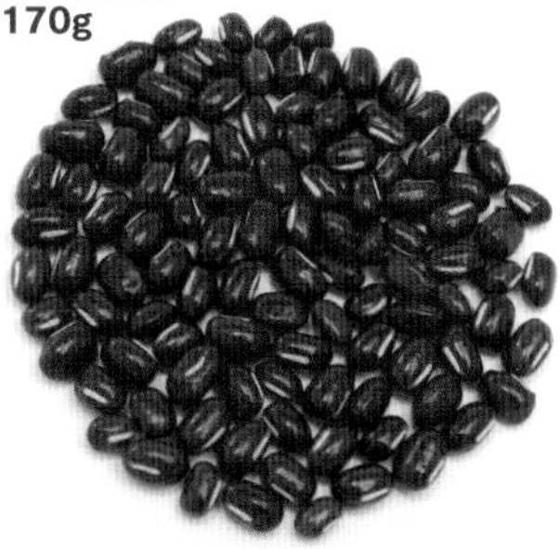

エネルギー	517kcal	カリウム	2210mg
たんぱく質	35.4g	リン	595mg
水分	24.1g	食塩相当量	0g

金時豆（乾燥）
1カップ 150g

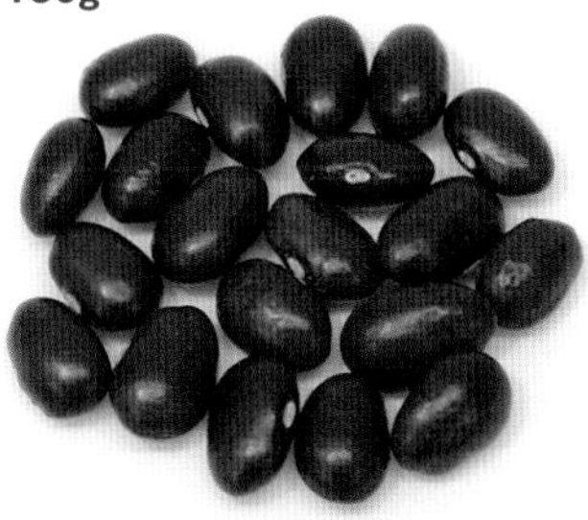

エネルギー	420kcal	カリウム	2100mg
たんぱく質	33.2g	リン	555mg
水分	23g	食塩相当量	0g

ひよこ豆（乾燥）

1カップ 170g

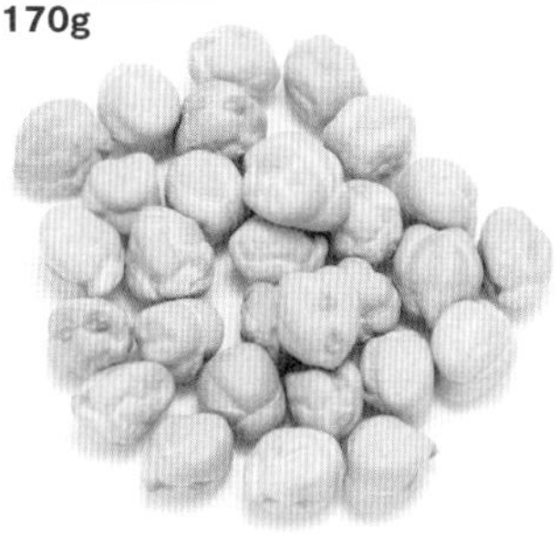

エネルギー	571 kcal	カリウム	2040 mg
たんぱく質	34 g	リン	459 mg
水分	17.7 g	食塩相当量	0 g

あずき（つぶあん）

大さじ1杯 20g

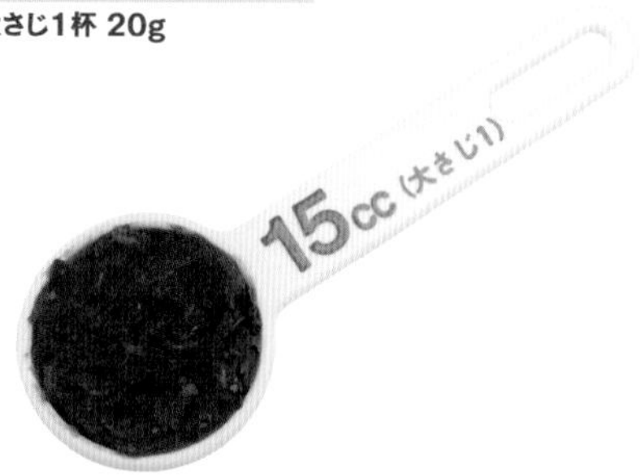

エネルギー	48 kcal	カリウム	32 mg
たんぱく質	1.2 g	リン	15 mg
水分	7.9 g	食塩相当量	0.02 g

あずき（こしあん）

大さじ1杯 20g

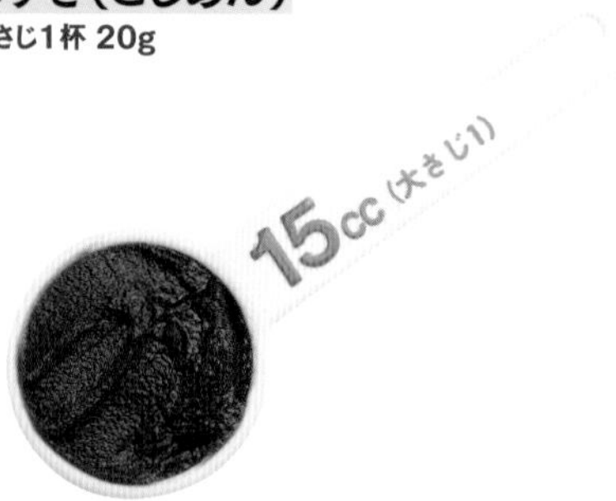

エネルギー	58 kcal	カリウム	6 mg
たんぱく質	1 g	リン	9 mg
水分	5.1 g	食塩相当量	0 g

いんげん豆（煮豆）

20g

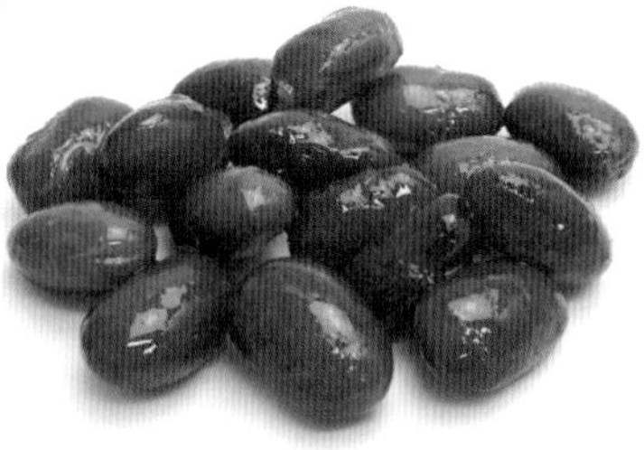

市販品より算出

エネルギー	34 kcal	カリウム	54 mg
たんぱく質	1.6 g	リン	25 mg
水分	10.9 g	食塩相当量	0.1 g

うずら豆（煮豆）

20g

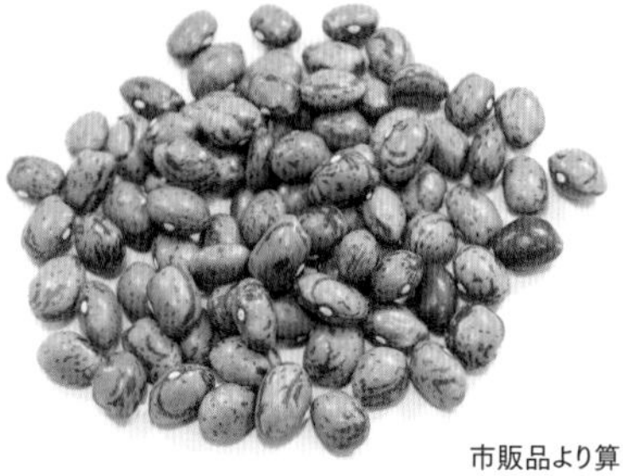

市販品より算出

エネルギー	37 kcal	カリウム	36 mg
たんぱく質	1.2 g	リン	17 mg
水分	10.2 g	食塩相当量	0.1 g

うぐいす豆

20g

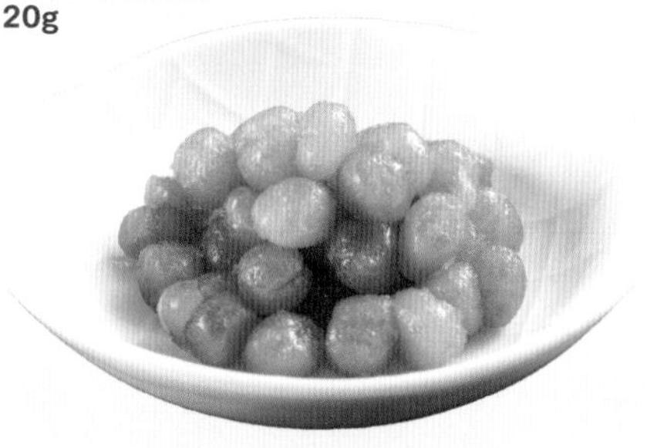

エネルギー	46 kcal	カリウム	20 mg
たんぱく質	1.1 g	リン	26 mg
水分	7.9 g	食塩相当量	0.1 g

続けられる食事管理のコツ

腎臓病の食事療法は長期戦
続けるために大切なこととは？

コラム-1（79ページ）で腎機能を守る食事はシンプルな食べ方を実践すればよく、複雑な栄養価計算は不要と述べました。本ページでは、腎臓にやさしい食事管理を続けるための、ちょっとしたコツもお教えします。

1つ目は、**食べたものを記録する**こと。手帳やノートに書き込まなくても、携帯電話で写真を撮るだけでもOKです。スマートフォンの日記アプリを使って、写真とメモを残すと、さらによいでしょう。それを1週間だけ続けてみて、そして振り返ってみてください。客観的に見ると、「同じものばかり食べている」「似た味つけばかり」「思ったより食べすぎている」といったことに、気づくことができるはず。この「気づき」が食事管理の継続には重要なのです。気づいたことを、次の食事にいかしましょう。

2つ目は、**体重や体脂肪率、血圧を毎日（なるべく同じ時間に）測定・記録する**こと。食事を変えた成果は、これらの数値にあらわれてきます。小さな成功体験を積み重ねることが、継続の秘訣です。もし食事管理の成果があまり出なかったり、測定の数値が逆戻りしたりしても、諦めないでください。一人で悩まず、主治医や管理栄養士に相談してみることも大切です。

牛乳
200cc 210g

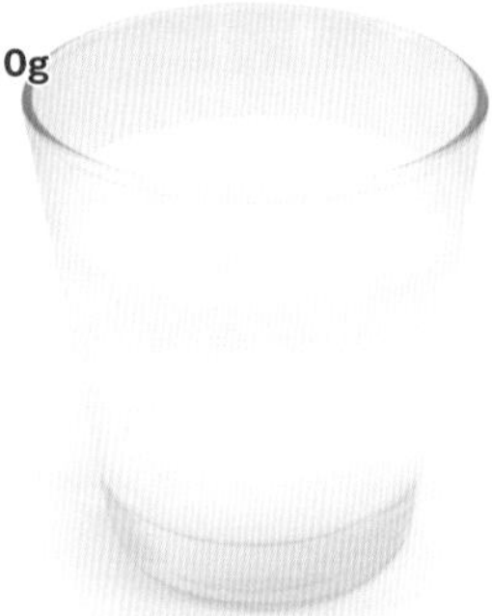

エネルギー	128kcal	カリウム	315mg
たんぱく質	6.9g	リン	195mg
水分	183.5g	食塩相当量	0.2g

ドリンクヨーグルト
200cc 210g

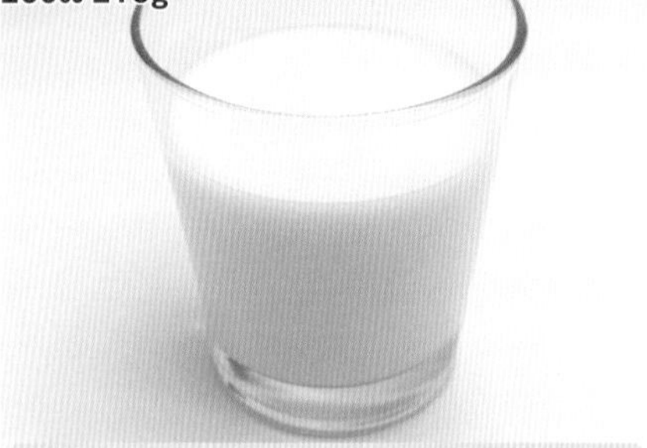

エネルギー	134kcal	カリウム	273mg
たんぱく質	6.1g	リン	168mg
水分	176g	食塩相当量	0.2g

生クリーム
100g

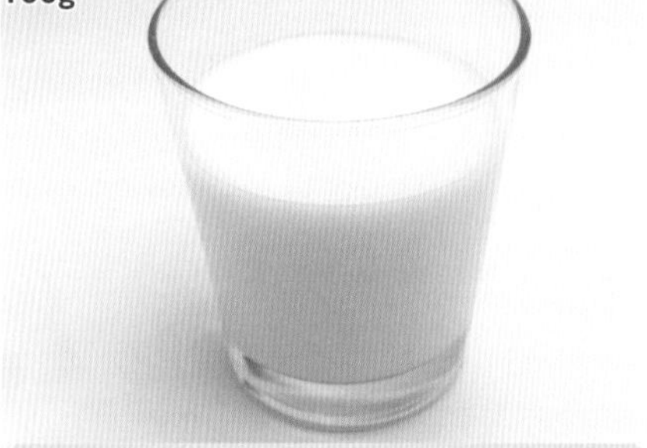

エネルギー	404kcal	カリウム	76mg
たんぱく質	1.9g	リン	84mg
水分	48.2g	食塩相当量	0.1g

プレーンヨーグルト
100g

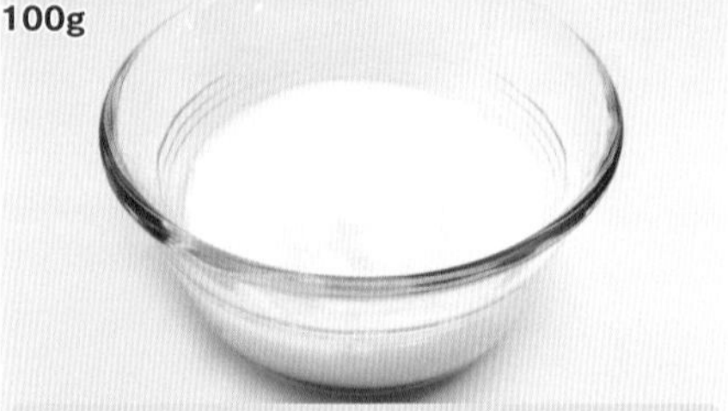

エネルギー	56kcal	カリウム	170mg
たんぱく質	3.6g	リン	100mg
水分	87.7g	食塩相当量	0.1g

牛乳（低脂肪）
200cc 210g

エネルギー	88kcal	カリウム	399mg
たんぱく質	8g	リン	189mg
水分	186.5g	食塩相当量	0.4g

ホイップクリーム
20g

エネルギー	82kcal	カリウム	14mg
たんぱく質	0.4g	リン	9mg
水分	8.9g	食塩相当量	0.02g

コーヒーホワイトナー（粉状）
大さじ1杯 8g

エネルギー	40kcal	カリウム	29mg
たんぱく質	0.6g	リン	19mg
水分	0.2g	食塩相当量	0.1g

コーヒーホワイトナー（液状）
5g

エネルギー	10kcal	カリウム	3mg
たんぱく質	0.3g	リン	8mg
水分	3.5g	食塩相当量	0.02g

スキムミルク
大さじ1杯 8g

エネルギー	28kcal	カリウム	144mg
たんぱく質	2.7g	リン	80mg
水分	0.3g	食塩相当量	0.1g

プロセスチーズ

1ピース 17g

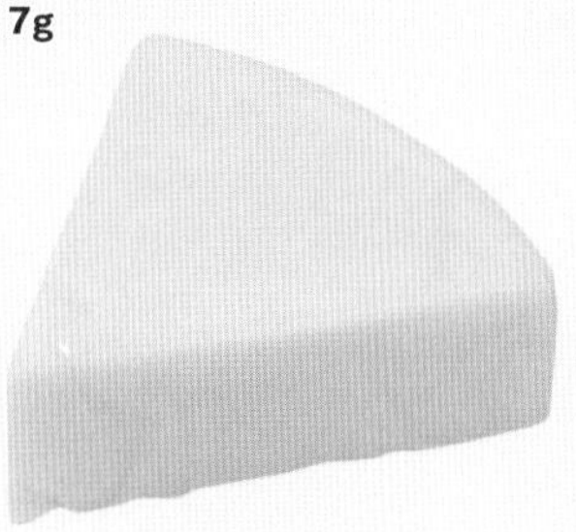

エネルギー	53kcal	カリウム	10mg
たんぱく質	3.9g	リン	124mg
水分	7.7g	食塩相当量	0.5g

スライスチーズ

1枚 16g

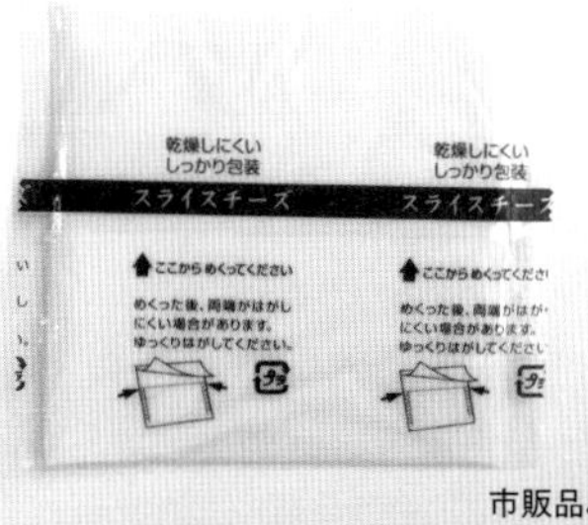

市販品より算出

エネルギー	48kcal	カリウム	18mg
たんぱく質	3.4g	リン	85mg
水分	8.2g	食塩相当量	0.3g

ピザ用チーズ

30g

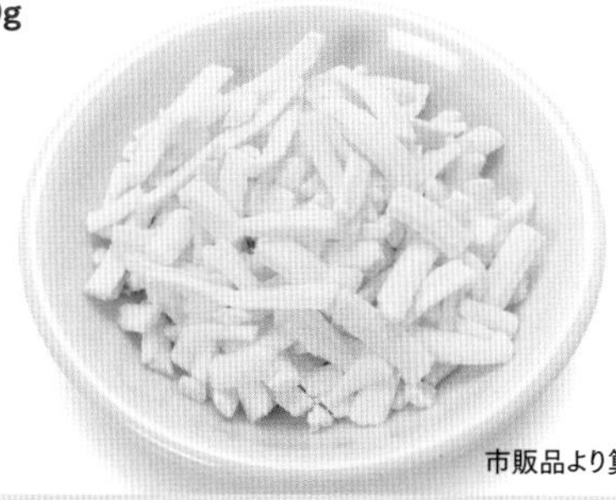

市販品より算出

エネルギー	117kcal	カリウム	18mg
たんぱく質	7.4g	リン	143mg
水分	11.8g	食塩相当量	0.5g

カッテージチーズ

30g

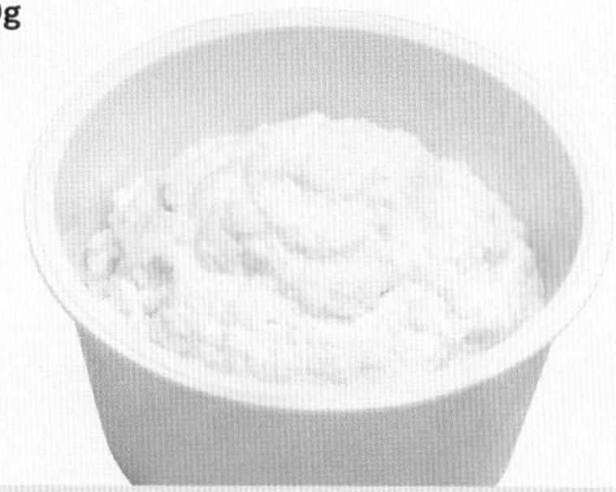

エネルギー	30kcal	カリウム	15mg
たんぱく質	4g	リン	39mg
水分	23.7g	食塩相当量	0.3g

カマンベールチーズ

15g

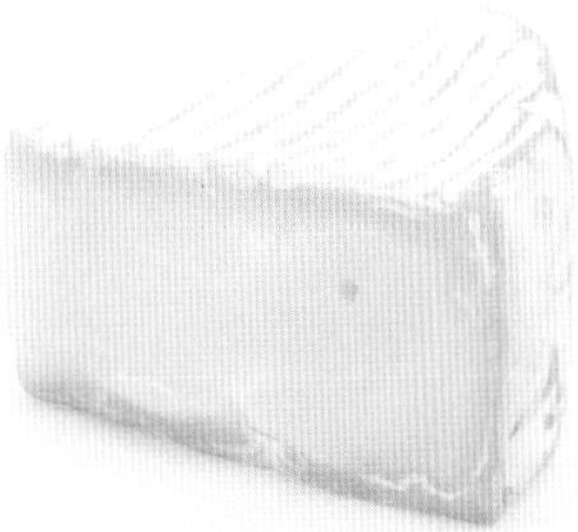

エネルギー	44kcal	カリウム	18mg
たんぱく質	2.9g	リン	50mg
水分	7.8g	食塩相当量	0.3g

クリームチーズ

30g

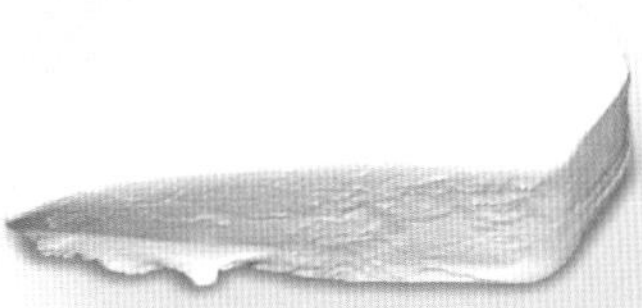

エネルギー	94kcal	カリウム	21mg
たんぱく質	2.5g	リン	26mg
水分	16.7g	食塩相当量	0.2g

チェダーチーズ
30g

エネルギー	117kcal	カリウム	26mg
たんぱく質	7.7g	リン	150mg
水分	10.6g	食塩相当量	0.6g

パルメザンチーズ
10g

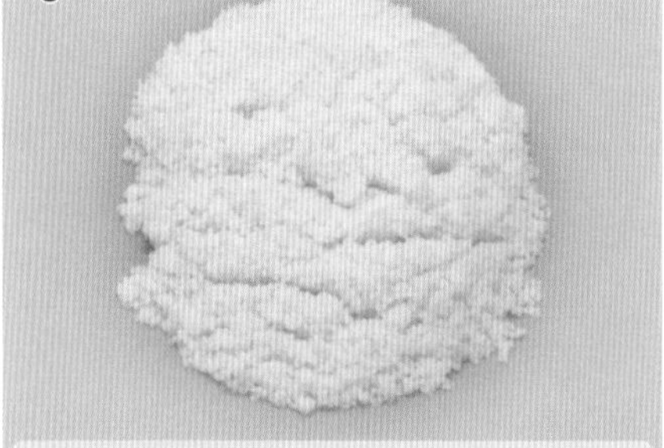

エネルギー	45kcal	カリウム	12mg
たんぱく質	4.4g	リン	85mg
水分	1.5g	食塩相当量	0.4g

モッツァレラチーズ
1個 100g

エネルギー	269kcal	カリウム	20mg
たんぱく質	18.4g	リン	260mg
水分	56.3g	食塩相当量	0.2g

ラクトアイス（低脂肪）
100g

エネルギー	108kcal	カリウム	80mg
たんぱく質	1.8g	リン	45mg
水分	75.2g	食塩相当量	0.1g

ゴーダチーズ
30g

エネルギー	107kcal	カリウム	23mg
たんぱく質	7.7g	リン	147mg
水分	12g	食塩相当量	0.6g

アイスミルク
100g

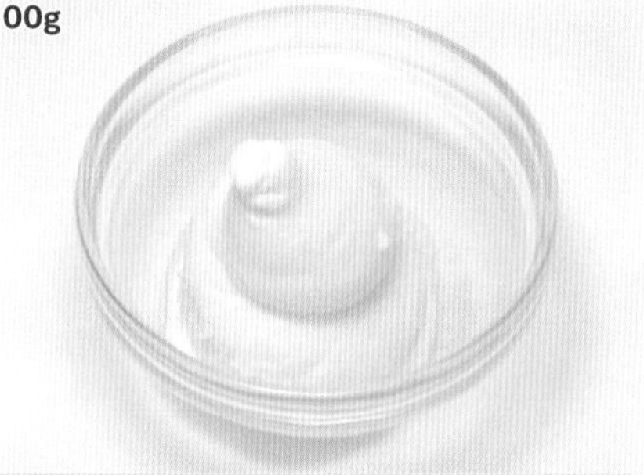

エネルギー	167kcal	カリウム	140mg
たんぱく質	3.4g	リン	100mg
水分	65.6g	食塩相当量	0.2g

ソフトクリーム
1食 130g

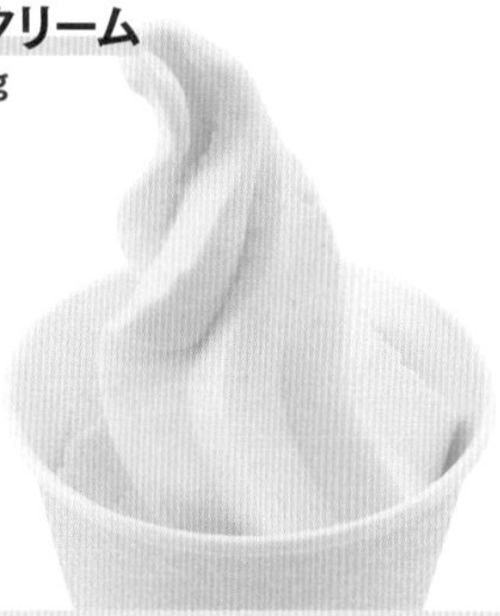

エネルギー	190kcal	カリウム	247mg
たんぱく質	4.9g	リン	143mg
水分	90.5g	食塩相当量	0.3g

鶏卵
全卵 52g

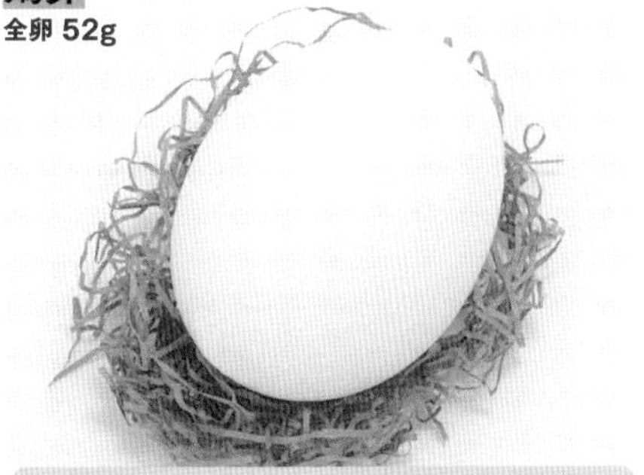

エネルギー	74 kcal	カリウム	68 mg
たんぱく質	6.3 g	リン	88 mg
水分	39 g	食塩相当量	0.2 g

鶏卵（ゆで）
1個正味 50g

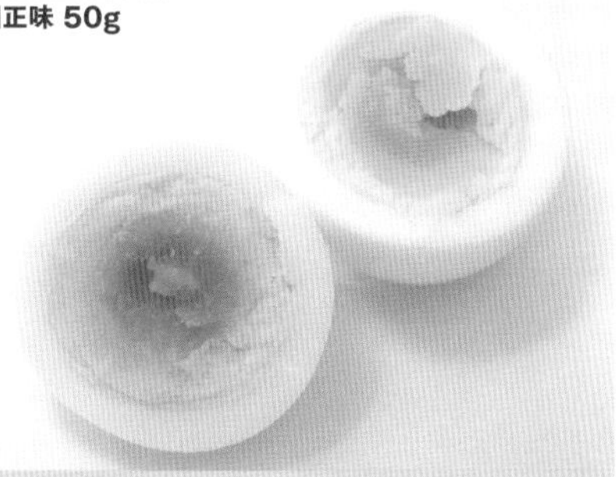

エネルギー	70 kcal	カリウム	68 mg
たんぱく質	6.5 g	リン	88 mg
水分	39.9 g	食塩相当量	0.2 g

卵黄
17g

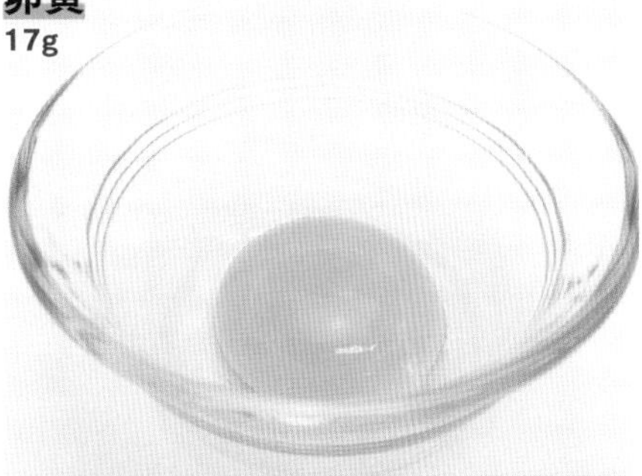

エネルギー	57 kcal	カリウム	17 mg
たんぱく質	2.8 g	リン	92 mg
水分	8.4 g	食塩相当量	0.02 g

卵白
35g

エネルギー	15 kcal	カリウム	49 mg
たんぱく質	3.5 g	リン	4 mg
水分	30.9 g	食塩相当量	0.2 g

うずら卵
1個 10g

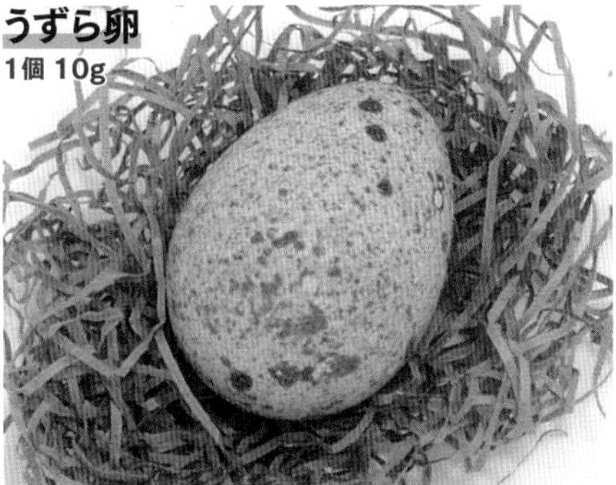

エネルギー	16 kcal	カリウム	15 mg
たんぱく質	1.3 g	リン	22 mg
水分	7.3 g	食塩相当量	0.03 g

うずら卵　水煮缶詰
1個 10g

エネルギー	18 kcal	カリウム	3 mg
たんぱく質	1.1 g	リン	16 mg
水分	7.3 g	食塩相当量	0.1 g

あおさ（素干し）

5g

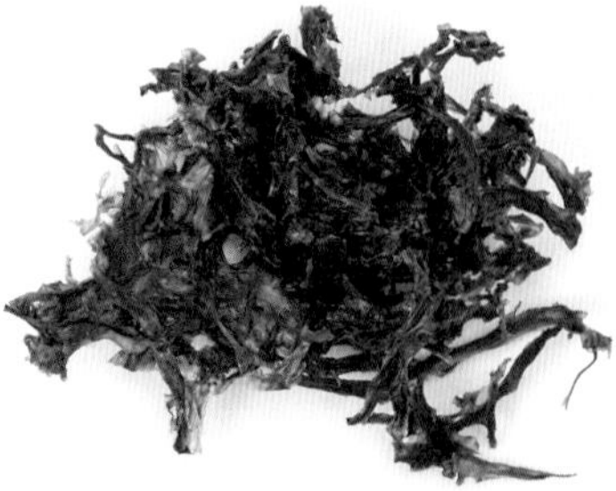

エネルギー	10kcal	カリウム	160mg
たんぱく質	1.1g	リン	8mg
水分	0.8g	食塩相当量	0.5g

あおのり（素干し・粉）

小さじ1杯 0.9g

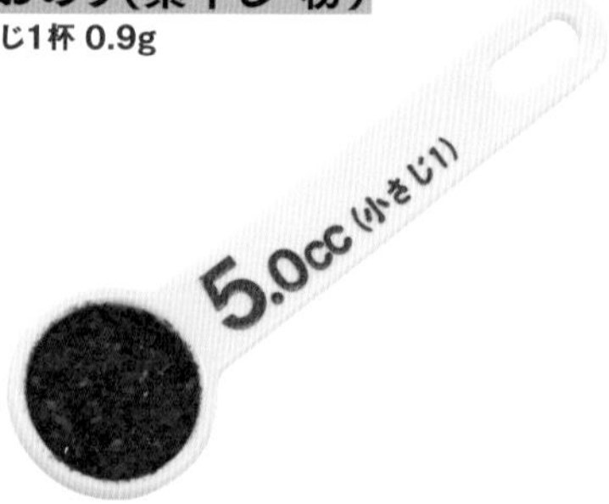

エネルギー	2kcal	カリウム	23mg
たんぱく質	0.3g	リン	4mg
水分	0.1g	食塩相当量	0.1g

角寒天（乾燥）

1本 8g

エネルギー	13kcal	カリウム	4mg
たんぱく質	0.2g	リン	3mg
水分	1.6g	食塩相当量	0.02g

くらげ（塩蔵・塩抜き）

20g

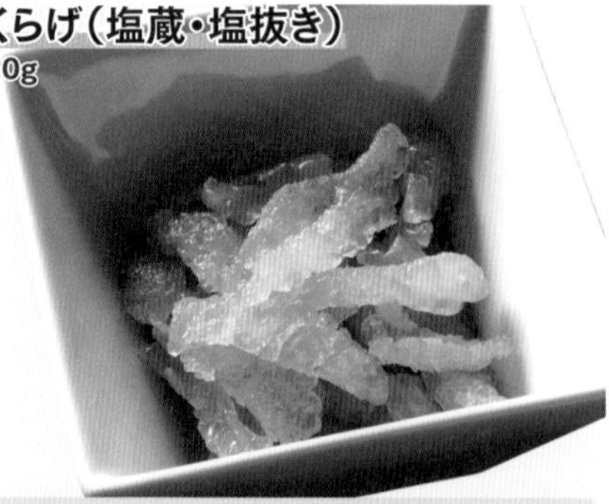

エネルギー	4kcal	カリウム	0.2mg
たんぱく質	1g	リン	5mg
水分	18.8g	食塩相当量	0.1g

こんぶ（素干し）

5g

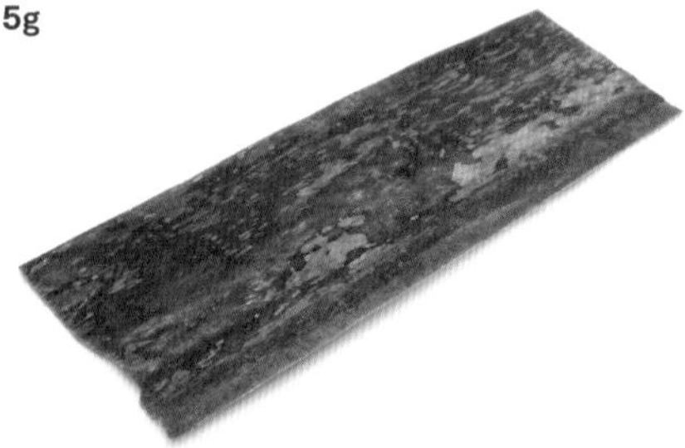

エネルギー	9kcal	カリウム	305mg
たんぱく質	0.3g	リン	9mg
水分	0.5g	食塩相当量	0.3g

削りこんぶ

5g

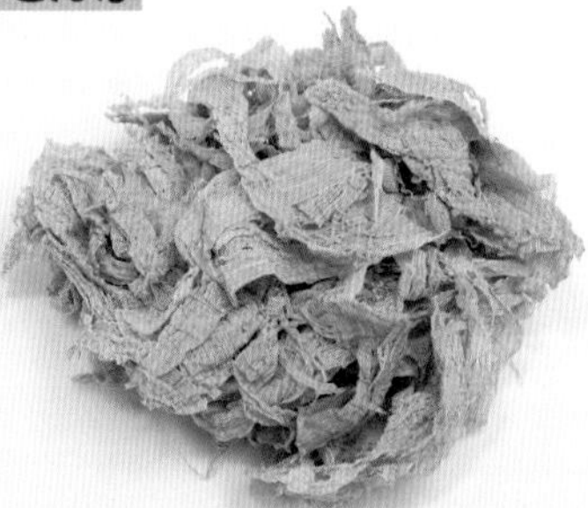

エネルギー	9kcal	カリウム	240mg
たんぱく質	0.3g	リン	10mg
水分	1.2g	食塩相当量	0.3g

塩こんぶ
5g

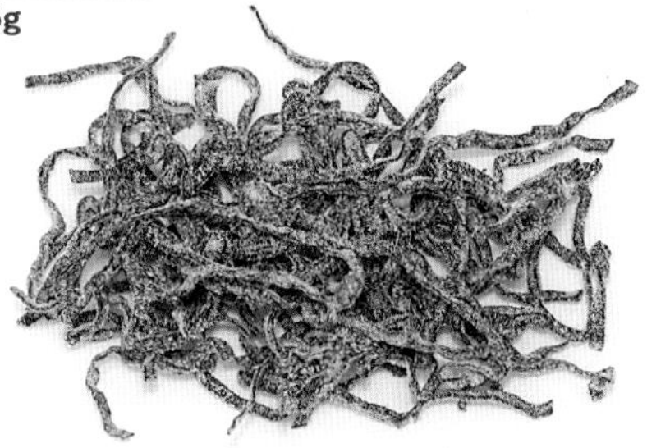

エネルギー	10kcal	カリウム	90mg
たんぱく質	0.8g	リン	9mg
水分	1.2g	食塩相当量	0.9g

ところてん（成分値に調味料含めず）
100g

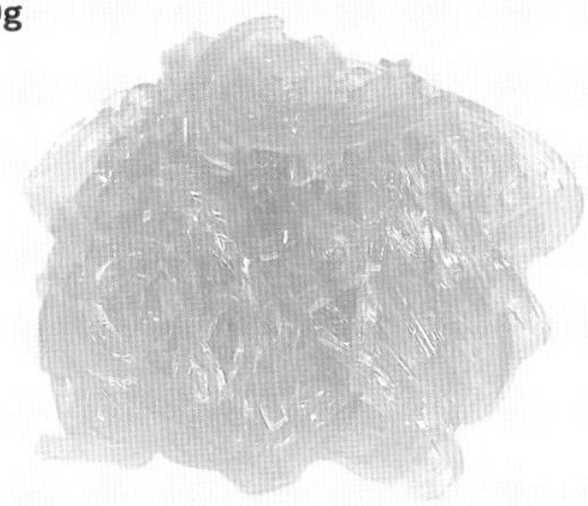

エネルギー	2kcal	カリウム	2mg
たんぱく質	0.2g	リン	1mg
水分	99.1g	食塩相当量	0g

干しひじき
5g

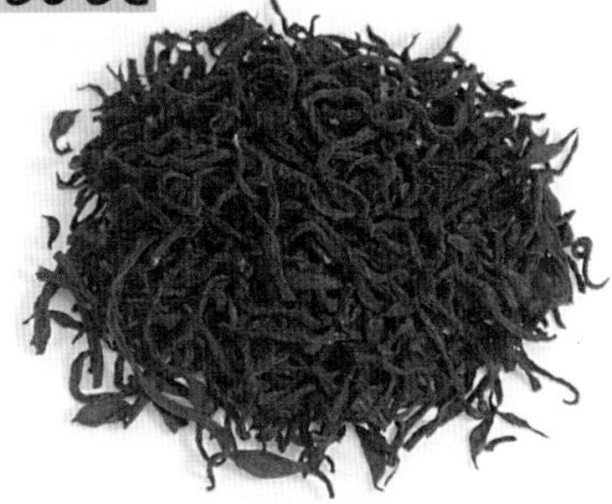

エネルギー	9kcal	カリウム	320mg
たんぱく質	0.5g	リン	5mg
水分	0.3g	食塩相当量	0.2g

もずく（塩蔵・塩抜き）
50g

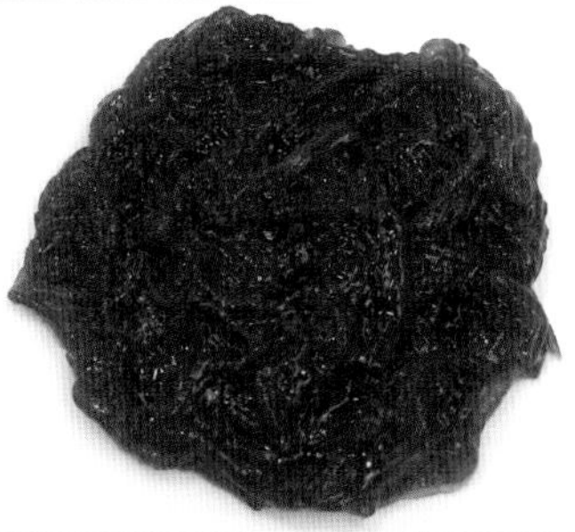

エネルギー	2kcal	カリウム	1mg
たんぱく質	0.1g	リン	1mg
水分	48.9g	食塩相当量	0.1g

わかめ（湯通し塩蔵・塩抜き）
20g

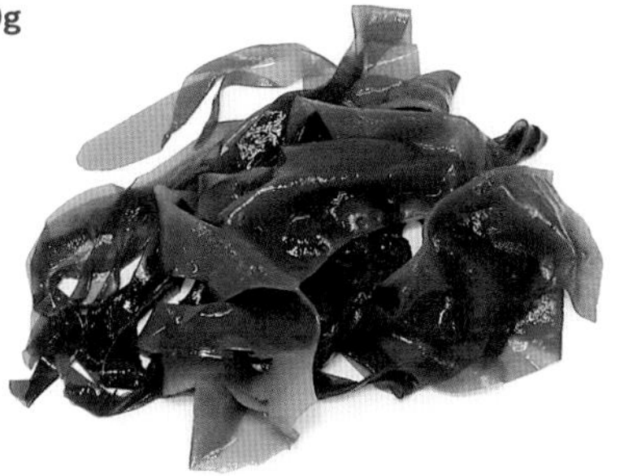

エネルギー	3kcal	カリウム	2mg
たんぱく質	0.3g	リン	6mg
水分	18.7g	食塩相当量	0.3g

カットわかめ（乾燥）
5g

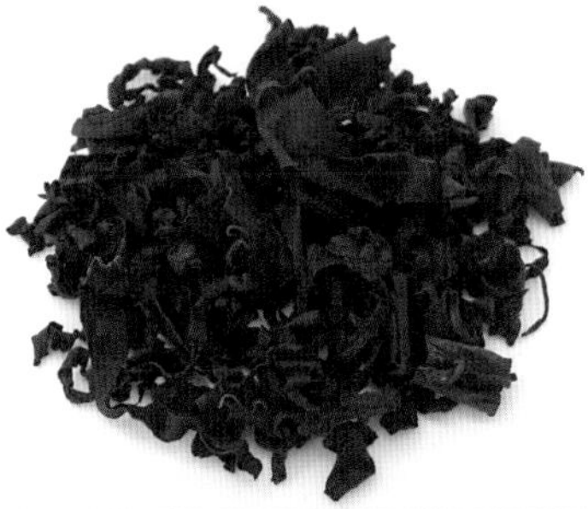

エネルギー	9kcal	カリウム	22mg
たんぱく質	0.9g	リン	15mg
水分	0.5g	食塩相当量	1.2g

めかぶわかめ

1パック 50g

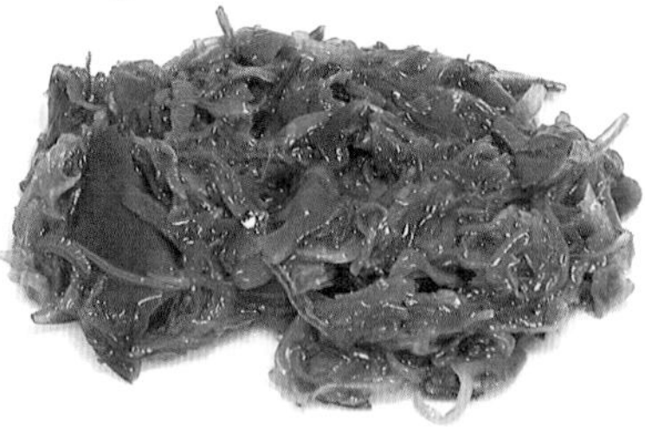

エネルギー	7 kcal	カリウム	44 mg
たんぱく質	0.5 g	リン	13 mg
水分	47.1 g	食塩相当量	0.2 g

茎わかめ（塩蔵・塩抜き）

10g

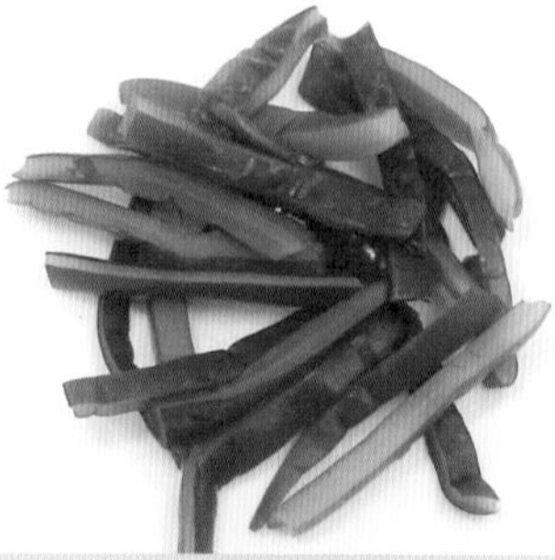

エネルギー	2 kcal	カリウム	9 mg
たんぱく質	0.1 g	リン	3 mg
水分	8.5 g	食塩相当量	0.8 g

焼きのり

全形1枚 3g

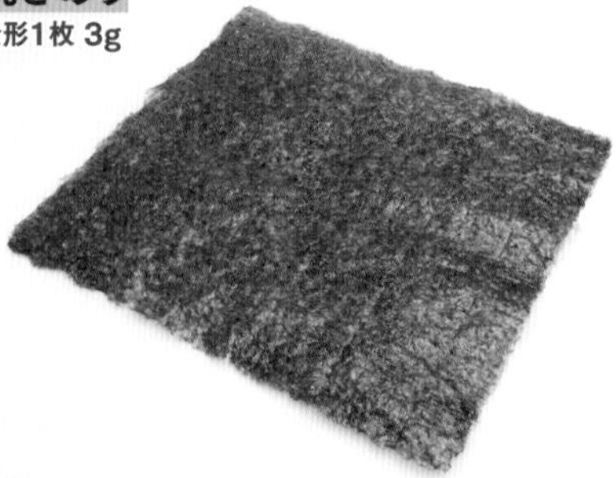

エネルギー	9 kcal	カリウム	72 mg
たんぱく質	1.2 g	リン	21 mg
水分	0.1 g	食塩相当量	0.04 g

味付けのり

1袋 2g

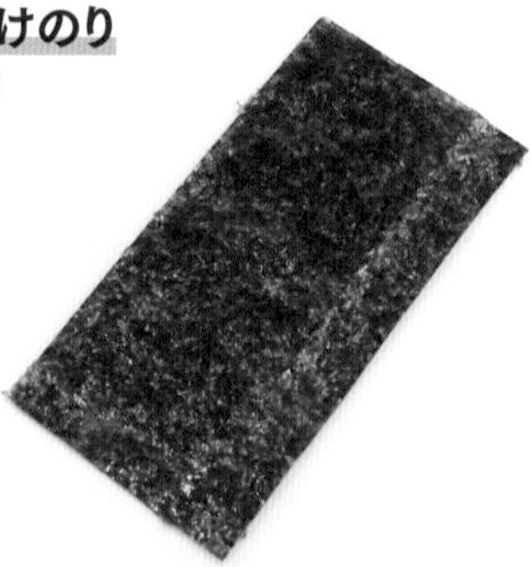

エネルギー	6 kcal	カリウム	54 mg
たんぱく質	0.8 g	リン	14 mg
水分	0.1 g	食塩相当量	0.1 g

のり佃煮

大さじ1杯 20g

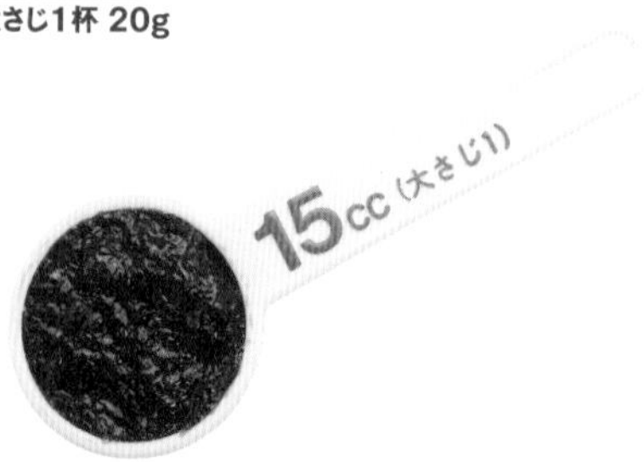

エネルギー	30 kcal	カリウム	32 mg
たんぱく質	2.9 g	リン	13 mg
水分	11.3 g	食塩相当量	0.3 g

海ブドウ

30g

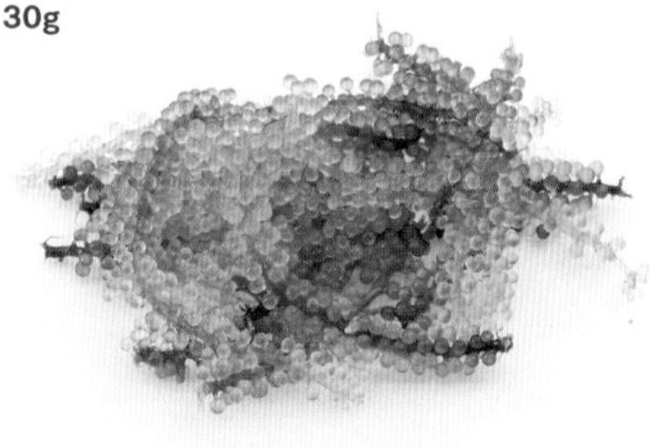

エネルギー	2 kcal	カリウム	12 mg
たんぱく質	0.2 g	リン	3 mg
水分	29.1 g	食塩相当量	0.2 g

アボカド
1個正味 180g

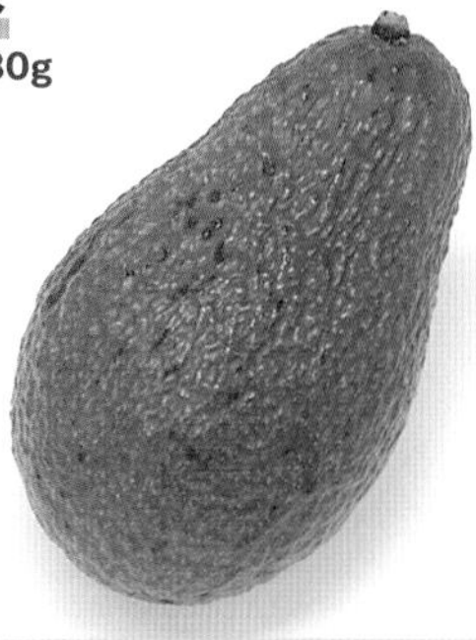

エネルギー	317 kcal	カリウム	1062 mg
たんぱく質	3.8 g	リン	94 mg
水分	128.3 g	食塩相当量	0 g

いちご
1個 15g

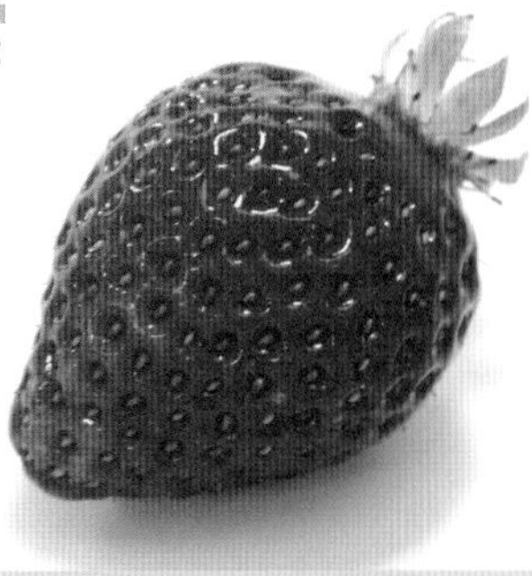

エネルギー	5 kcal	カリウム	26 mg
たんぱく質	0.1 g	リン	5 mg
水分	13.5 g	食塩相当量	0 g

いちじく
1個 50g

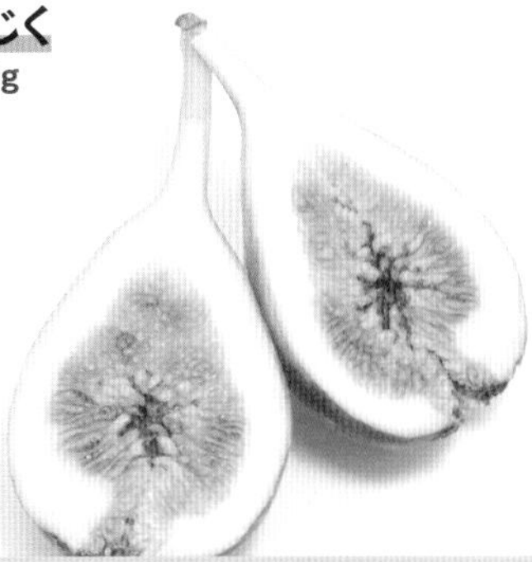

エネルギー	29 kcal	カリウム	85 mg
たんぱく質	0.3 g	リン	8 mg
水分	42.3 g	食塩相当量	0 g

柿
1個 180g

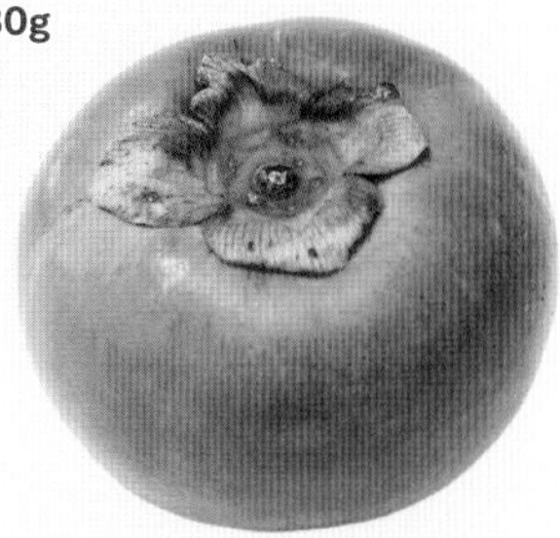

エネルギー	113 kcal	カリウム	306 mg
たんぱく質	0.7 g	リン	25 mg
水分	149.6 g	食塩相当量	0 g

キウイフルーツ
1個 90g

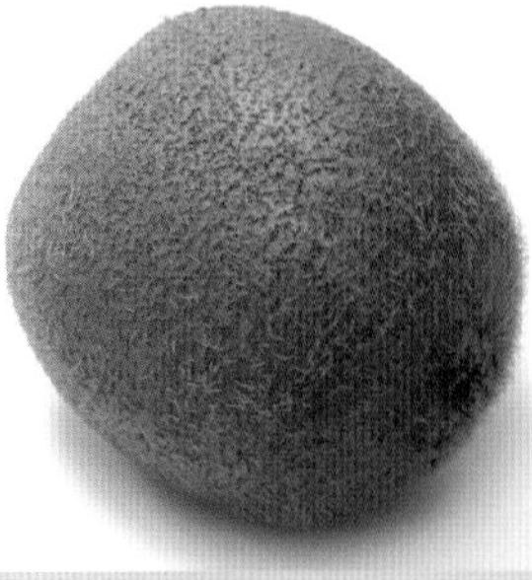

エネルギー	46 kcal	カリウム	270 mg
たんぱく質	0.9 g	リン	27 mg
水分	76.2 g	食塩相当量	0 g

グレープフルーツ
1/2個 100g

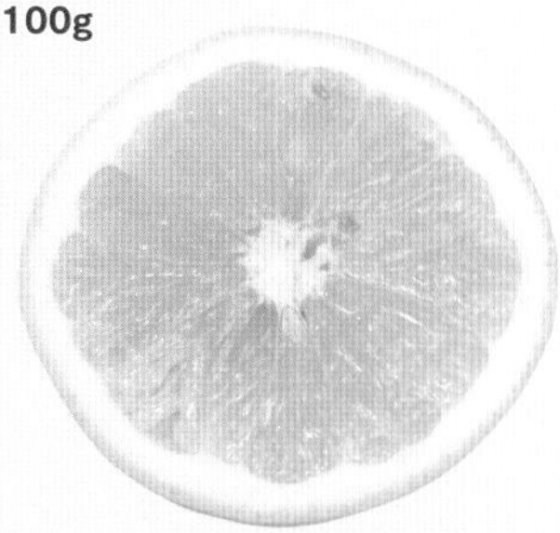

エネルギー	40 kcal	カリウム	140 mg
たんぱく質	0.9 g	リン	17 mg
水分	89 g	食塩相当量	0 g

さくらんぼ（国産）

5個 30g

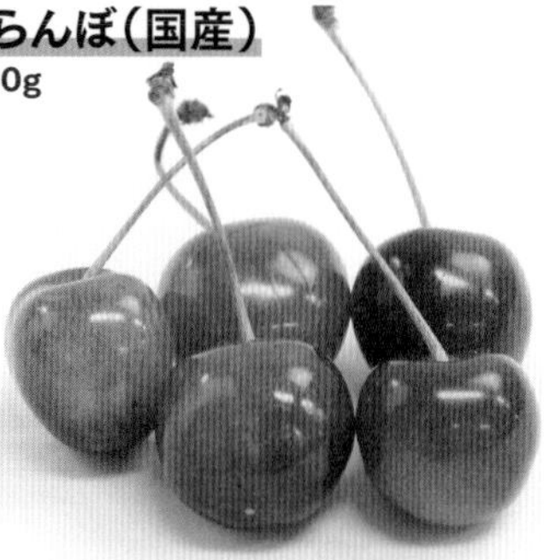

エネルギー	19 kcal	カリウム	63 mg
たんぱく質	0.3 g	リン	5 mg
水分	24.9 g	食塩相当量	0 g

さくらんぼ（米国産）

5個 40g

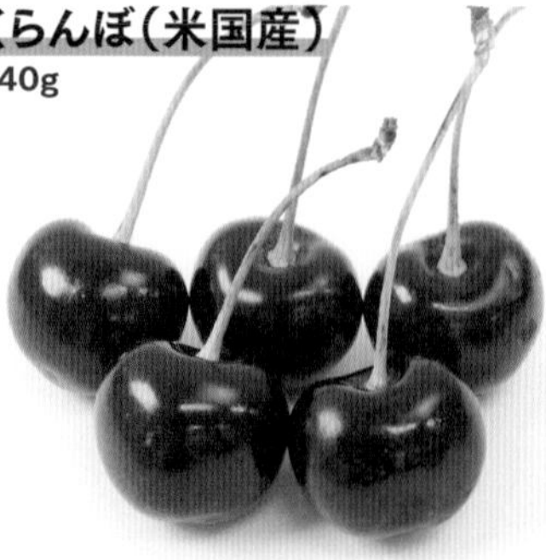

エネルギー	26 kcal	カリウム	104 mg
たんぱく質	0.5 g	リン	9 mg
水分	32.4 g	食塩相当量	0 g

すいか

100g

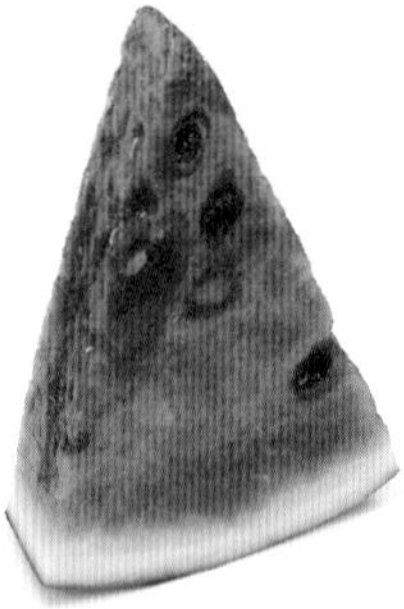

エネルギー	41 kcal	カリウム	120 mg
たんぱく質	0.6 g	リン	8 mg
水分	89.6 g	食塩相当量	0 g

なし

1個 250g

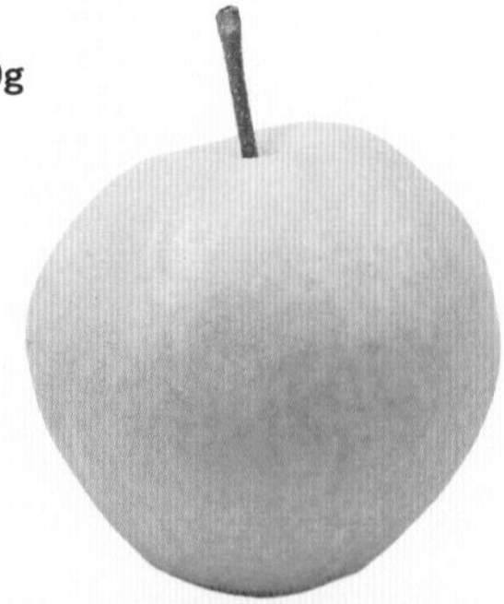

エネルギー	95 kcal	カリウム	350 mg
たんぱく質	0.8 g	リン	28 mg
水分	220 g	食塩相当量	0 g

洋なし

1個 220g

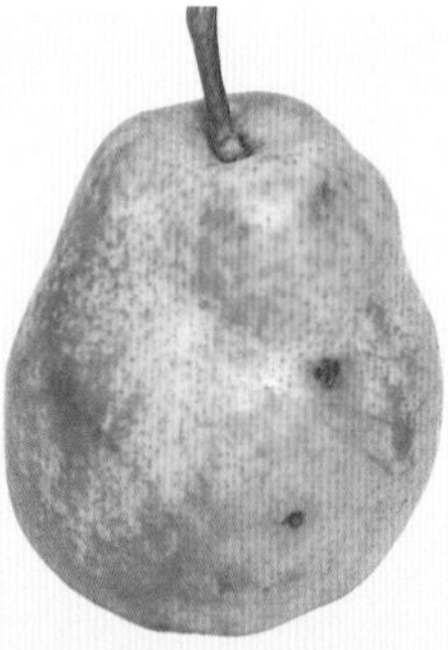

エネルギー	106 kcal	カリウム	308 mg
たんぱく質	0.7 g	リン	29 mg
水分	186.8 g	食塩相当量	0 g

いよかん

1個 150g

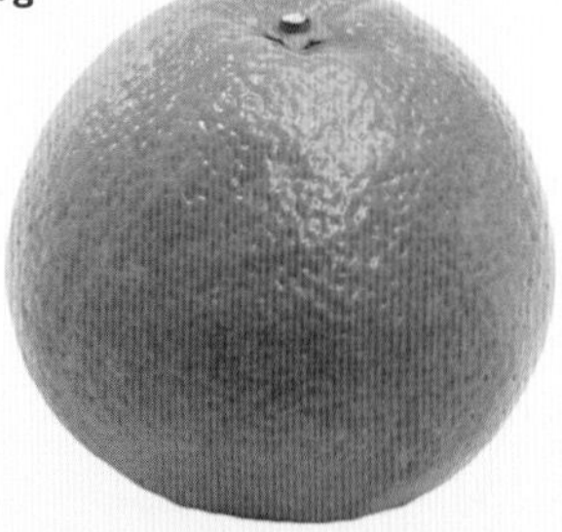

エネルギー	75 kcal	カリウム	285 mg
たんぱく質	1.3 g	リン	27 mg
水分	130.1 g	食塩相当量	0 g

バナナ
1本 90g

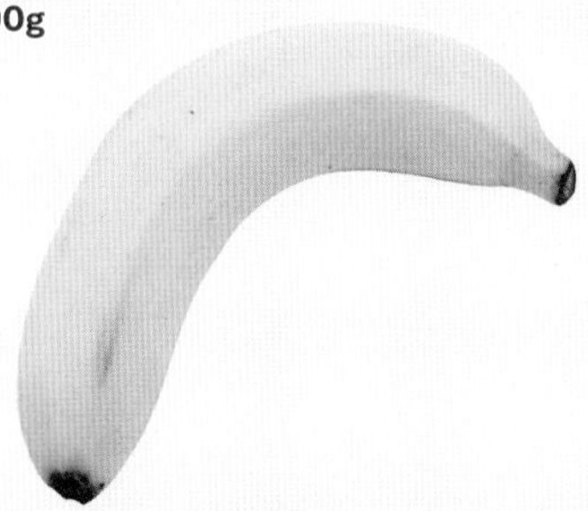

エネルギー	84kcal	カリウム	324mg
たんぱく質	1g	リン	24mg
水分	67.9g	食塩相当量	0g

ぶどう（デラウェア）
1房 130g

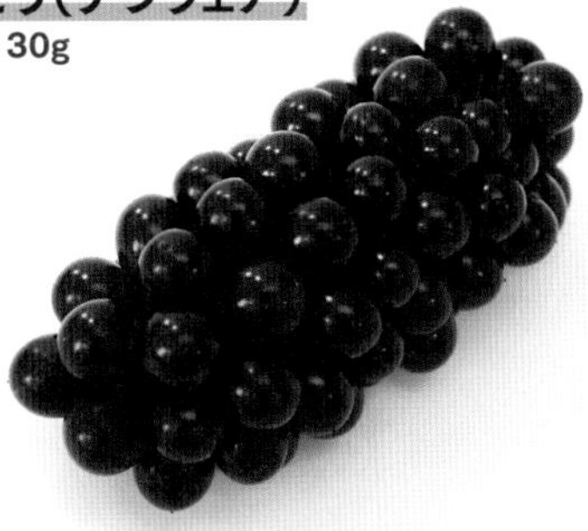

エネルギー	75kcal	カリウム	169mg
たんぱく質	0.5g	リン	20mg
水分	108.6g	食塩相当量	0g

ブルーベリー
100g

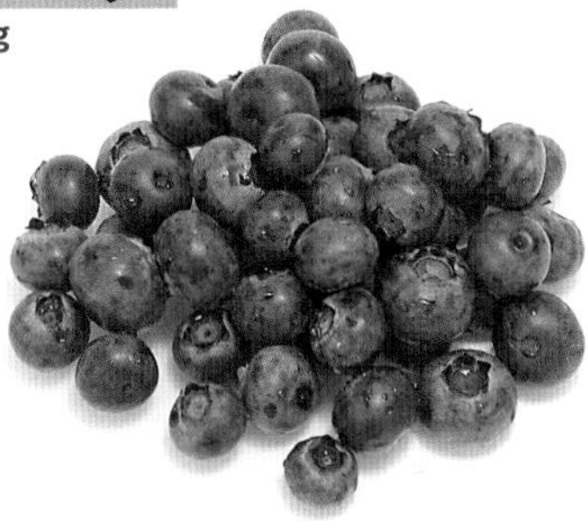

エネルギー	48kcal	カリウム	70mg
たんぱく質	0.5g	リン	9mg
水分	86.4g	食塩相当量	0g

びわ
1個 50g

エネルギー	21kcal	カリウム	80mg
たんぱく質	0.2g	リン	5mg
水分	44.3g	食塩相当量	0g

プラム
1個 80g

エネルギー	37kcal	カリウム	120mg
たんぱく質	0.5g	リン	11mg
水分	70.9g	食塩相当量	0g

ぶどう（マスカット）
5粒 45g

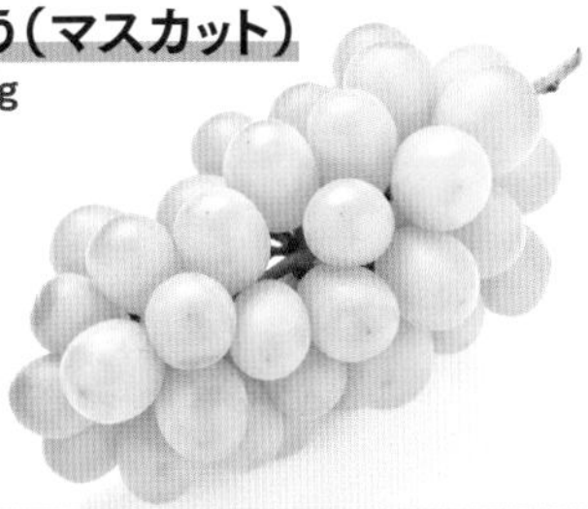

エネルギー	31kcal	カリウム	99mg
たんぱく質	0.3g	リン	10mg
水分	36.8g	食塩相当量	0g

マンゴー
1/2個 100g

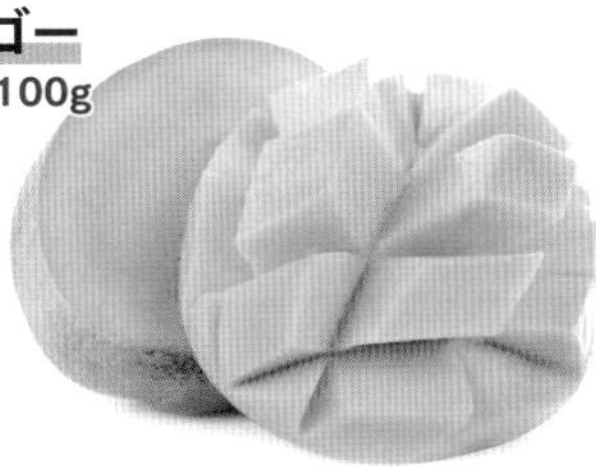

エネルギー	68kcal	カリウム	170mg
たんぱく質	0.6g	リン	12mg
水分	82g	食塩相当量	0g

ライチ
1個 15g

エネルギー	9kcal	カリウム	26mg
たんぱく質	0.2g	リン	3mg
水分	12.3g	食塩相当量	0g

オレンジ

1個 130g

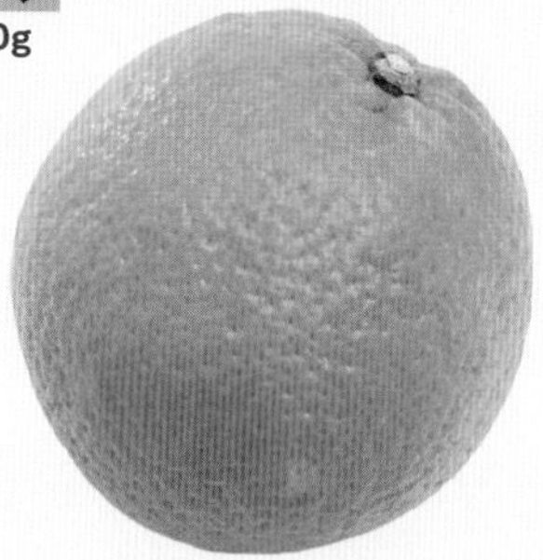

エネルギー	62kcal	カリウム	234mg
たんぱく質	1.2g	リン	29mg
水分	112.8g	食塩相当量	0g

きんかん

1個 17g

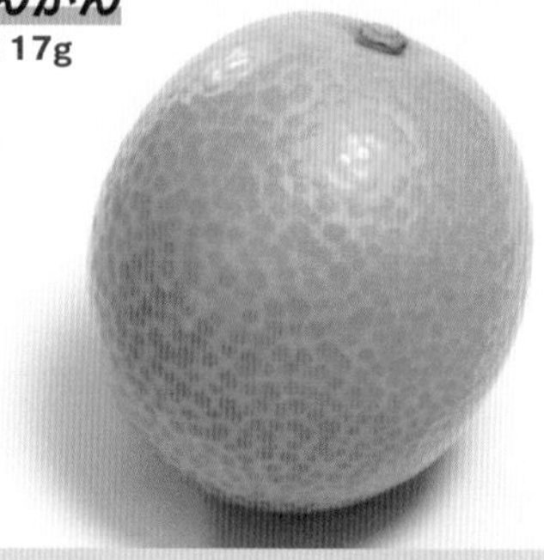

エネルギー	11kcal	カリウム	31mg
たんぱく質	0.1g	リン	2mg
水分	13.7g	食塩相当量	0g

メロン

1/6個 130g

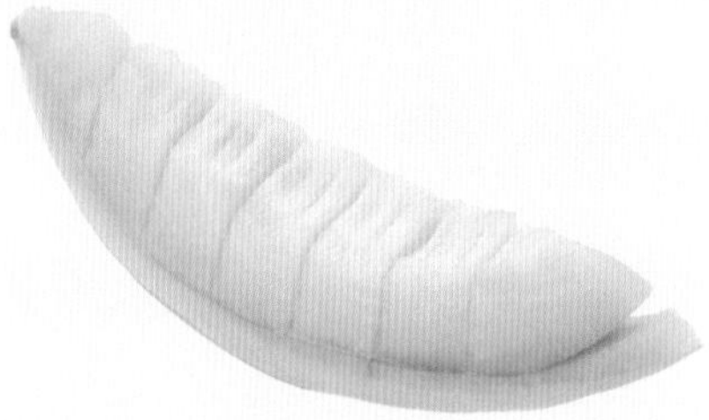

エネルギー	59kcal	カリウム	455mg
たんぱく質	1.3g	リン	17mg
水分	114.3g	食塩相当量	0g

もも

1個 170g

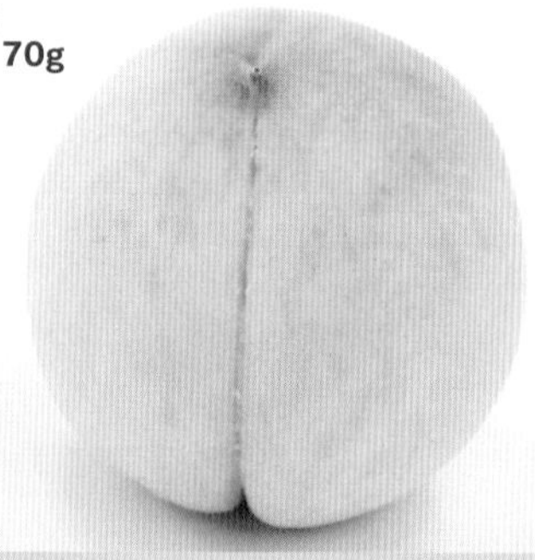

エネルギー	65kcal	カリウム	306mg
たんぱく質	1g	リン	31mg
水分	150.8g	食塩相当量	0g

ゆず

1個 65g

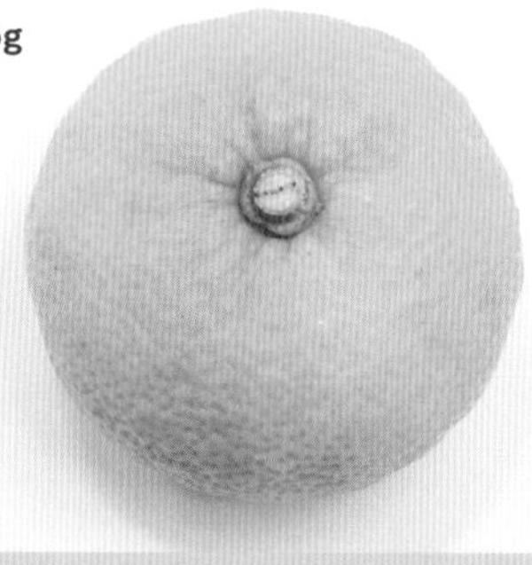

エネルギー	28kcal	カリウム	109mg
たんぱく質	0.6g	リン	6mg
水分	56.5g	食塩相当量	0g

みかん

1個 80g

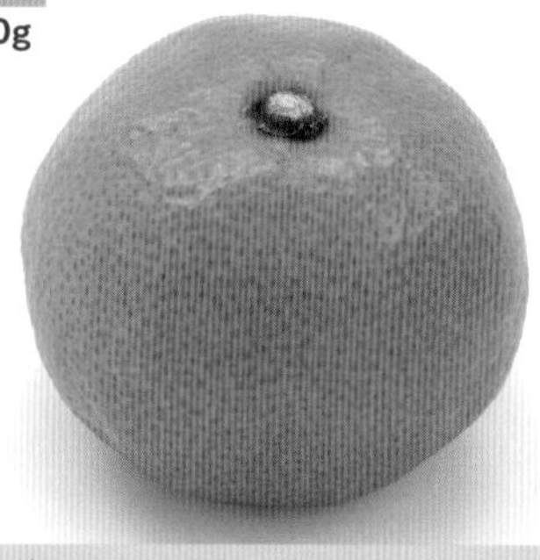

エネルギー	39kcal	カリウム	120mg
たんぱく質	0.6g	リン	12mg
水分	69.5g	食塩相当量	0g

りんご（皮つき）
1個 200g

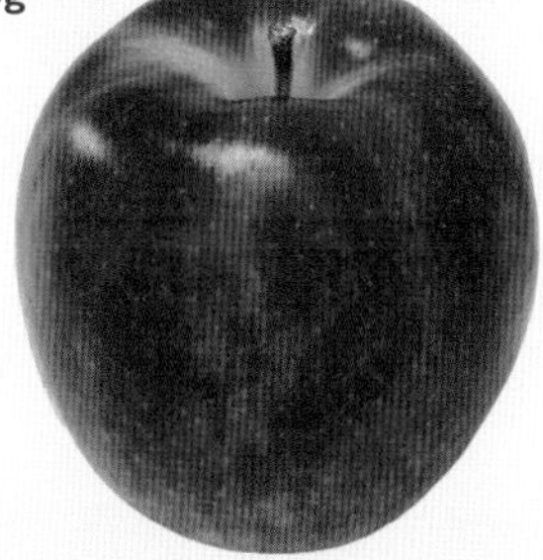

エネルギー	112kcal	カリウム	240mg
たんぱく質	0.4g	リン	24mg
水分	166.2g	食塩相当量	0g

レモン
1個 100g

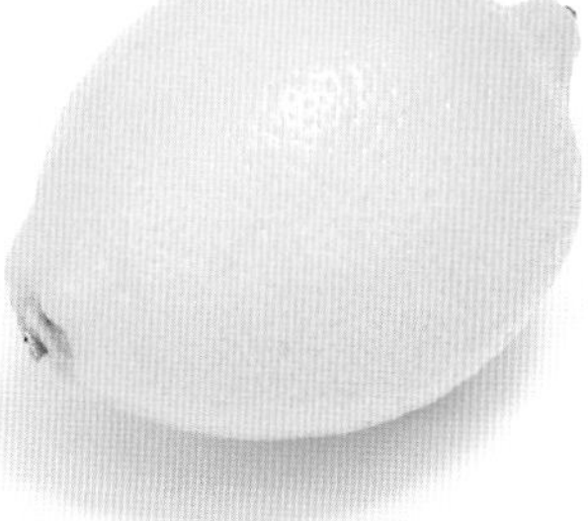

エネルギー	43kcal	カリウム	130mg
たんぱく質	0.9g	リン	15mg
水分	85.3g	食塩相当量	0g

干しあんず
1個 8g

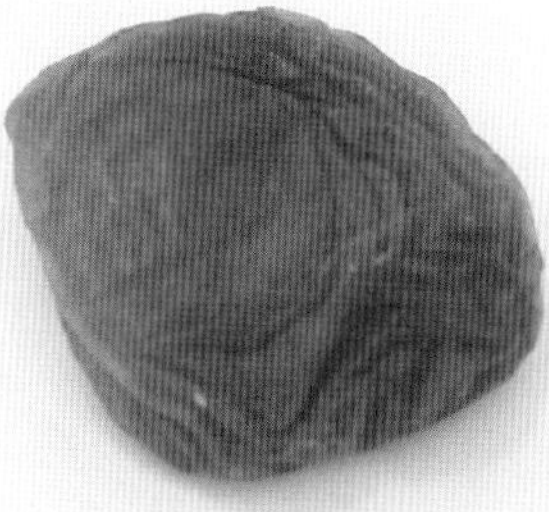

エネルギー	23.7kcal	カリウム	104mg
たんぱく質	0.7g	リン	10mg
水分	1.3g	食塩相当量	0g

プルーン（ドライ）
1個 10g

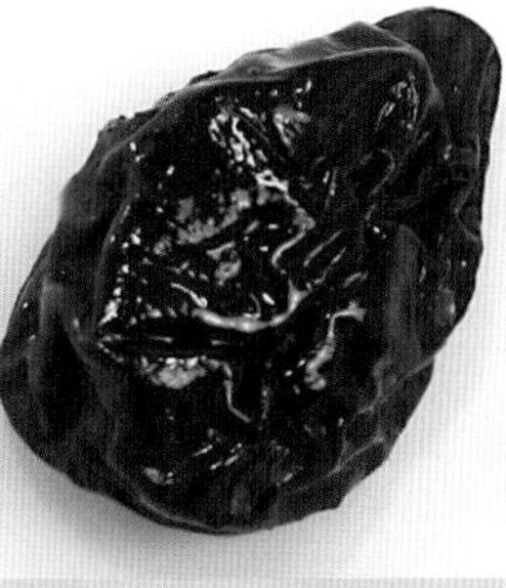

エネルギー	21kcal	カリウム	73mg
たんぱく質	0.2g	リン	7mg
水分	3.3g	食塩相当量	0g

レーズン
10g

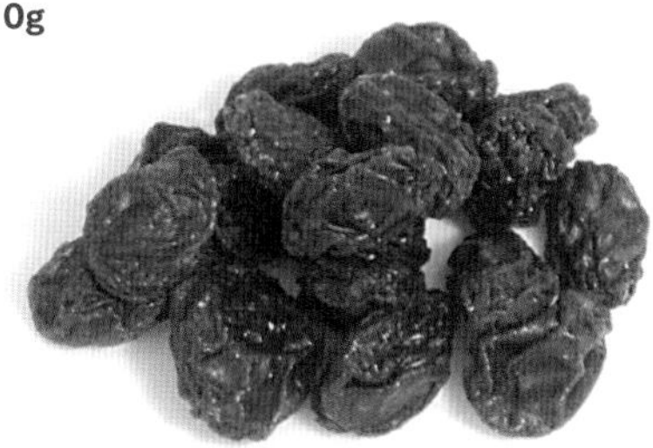

エネルギー	32kcal	カリウム	74mg
たんぱく質	0.3g	リン	9mg
水分	1.5g	食塩相当量	0g

干し柿
1個 50g

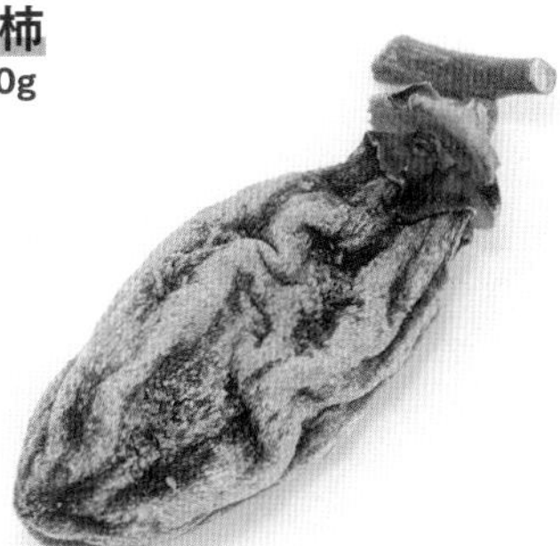

エネルギー	137kcal	カリウム	335mg
たんぱく質	0.8g	リン	31mg
水分	12g	食塩相当量	0g

干しいちじく
1個 20g

エネルギー	54 kcal	カリウム	168 mg
たんぱく質	0.6 g	リン	15 mg
水分	3.6 g	食塩相当量	0.04 g

バナナ（乾燥）
30g

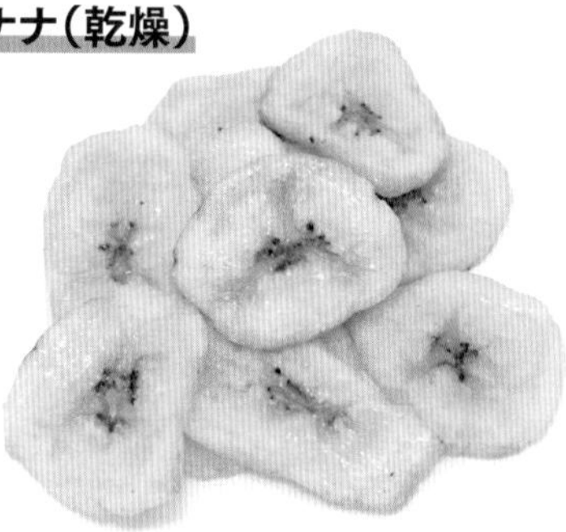

エネルギー	94 kcal	カリウム	390 mg
たんぱく質	1.1 g	リン	25 mg
水分	4.3 g	食塩相当量	0 g

パイナップル（缶詰）
1枚 40g

エネルギー	30 kcal	カリウム	48 mg
たんぱく質	0.2 g	リン	3 mg
水分	31.6 g	食塩相当量	0 g

洋なし（缶詰）
1/2個 60g

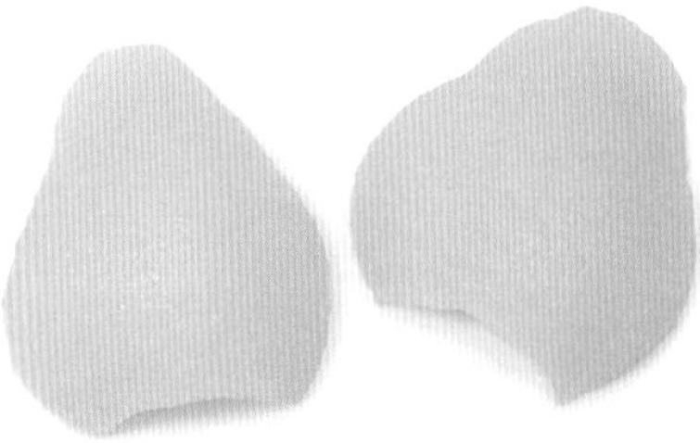

エネルギー	47 kcal	カリウム	33 mg
たんぱく質	0.1 g	リン	3 mg
水分	47.4 g	食塩相当量	0 g

みかん（缶詰）
30g

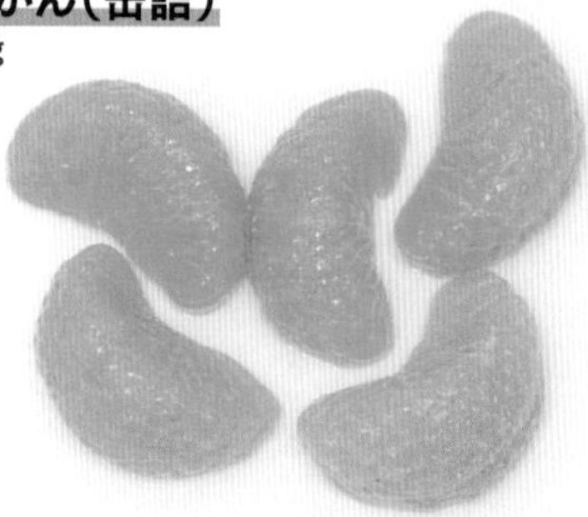

エネルギー	19 kcal	カリウム	23 mg
たんぱく質	0.2 g	リン	2 mg
水分	25.1 g	食塩相当量	0 g

もも（缶詰）
60g

エネルギー	49 kcal	カリウム	48 mg
たんぱく質	0.3 g	リン	5 mg
水分	47.1 g	食塩相当量	0 g

いちごジャム
大さじ1杯 21g

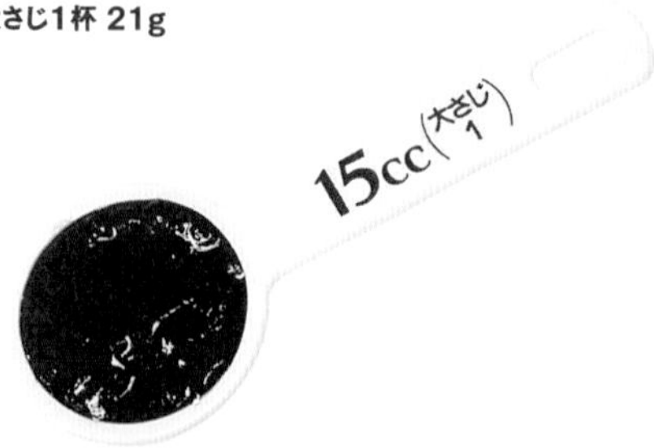

エネルギー	53 kcal	カリウム	14 mg
たんぱく質	0.1 g	リン	3 mg
水分	7.6 g	食塩相当量	0 g

オレンジマーマレード
大さじ1 21g

エネルギー	49 kcal	カリウム	6 mg
たんぱく質	0 g	リン	1 mg
水分	7.6 g	食塩相当量	0 g

ブルーベリージャム
大さじ1杯 21g

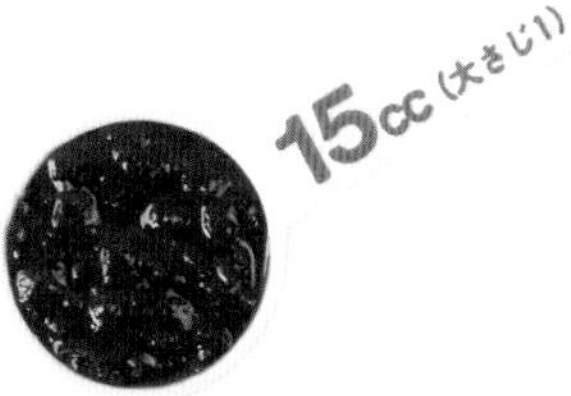

エネルギー	37kcal	カリウム	16mg
たんぱく質	0.1g	リン	3mg
水分	11.6g	食塩相当量	0g

ココナツミルク
100g

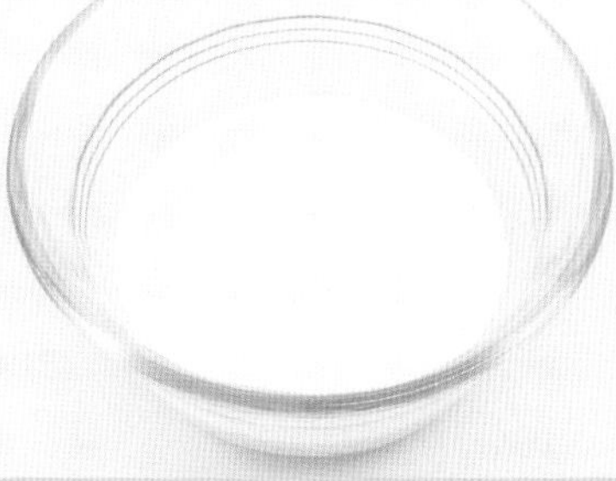

エネルギー	157kcal	カリウム	230mg
たんぱく質	1.9g	リン	49mg
水分	78.8g	食塩相当量	0g

アーモンド（素焼き）
10粒 15g

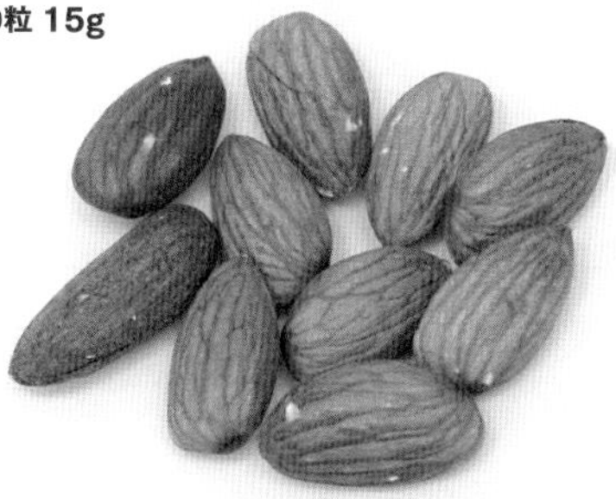

エネルギー	91kcal	カリウム	111mg
たんぱく質	3g	リン	72mg
水分	0.3g	食塩相当量	0g

梅干し
1個 8g

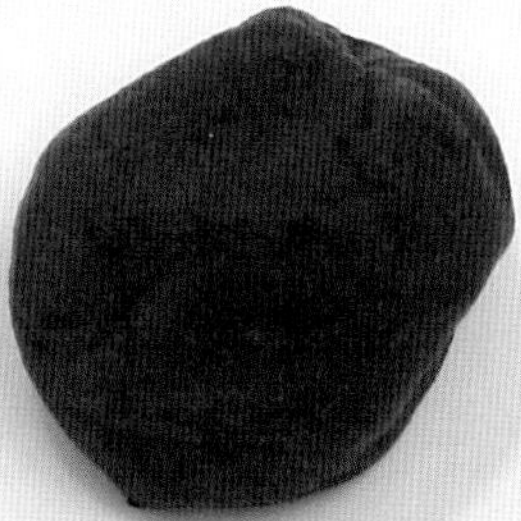

エネルギー	2kcal	カリウム	18mg
たんぱく質	0.1g	リン	2mg
水分	5.8g	食塩相当量	1.5g

カシューナッツ（フライ・味付け）
10粒 15g

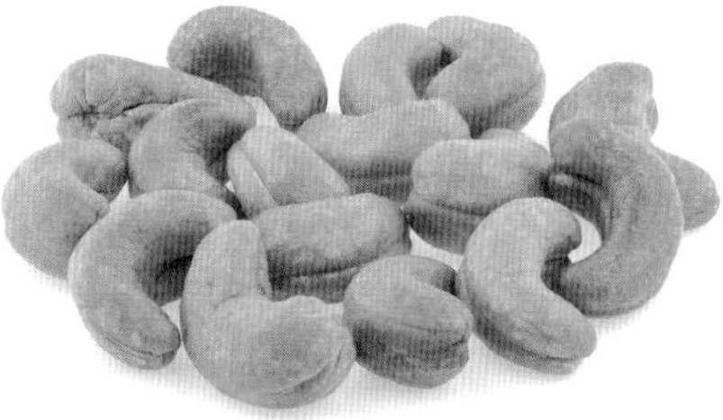

エネルギー	89kcal	カリウム	89mg
たんぱく質	3g	リン	74mg
水分	0.5g	食塩相当量	0.1g

ぎんなん
10粒 30g

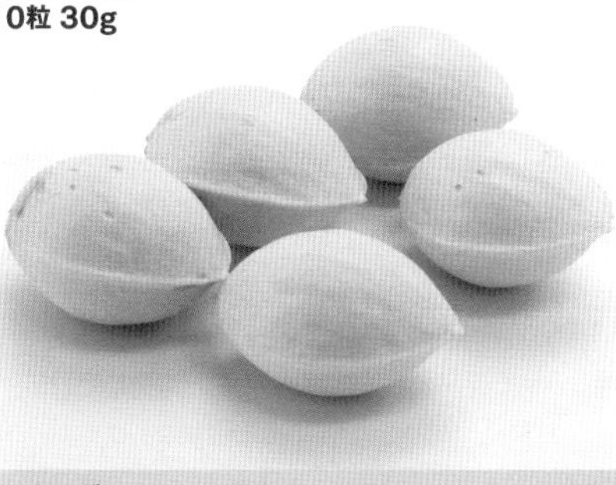

エネルギー	50kcal	カリウム	213mg
たんぱく質	1.4g	リン	36mg
水分	17.2g	食塩相当量	0g

栗（国産）
1個 15g

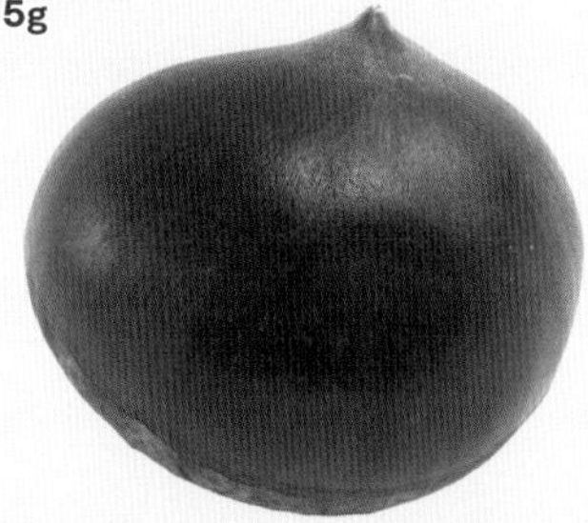

エネルギー	22kcal	カリウム	63mg
たんぱく質	0.4g	リン	11mg
水分	8.8g	食塩相当量	0g

栗（甘露煮）
1個 16g

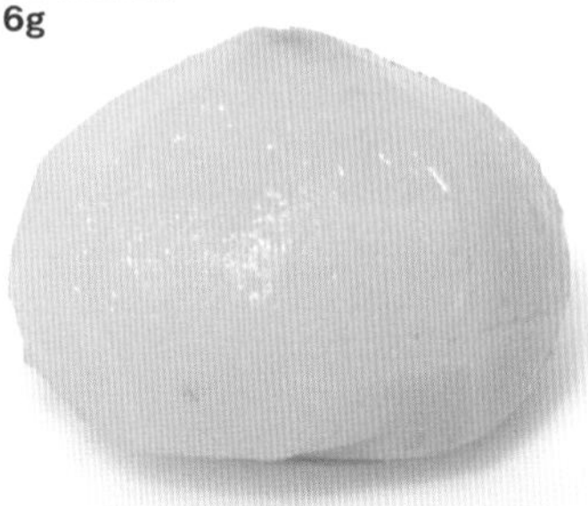

エネルギー	37kcal	カリウム	12mg
たんぱく質	0.3g	リン	4mg
水分	6.5g	食塩相当量	0g

栗（中国産あまぐり）
1個 5g

エネルギー	10kcal	カリウム	28mg
たんぱく質	0.2g	リン	6mg
水分	2.2g	食塩相当量	0g

ごま（いり）
大さじ1杯 6g

エネルギー	36kcal	カリウム	25mg
たんぱく質	1.2g	リン	34mg
水分	0.1g	食塩相当量	0g

くるみ（いり）
10粒 20g

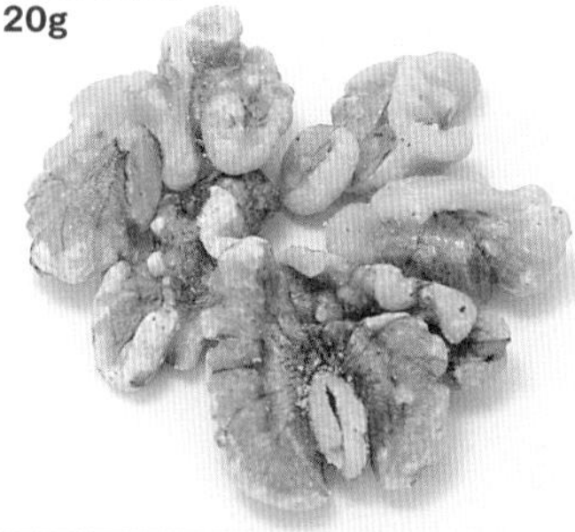

エネルギー	142kcal	カリウム	108mg
たんぱく質	2.9g	リン	56mg
水分	0.6g	食塩相当量	0g

ピーナッツ（いり）
10粒 15g

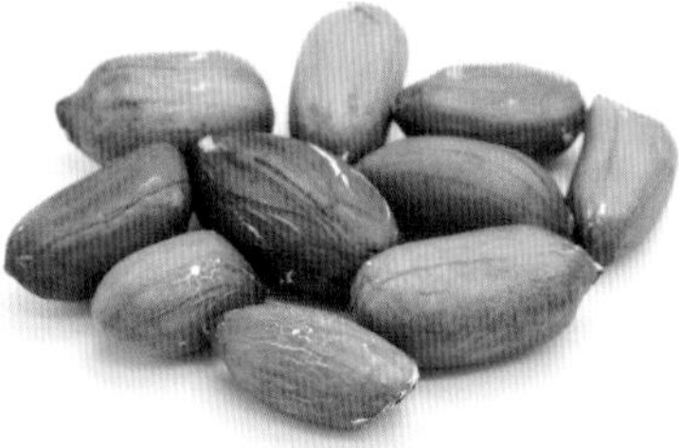

エネルギー	92kcal	カリウム	114mg
たんぱく質	3.8g	リン	59mg
水分	0.3g	食塩相当量	0g

ピスタチオ（いり）
10粒 8g

エネルギー	49kcal	カリウム	78mg
たんぱく質	1.4g	リン	35mg
水分	0.2g	食塩相当量	0.1g

マカデミアナッツ（いり）
10粒 20g

エネルギー	150kcal	カリウム	60mg
たんぱく質	1.7g	リン	28mg
水分	0.3g	食塩相当量	0.1g

ショートケーキ
1個 100g

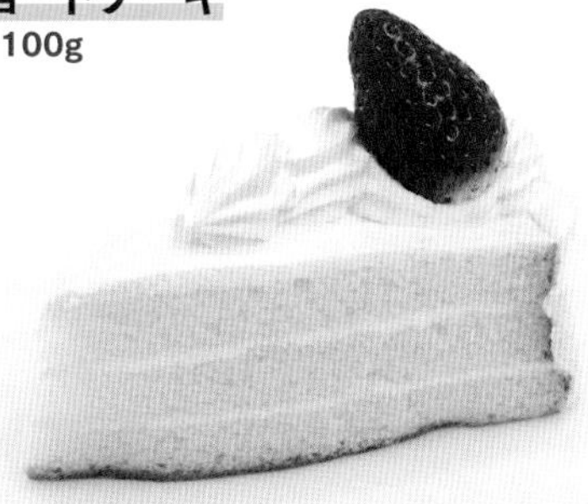

エネルギー	314 kcal	カリウム	120 mg
たんぱく質	6.9 g	リン	100 mg
水分	35 g	食塩相当量	0.2 g

シュークリーム
1個 70g

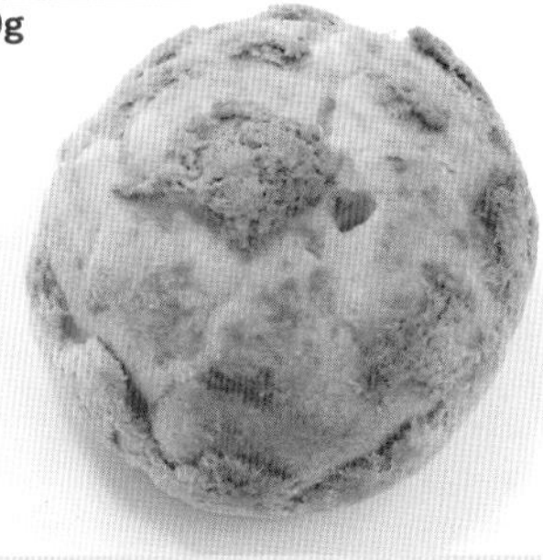

エネルギー	148 kcal	カリウム	84 mg
たんぱく質	4.2 g	リン	105 mg
水分	39.4 g	食塩相当量	0.1 g

ベイクドチーズケーキ
1切 120g

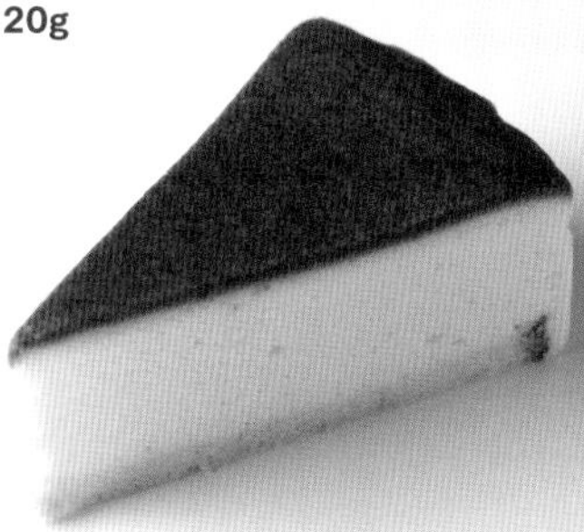

エネルギー	359 kcal	カリウム	103 mg
たんぱく質	10.2 g	リン	118 mg
水分	55.3 g	食塩相当量	0.6 g

ドーナツ
1個 50g

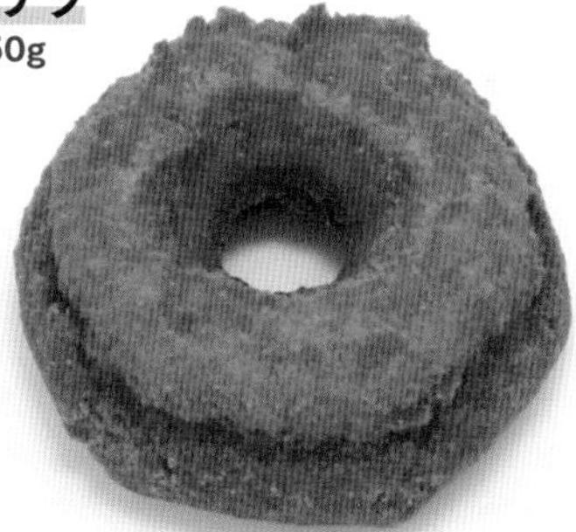

エネルギー	190 kcal	カリウム	55 mg
たんぱく質	3.6 g	リン	37 mg
水分	13.8 g	食塩相当量	0.4 g

パウンドケーキ（バターケーキ）
1切 40g

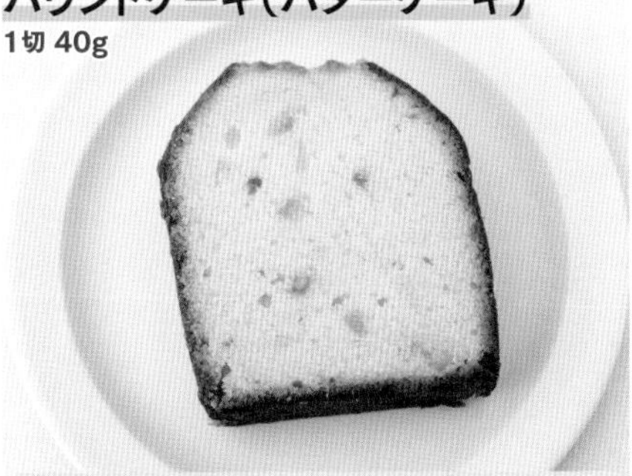

エネルギー	169 kcal	カリウム	30 mg
たんぱく質	2.3 g	リン	27 mg
水分	8 g	食塩相当量	0.2 g

プリン
1個 75g

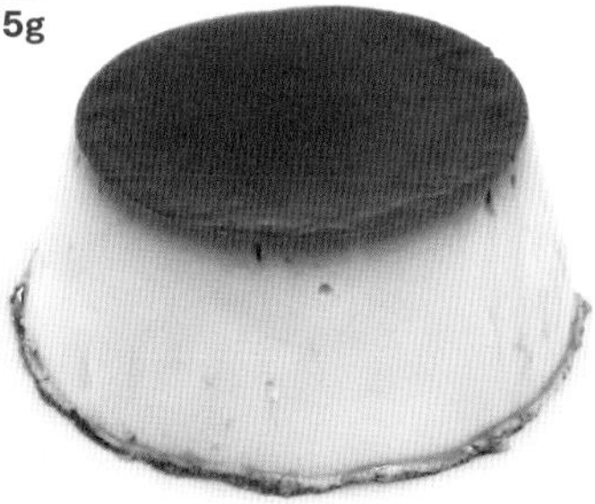

エネルギー	87 kcal	カリウム	98 mg
たんぱく質	4.3 g	リン	83 mg
水分	55.6 g	食塩相当量	0.2 g

クッキー（ソフトビスケット）
3枚 22g

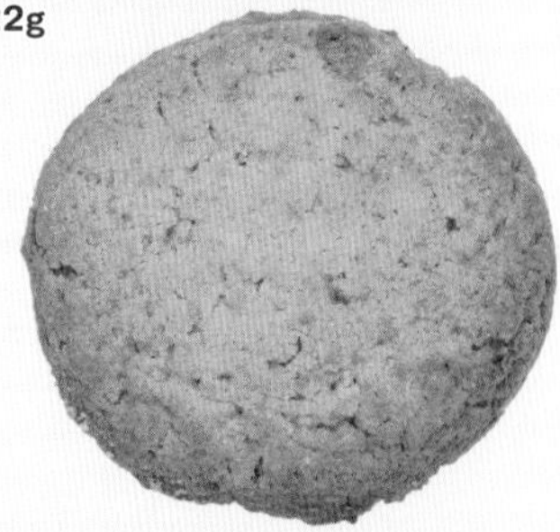

エネルギー	36kcal	カリウム	8mg
たんぱく質	0.4g	リン	5mg
水分	0.2g	食塩相当量	0.04g

コーヒーゼリー
1個 75g

エネルギー	32kcal	カリウム	32mg
たんぱく質	1.2g	リン	4mg
水分	65.9g	食塩相当量	0g

桜餅（関東風）
1個 50g

エネルギー	118kcal	カリウム	19mg
たんぱく質	2.3g	リン	19mg
水分	20.3g	食塩相当量	0.1g

どら焼き
1個 70g

エネルギー	204kcal	カリウム	84mg
たんぱく質	4.6g	リン	55mg
水分	22.1g	食塩相当量	0.3g

草餅
1個 50g

エネルギー	114kcal	カリウム	45mg
たんぱく質	2.4g	リン	30mg
水分	21.5g	食塩相当量	0.1g

ミルクチョコレート
板状1枚 50g

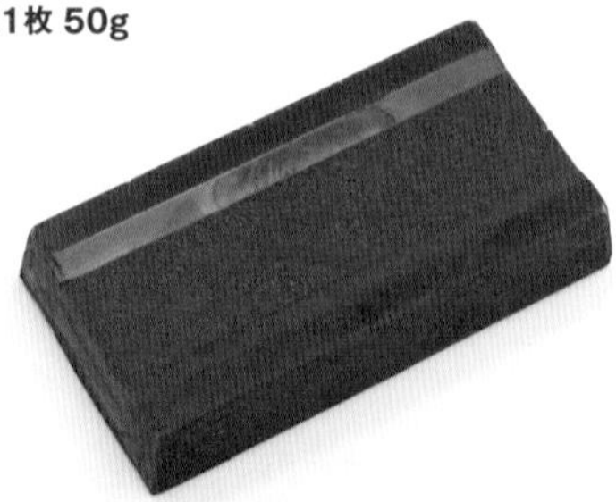

エネルギー	275kcal	カリウム	220mg
たんぱく質	3.5g	リン	120mg
水分	0.3g	食塩相当量	0.1g

大福もち
1個 50g

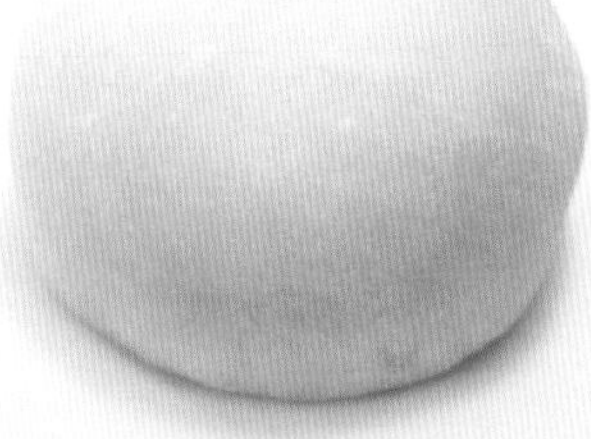

エネルギー	112kcal	カリウム	17mg
たんぱく質	2.3g	リン	16mg
水分	20.8g	食塩相当量	0.1g

カステラ
1切 50g

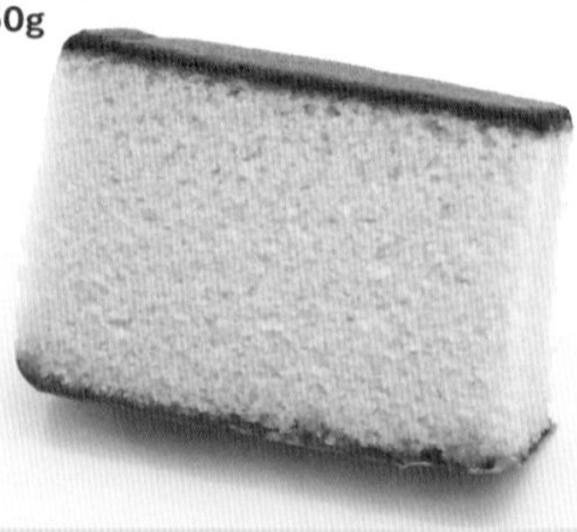

エネルギー	157kcal	カリウム	43mg
たんぱく質	3.6g	リン	43mg
水分	12.8g	食塩相当量	0.1g

みたらし団子
1本 65g

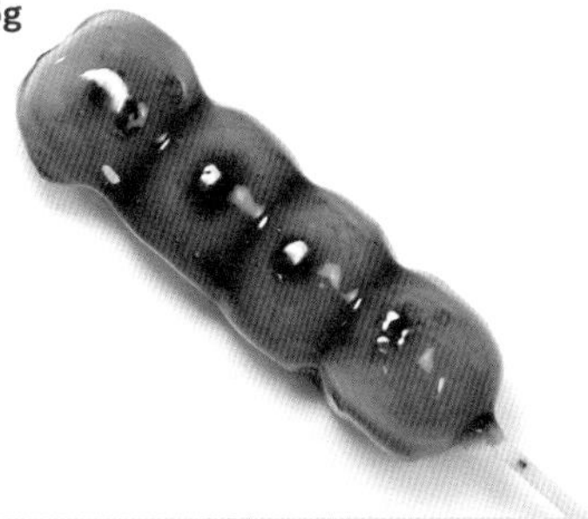

エネルギー	126kcal	カリウム	38mg
たんぱく質	2.1g	リン	34mg
水分	32.8g	食塩相当量	0.4g

水ようかん
1個 80g

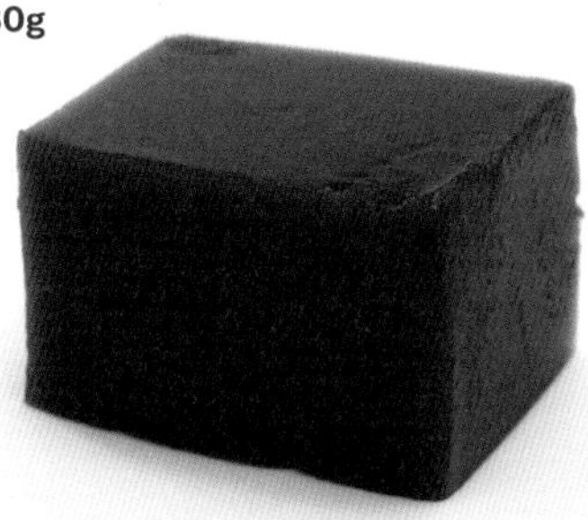

エネルギー	134kcal	カリウム	14mg
たんぱく質	2g	リン	18mg
水分	45.6g	食塩相当量	0.1g

かりんとう（黒）
20g

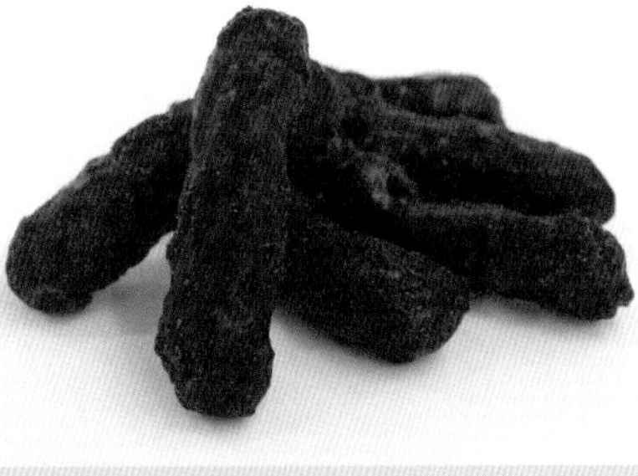

エネルギー	84kcal	カリウム	60mg
たんぱく質	1.5g	リン	11mg
水分	0.7g	食塩相当量	0g

あん団子
1本 80g

エネルギー	158kcal	カリウム	34mg
たんぱく質	3g	リン	40mg
水分	40g	食塩相当量	0.1g

みつ豆
1食 200g

市販品より算出

エネルギー	127kcal	カリウム	189mg
たんぱく質	2.3g	リン	36mg
水分	170.4g	食塩相当量	0g

せんべい（しょうゆ）
1枚 13g

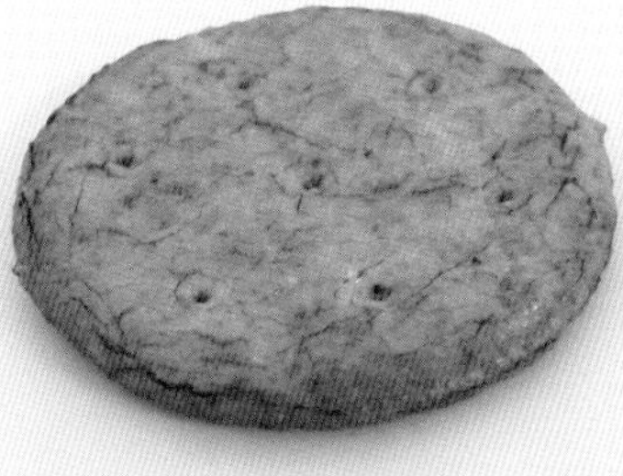

エネルギー	48kcal	カリウム	17mg
たんぱく質	0.9g	リン	16mg
水分	0.8g	食塩相当量	0.2g

アンパン
1個 90g

エネルギー	240kcal	カリウム	58mg
たんぱく質	6.1g	リン	50mg
水分	32g	食塩相当量	0.3g

クリームパン
1個 80g

エネルギー	229kcal	カリウム	96mg
たんぱく質	6.3g	リン	88mg
水分	28.4g	食塩相当量	0.3g

ジャムパン

1個 80g

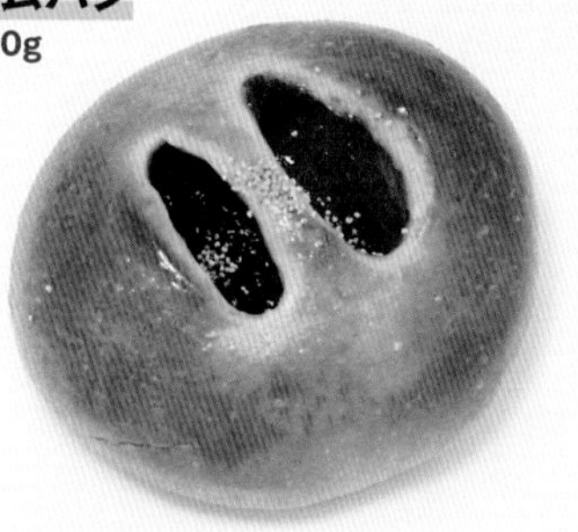

エネルギー	228 kcal	カリウム	67 mg
たんぱく質	4.2 g	リン	38 mg
水分	25.6 g	食塩相当量	0.2 g

ビスケット

1枚 6g

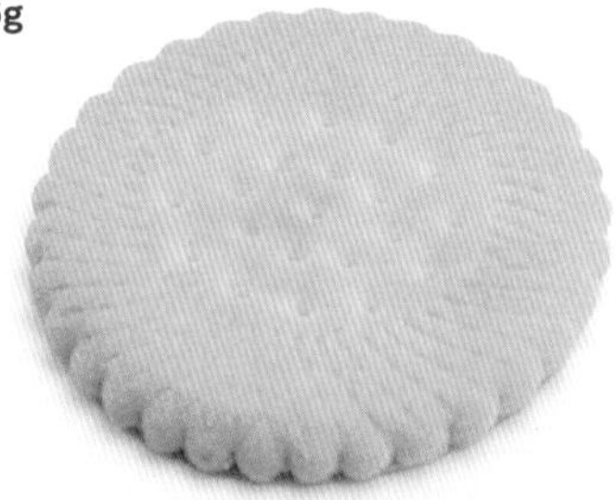

エネルギー	25 kcal	カリウム	8 mg
たんぱく質	0.5 g	リン	6 mg
水分	0.2 g	食塩相当量	0.05 g

ポテトチップス

30g

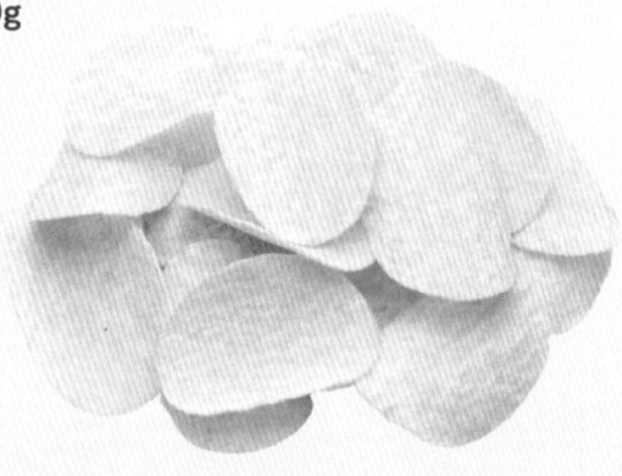

エネルギー	162 kcal	カリウム	360 mg
たんぱく質	1.4 g	リン	30 mg
水分	0.6 g	食塩相当量	0.3 g

メロンパン

1個 90g

エネルギー	314 kcal	カリウム	99 mg
たんぱく質	7.2 g	リン	76 mg
水分	18.8 g	食塩相当量	0.5 g

タイ焼き

1個 100g

エネルギー	220 kcal	カリウム	95 mg
たんぱく質	4.5 g	リン	62 mg
水分	45.5 g	食塩相当量	0.2 g

あられ

30g

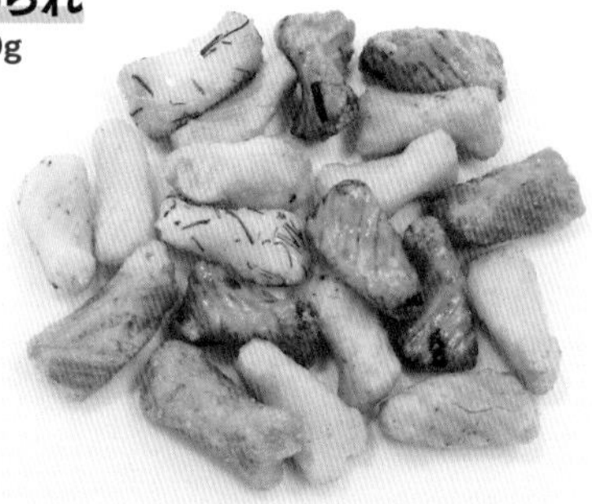

エネルギー	113 kcal	カリウム	30 mg
たんぱく質	2.3 g	リン	17 mg
水分	1.3 g	食塩相当量	0.5 g

キャラメル

1個 5g

エネルギー	21 kcal	カリウム	9 mg
たんぱく質	0.2 g	リン	5 mg
水分	0.3 g	食塩相当量	0.02 g

ぜんざい(おしるこ)

150g

エネルギー	267 kcal	カリウム	180 mg
たんぱく質	6.3 g	リン	83 mg
水分	81.8 g	食塩相当量	0.2 g

ビール（淡色）
コップ1杯 202g

エネルギー	79kcal	カリウム	69mg
たんぱく質	0.6g	リン	30mg
水分	187.4g	食塩相当量	0g

発泡酒
コップ1杯 202g

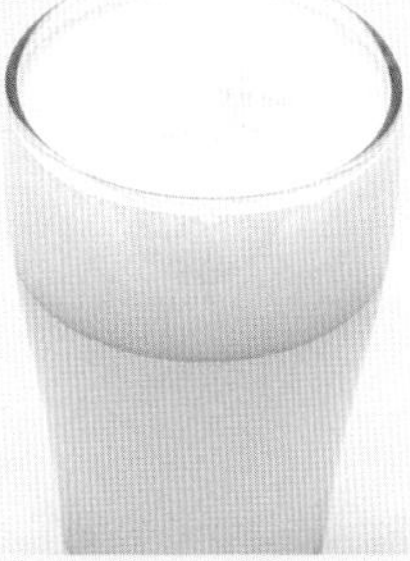

エネルギー	89kcal	カリウム	26mg
たんぱく質	0.2g	リン	16mg
水分	185.8g	食塩相当量	0g

純米酒
180g

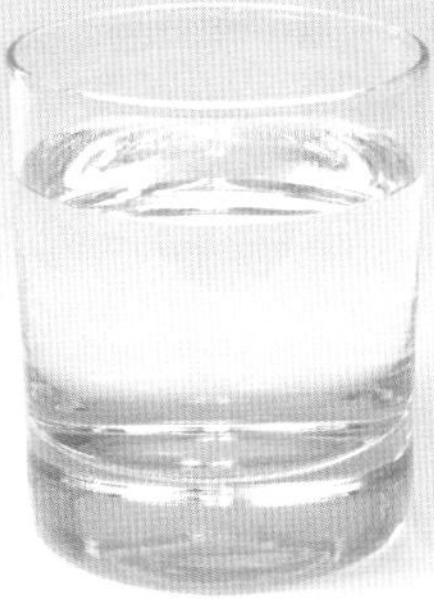

エネルギー	184kcal	カリウム	9mg
たんぱく質	0.7g	リン	16mg
水分	150.1g	食塩相当量	0g

焼酎（25度）
100cc 97g

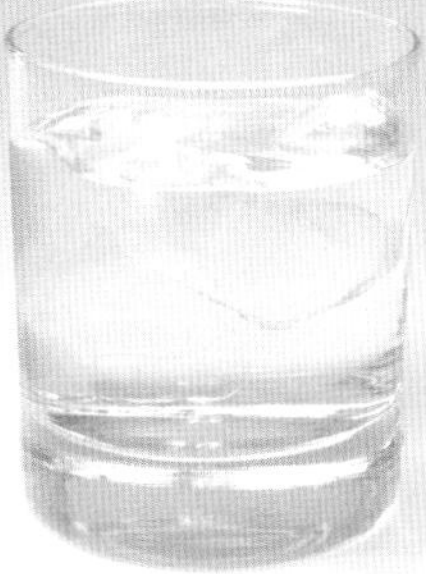

エネルギー	197kcal	カリウム	0mg
たんぱく質	0g	リン	0mg
水分	68.9g	食塩相当量	0g

白ワイン
100cc 100g

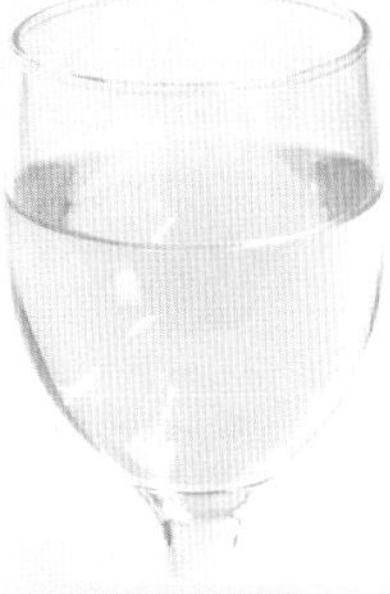

エネルギー	75kcal	カリウム	60mg
たんぱく質	0.1g	リン	12mg
水分	89g	食塩相当量	0g

赤ワイン
100cc 100g

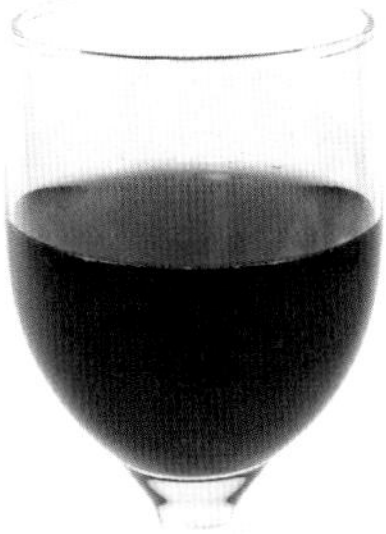

エネルギー	68kcal	カリウム	110mg
たんぱく質	0.2g	リン	13mg
水分	89g	食塩相当量	0g

ウィスキー
30cc 29g

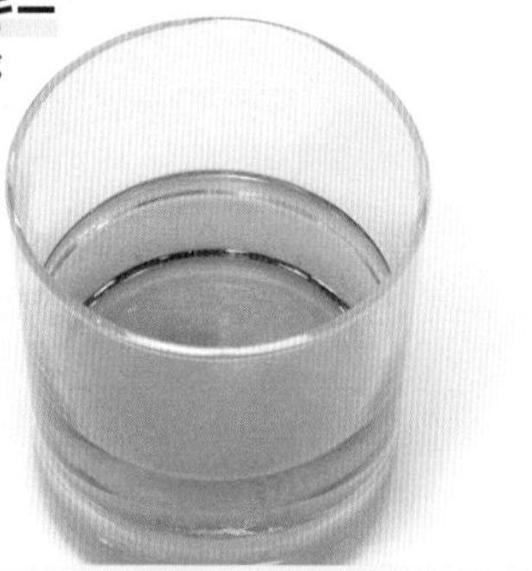

エネルギー	68kcal	カリウム	0mg
たんぱく質	0g	リン	0mg
水分	19.3g	食塩相当量	0g

ジン（47度）
30cc 28g

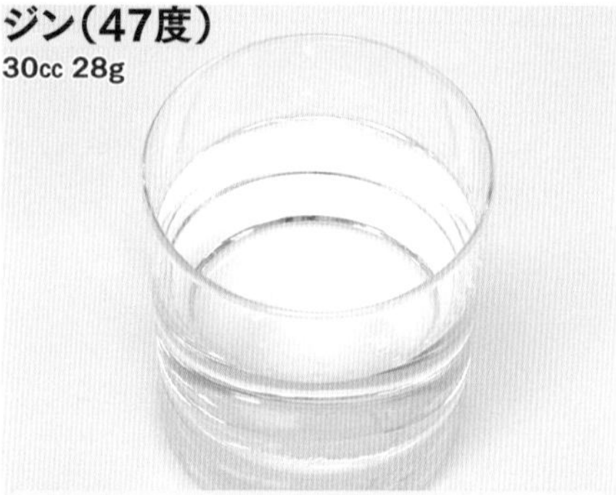

エネルギー	78kcal	カリウム	0mg
たんぱく質	0g	リン	0mg
水分	16.8g	食塩相当量	0g

梅酒
100cc 104g

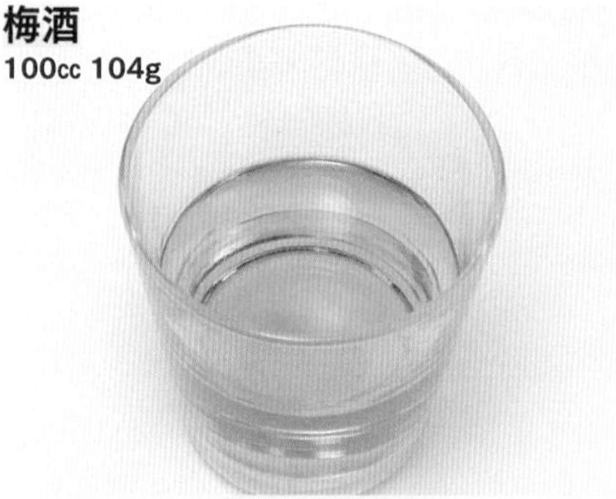

エネルギー	161kcal	カリウム	41mg
たんぱく質	0.1g	リン	3mg
水分	71.7g	食塩相当量	0g

甘酒
湯呑1杯 80g

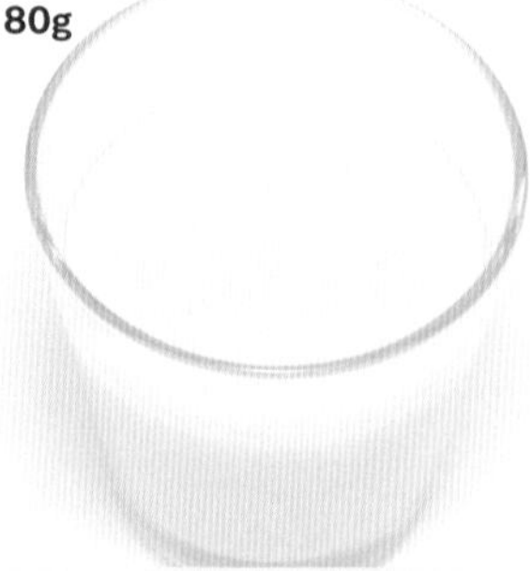

エネルギー	61kcal	カリウム	11mg
たんぱく質	1.3g	リン	17mg
水分	63.8g	食塩相当量	0.2g

紹興酒
30cc 29g

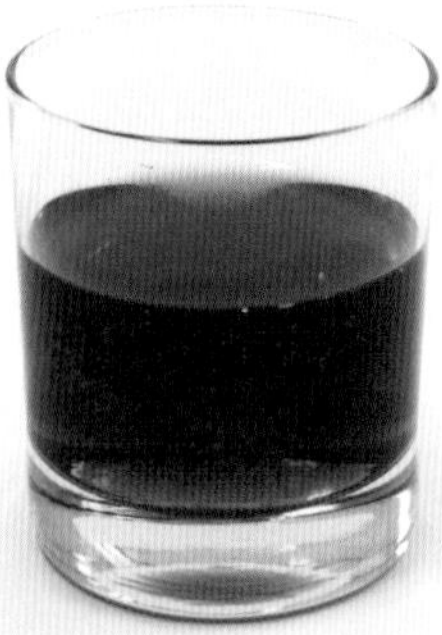

エネルギー	37kcal	カリウム	16mg
たんぱく質	0.5g	リン	11mg
水分	22.9g	食塩相当量	0g

野菜ジュース
コップ1杯 210g

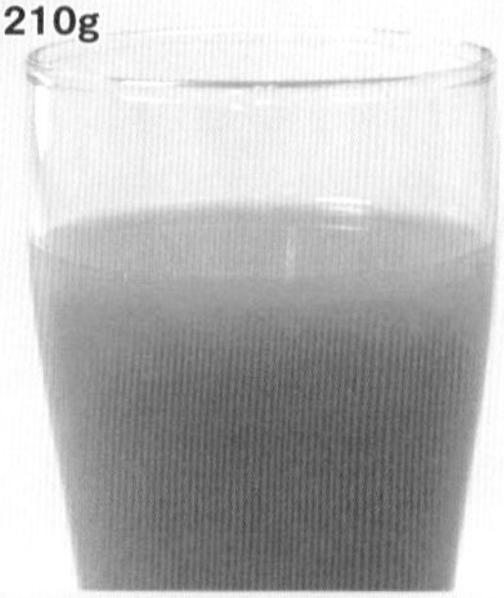

エネルギー	44kcal	カリウム	483mg
たんぱく質	1.7g	リン	40mg
水分	197.2g	食塩相当量	0g

にんじんジュース

コップ1杯 210g

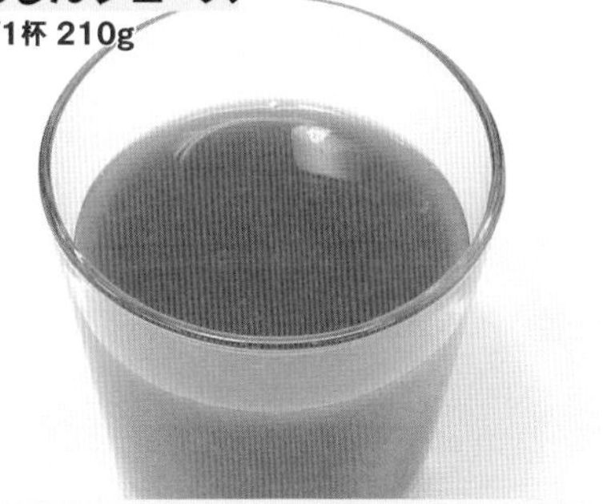

エネルギー	61 kcal	カリウム	588 mg
たんぱく質	0.3 g	リン	42 mg
水分	193.2 g	食塩相当量	0 g

オレンジジュース（果汁100%）

コップ1杯 210g

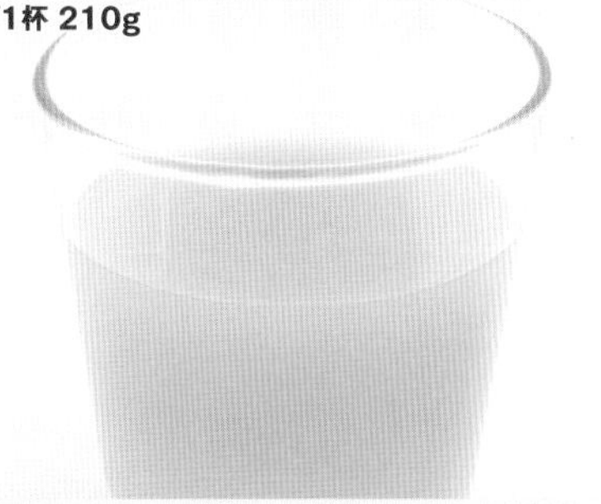

エネルギー	95 kcal	カリウム	378 mg
たんぱく質	0.7 g	リン	42 mg
水分	184.4 g	食塩相当量	0 g

りんごジュース（果汁100%）

コップ1杯 210g

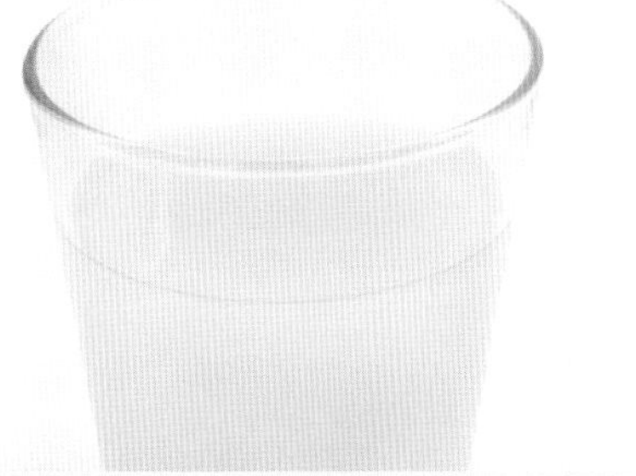

エネルギー	90 kcal	カリウム	162 mg
たんぱく質	0.4 g	リン	13 mg
水分	184.2 g	食塩相当量	0 g

コーラ

コップ1杯 210g

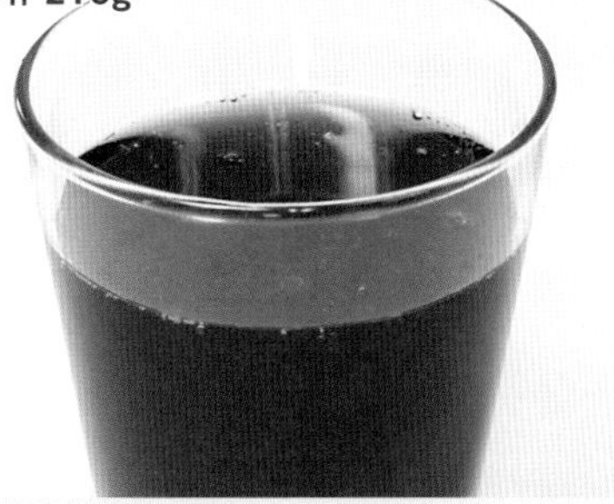

エネルギー	97 kcal	カリウム	0 mg
たんぱく質	0.2 g	リン	23 mg
水分	185.9 g	食塩相当量	0 g

サイダー

コップ1杯 210g

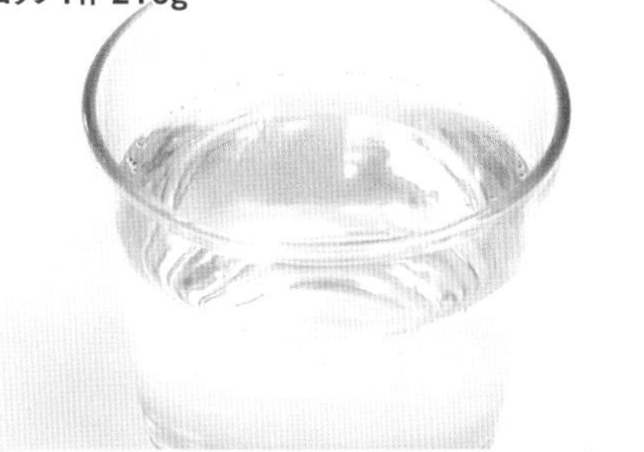

エネルギー	86 kcal	カリウム	0 mg
たんぱく質	0 g	リン	0 mg
水分	188.6 g	食塩相当量	0 g

ミルクココア

粉末大さじ1杯 9g

エネルギー	36 kcal	カリウム	66 mg
たんぱく質	0.7 g	リン	22 mg
水分	0.1 g	食塩相当量	0.1 g

コーヒー（無糖）

カップ1杯 150g

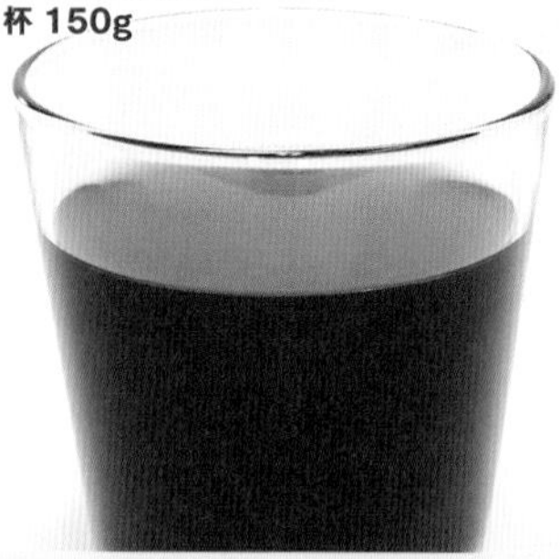

エネルギー	6kcal	カリウム	98mg
たんぱく質	0.3g	リン	11mg
水分	147.9g	食塩相当量	0g

煎茶

湯呑1杯 80g

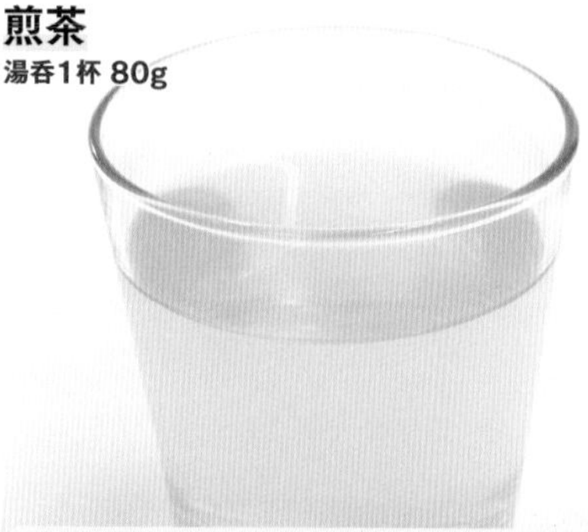

エネルギー	2kcal	カリウム	22mg
たんぱく質	0.2g	リン	2mg
水分	79.5g	食塩相当量	0g

紅茶

カップ1杯 150g

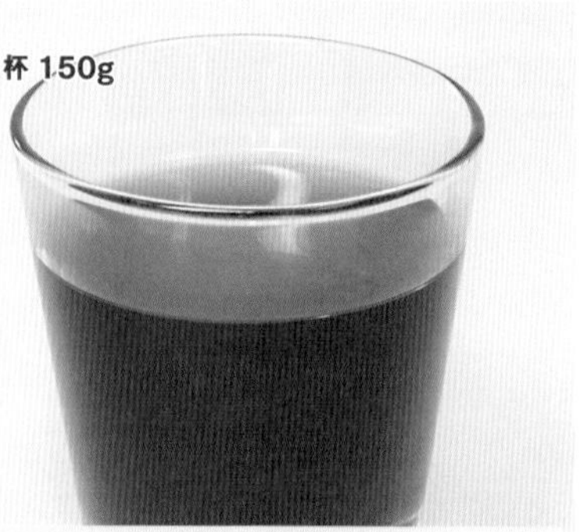

エネルギー	2kcal	カリウム	12mg
たんぱく質	0.2g	リン	3mg
水分	149.6g	食塩相当量	0g

ウーロン茶

コップ1杯 200g

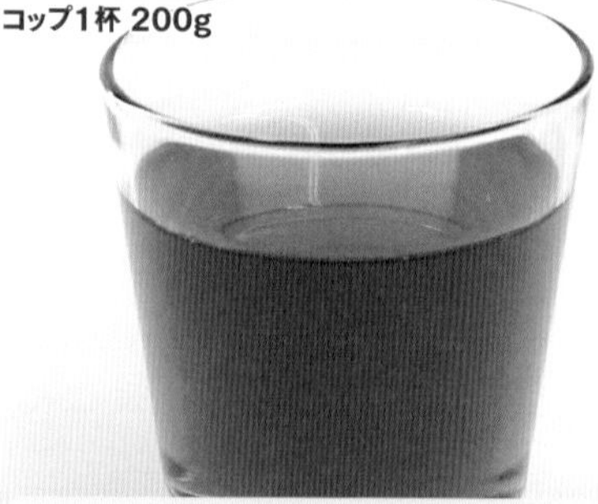

エネルギー	0kcal	カリウム	26mg
たんぱく質	0g	リン	2mg
水分	199.6g	食塩相当量	0g

乳酸菌飲料（非乳製品）

65g

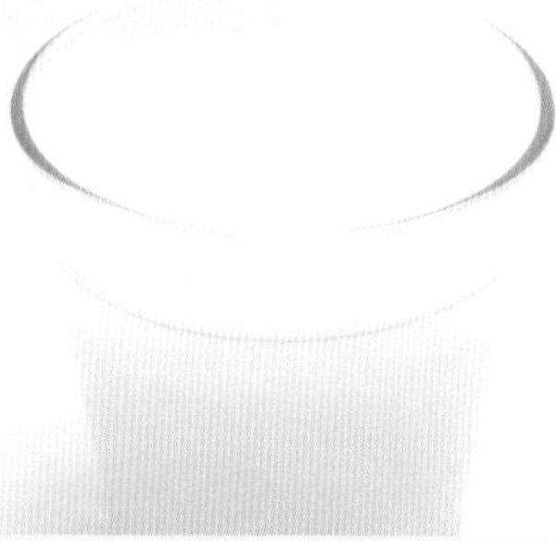

エネルギー	25kcal	カリウム	29mg
たんぱく質	0.3g	リン	8mg
水分	58g	食塩相当量	0g

スポーツドリンク

コップ1杯 200g

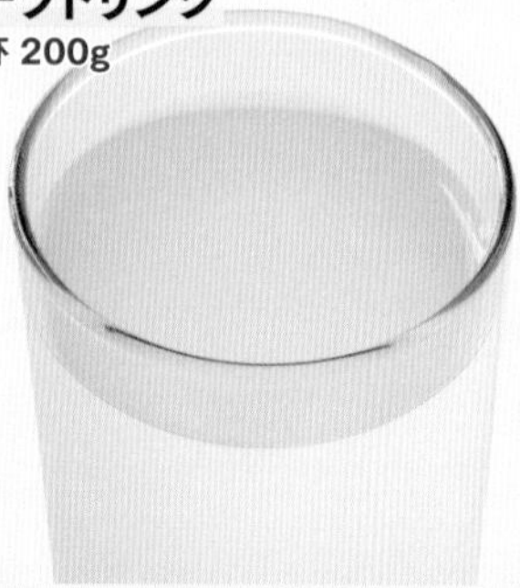

エネルギー	42kcal	カリウム	52mg
たんぱく質	0g	リン	0mg
水分	189.4g	食塩相当量	0.2g

塩(食塩)

大さじ1杯 18g

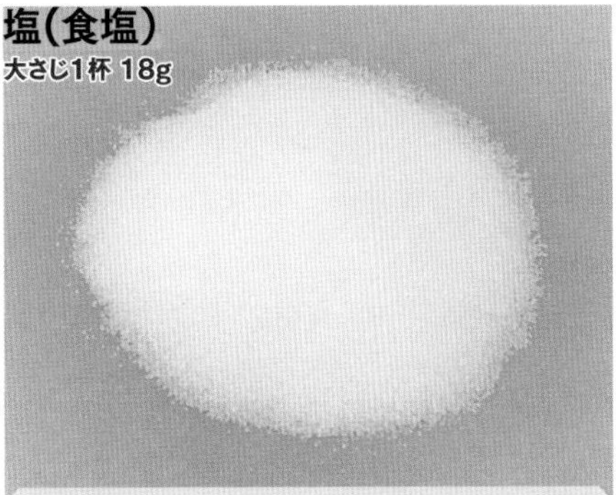

エネルギー	0㎉	カリウム	18mg
たんぱく質	0g	リン	0mg
水分	0g	食塩相当量	17.9g

塩(精製塩)

大さじ1杯 18g

エネルギー	0㎉	カリウム	0mg
たんぱく質	0g	リン	0mg
水分	0g	食塩相当量	17.9g

白しょうゆ

大さじ1杯 18g

エネルギー	15㎉	カリウム	17mg
たんぱく質	0.5g	リン	14mg
水分	11.3g	食塩相当量	2.6g

みそ(辛みそ)

大さじ1杯 18g

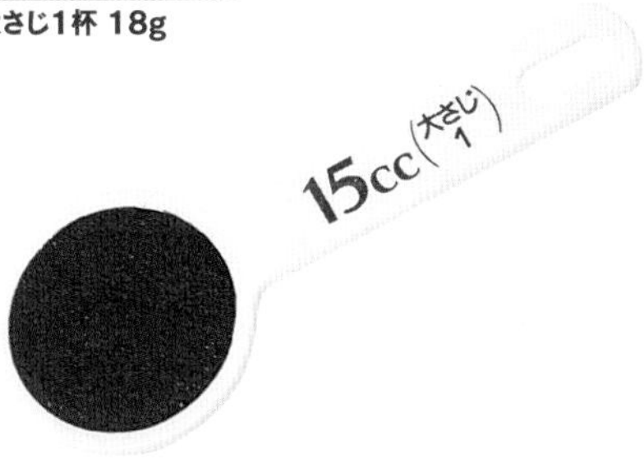

エネルギー	33㎉	カリウム	68mg
たんぱく質	2.3g	リン	31mg
水分	8.2g	食塩相当量	2.2g

しょうゆ(こいくち)

大さじ1杯 18g

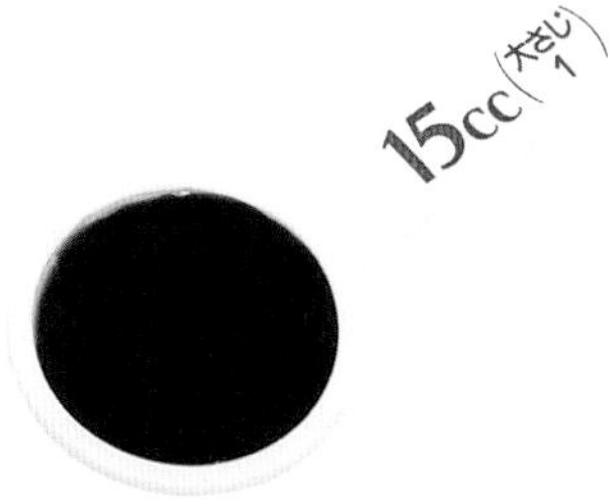

エネルギー	14㎉	カリウム	70mg
たんぱく質	1.4g	リン	29mg
水分	12.1g	食塩相当量	2.6g

しょうゆ(うすくち)

大さじ1杯 18g

エネルギー	11㎉	カリウム	58mg
たんぱく質	1g	リン	23mg
水分	12.5g	食塩相当量	2.9g

みそ(甘みそ)

大さじ1杯 18g

エネルギー	37㎉	カリウム	61mg
たんぱく質	1.7g	リン	23mg
水分	7.7g	食塩相当量	1.1g

みそ(麦みそ)

大さじ1杯 18g

エネルギー	33㎉	カリウム	61mg
たんぱく質	1.7g	リン	22mg
水分	7.9g	食塩相当量	1.9g

みそ（豆みそ）
大さじ1杯 18g

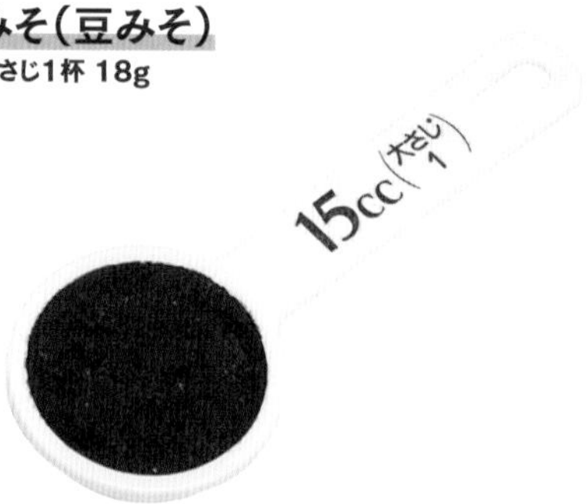

エネルギー	37 kcal	カリウム	167 mg
たんぱく質	3.1 g	リン	45 mg
水分	8.1 g	食塩相当量	2 g

米酢
大さじ1杯 15g

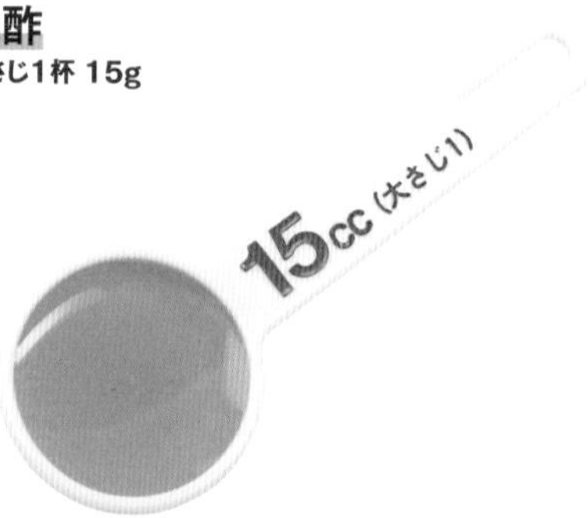

エネルギー	7 kcal	カリウム	2 mg
たんぱく質	0 g	リン	2 mg
水分	13.2 g	食塩相当量	0 g

穀物酢
大さじ1杯 15g

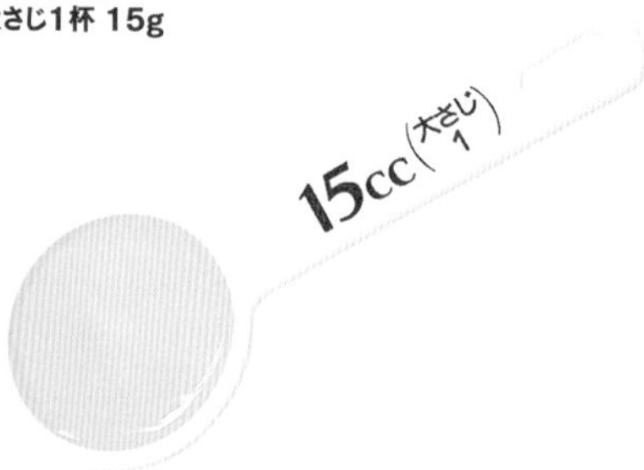

エネルギー	4 kcal	カリウム	1 mg
たんぱく質	0 g	リン	0 mg
水分	14 g	食塩相当量	0 g

バルサミコ酢
大さじ1杯 15g

エネルギー	15 kcal	カリウム	21 mg
たんぱく質	0.1 g	リン	3 mg
水分	11.1 g	食塩相当量	0.02 g

ポン酢しょうゆ
大さじ1杯 18g

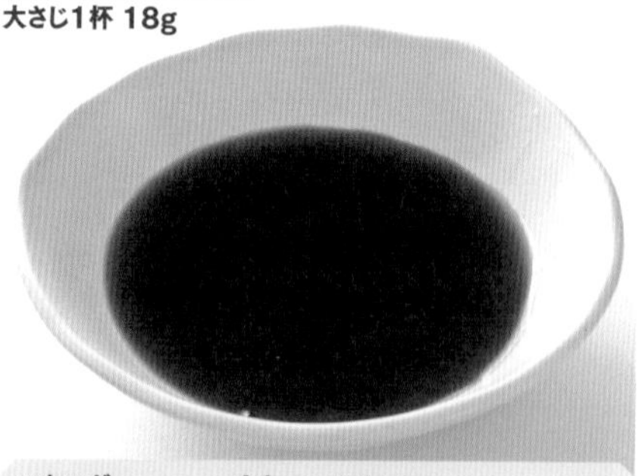

エネルギー	11 kcal	カリウム	32 mg
たんぱく質	0.7 g	リン	11 mg
水分	13.9 g	食塩相当量	1.4 g

ウスターソース
大さじ1杯 18g

エネルギー	21 kcal	カリウム	34 mg
たんぱく質	0.2 g	リン	2 mg
水分	11 g	食塩相当量	1.5 g

濃厚ソース

大さじ1杯 18g

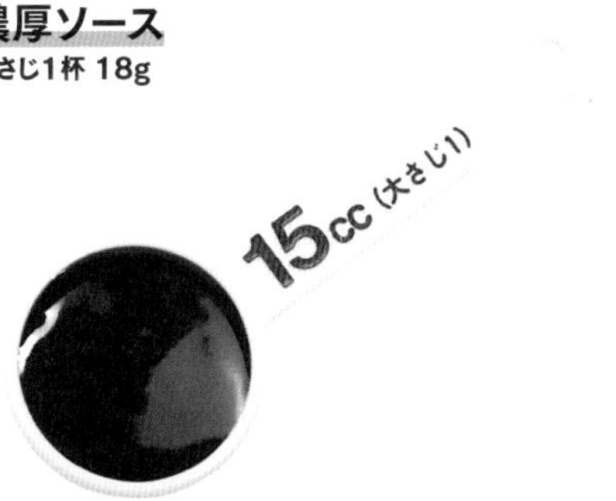

エネルギー	23 kcal	カリウム	38 mg
たんぱく質	0.2 g	リン	3 mg
水分	10.9 g	食塩相当量	1 g

トマトケチャップ

大さじ1杯 15g

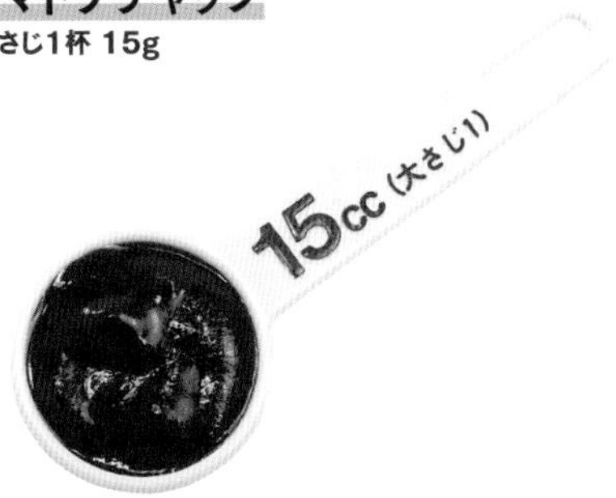

エネルギー	16 kcal	カリウム	57 mg
たんぱく質	0.2 g	リン	5 mg
水分	9.9 g	食塩相当量	0.5 g

トマトピューレー

大さじ1杯 15g

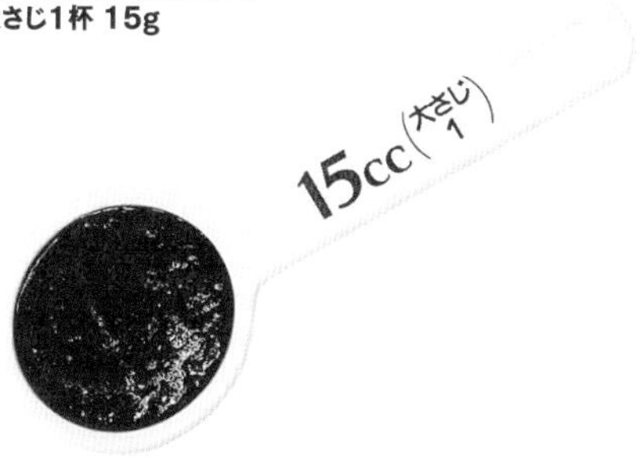

エネルギー	7 kcal	カリウム	74 mg
たんぱく質	0.3 g	リン	6 mg
水分	13 g	食塩相当量	0 g

ミートソース

1食分 100g

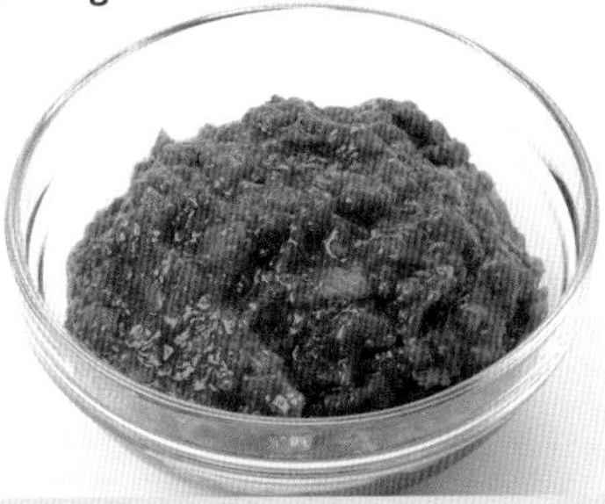

エネルギー	96 kcal	カリウム	250 mg
たんぱく質	3.8 g	リン	47 mg
水分	78.8 g	食塩相当量	1.5 g

チリソース

大さじ1杯 18g

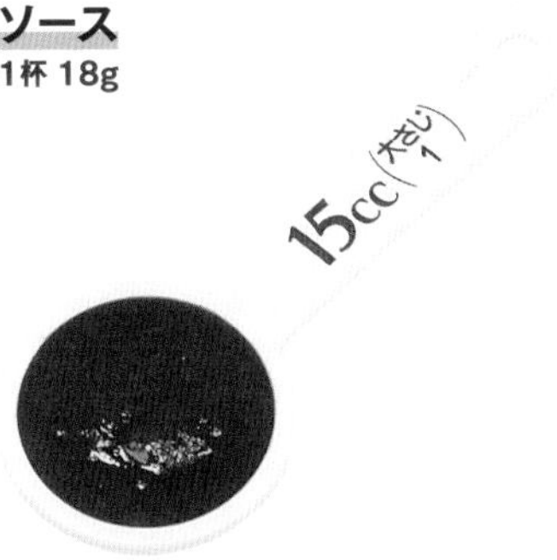

エネルギー	20 kcal	カリウム	90 mg
たんぱく質	0.3 g	リン	6 mg
水分	12.1 g	食塩相当量	0.5 g

オイスターソース

大さじ1杯 19g

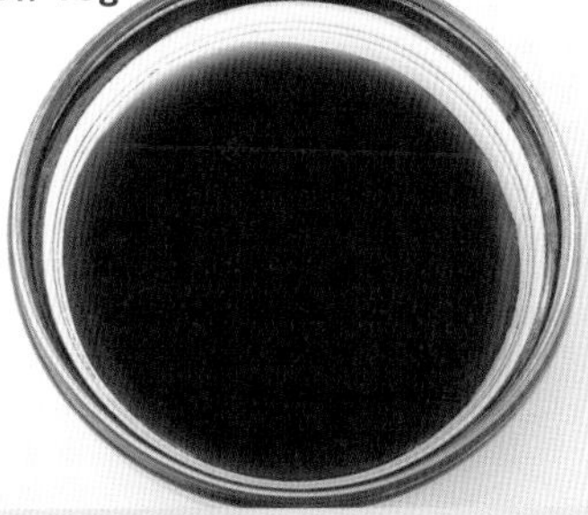

エネルギー	20 kcal	カリウム	49 mg
たんぱく質	1.5 g	リン	23 mg
水分	11.7 g	食塩相当量	2.2 g

豆板醤
小さじ1杯 5g

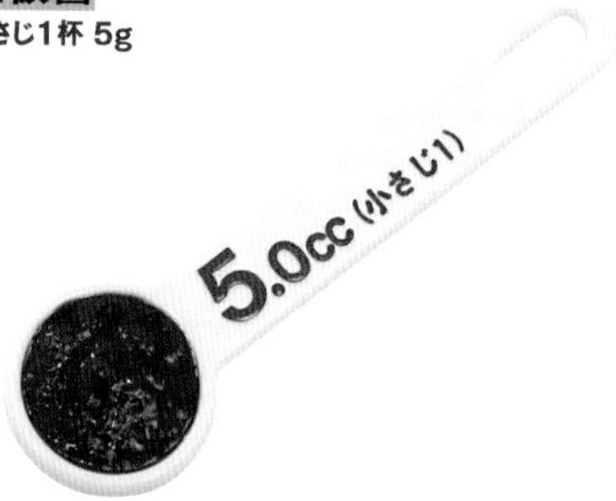

エネルギー	2 kcal	カリウム	10 mg
たんぱく質	0.1 g	リン	2 mg
水分	3.5 g	食塩相当量	0.9 g

コンソメ(固形)
1個 5g

エネルギー	12 kcal	カリウム	10 mg
たんぱく質	0.4 g	リン	4 mg
水分	0 g	食塩相当量	2.2 g

洋風だし(液状)
1カップ 200g

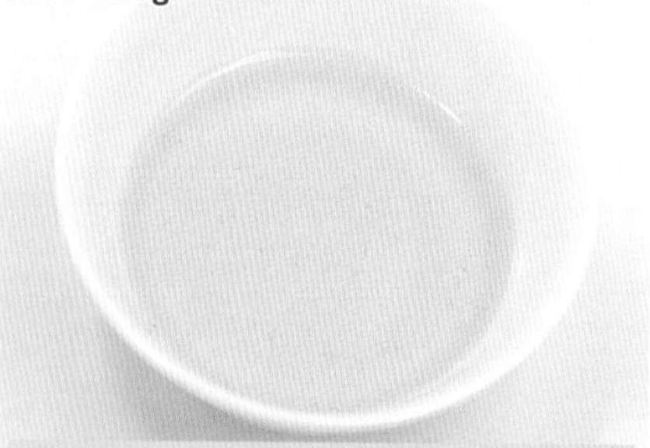

エネルギー	12 kcal	カリウム	220 mg
たんぱく質	2.6 g	リン	74 mg
水分	195.6 g	食塩相当量	1 g

和風だし(顆粒)
小さじ1杯 3g

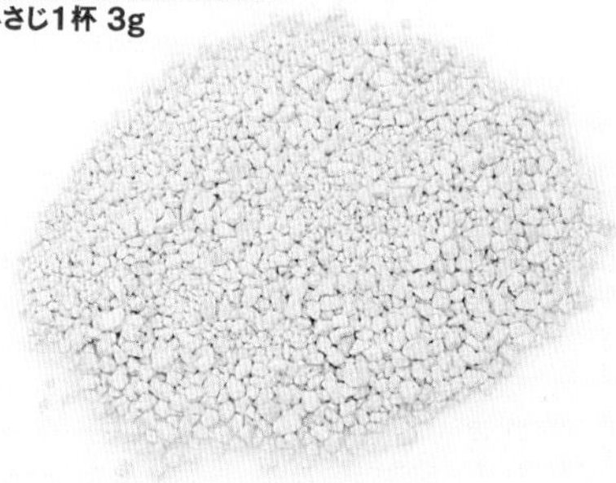

エネルギー	7 kcal	カリウム	5 mg
たんぱく質	0.7 g	リン	8 mg
水分	0 g	食塩相当量	1.2 g

甜麺醤
小さじ1杯 6g

エネルギー	15 kcal	カリウム	21 mg
たんぱく質	0.5 g	リン	8 mg
水分	2.3 g	食塩相当量	0.4 g

中華だし(顆粒)
小さじ1杯 3g

エネルギー	6 kcal	カリウム	27 mg
たんぱく質	0.4 g	リン	7 mg
水分	0 g	食塩相当量	1.4 g

こんぶだし(液状)
1カップ 200g

エネルギー	10 kcal	カリウム	320 mg
たんぱく質	0.2 g	リン	8 mg
水分	196.2 g	食塩相当量	0.4 g

しいたけだし(液状)
1カップ 200g

エネルギー	8 kcal	カリウム	58 mg
たんぱく質	0.2 g	リン	16 mg
水分	197.6 g	食塩相当量	0 g

かつおだし（液状）
1カップ 200g

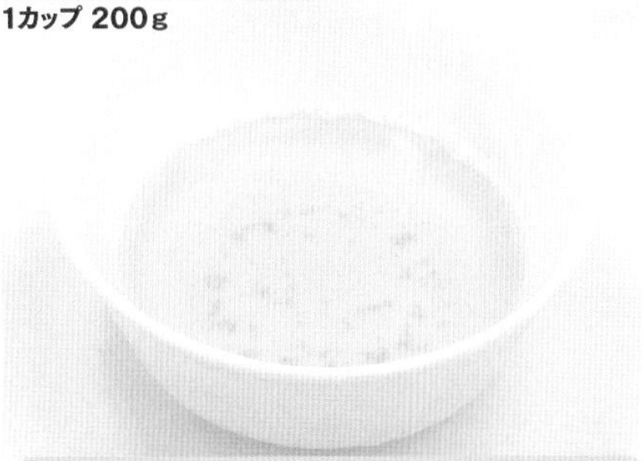

エネルギー	4kcal	カリウム	64mg
たんぱく質	1g	リン	36mg
水分	198.8g	食塩相当量	0.2g

みりん風調味料
大さじ1杯 18g

エネルギー	41kcal	カリウム	1mg
たんぱく質	0g	リン	3mg
水分	7.8g	食塩相当量	0.04g

マヨネーズ
大さじ1杯 12g

エネルギー	80kcal	カリウム	2mg
たんぱく質	0.2g	リン	3mg
水分	2g	食塩相当量	0.2g

清酒（普通酒）
大さじ1杯 15g

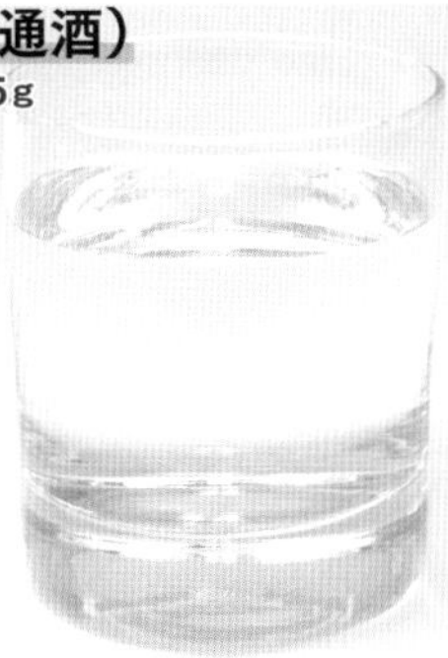

エネルギー	16kcal	カリウム	1mg
たんぱく質	0.1g	リン	1mg
水分	12.4g	食塩相当量	0g

ほんみりん
大さじ1杯 18g

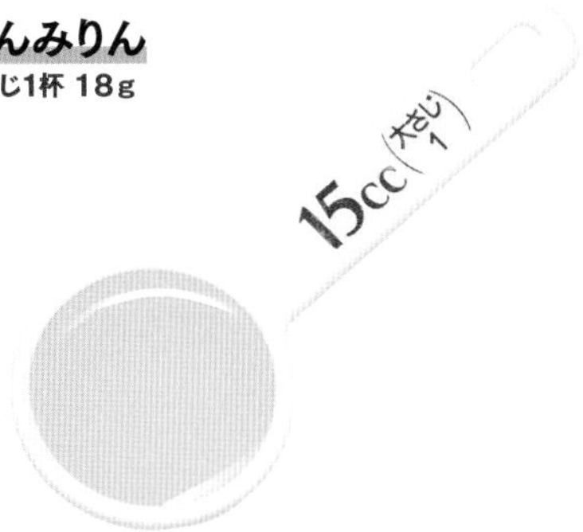

エネルギー	43kcal	カリウム	1mg
たんぱく質	0.1g	リン	1mg
水分	8.5g	食塩相当量	0g

料理酒
大さじ1杯 15g

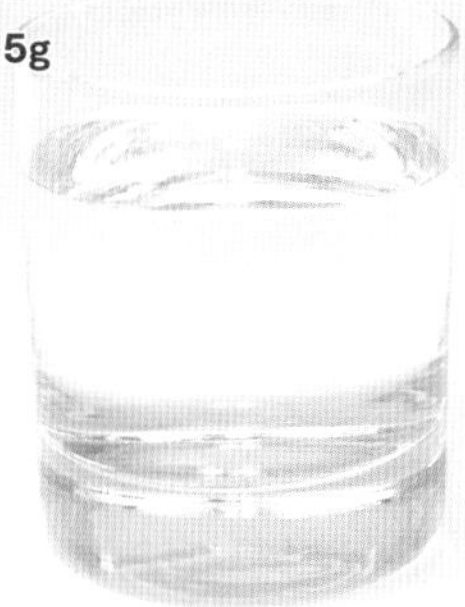

エネルギー	13kcal	カリウム	1mg
たんぱく質	0g	リン	1mg
水分	12.4g	食塩相当量	0.3g

めんつゆ（3倍濃縮タイプ）
大さじ1杯 15g

エネルギー	15kcal	カリウム	33mg
たんぱく質	0.7g	リン	13mg
水分	9.7g	食塩相当量	1.5g

めんつゆ（ストレートタイプ）
大さじ1杯 15g

エネルギー	7kcal	カリウム	15mg
たんぱく質	0.3g	リン	7mg
水分	12.8g	食塩相当量	0.5g

和風ドレッシング
大さじ1杯 15g

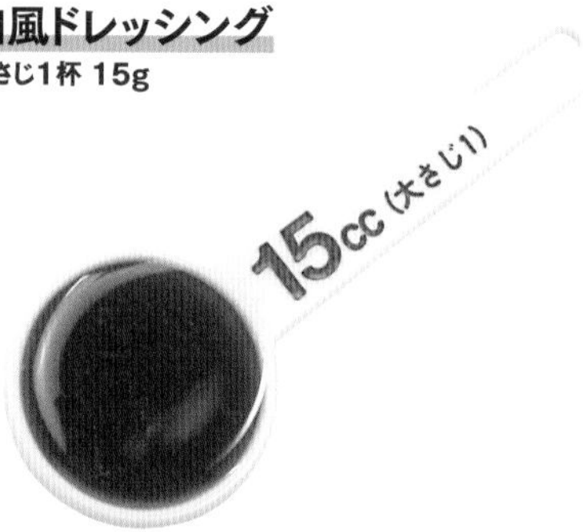

エネルギー	27 kcal	カリウム	11 mg
たんぱく質	0.3 g	リン	6 mg
水分	10.4 g	食塩相当量	0.5 g

フレンチドレッシング
大さじ1杯 15g

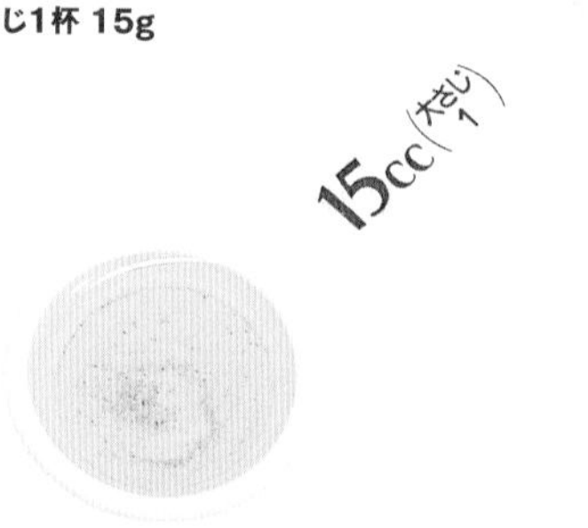

エネルギー	56 kcal	カリウム	0 mg
たんぱく質	0 g	リン	0 mg
水分	6.6 g	食塩相当量	1 g

ごまドレッシング
大さじ1杯 15g

エネルギー	60 kcal	カリウム	14 mg
たんぱく質	0.4 g	リン	10 mg
水分	5.7 g	食塩相当量	0.7 g

カレールウ
1かけ 20g

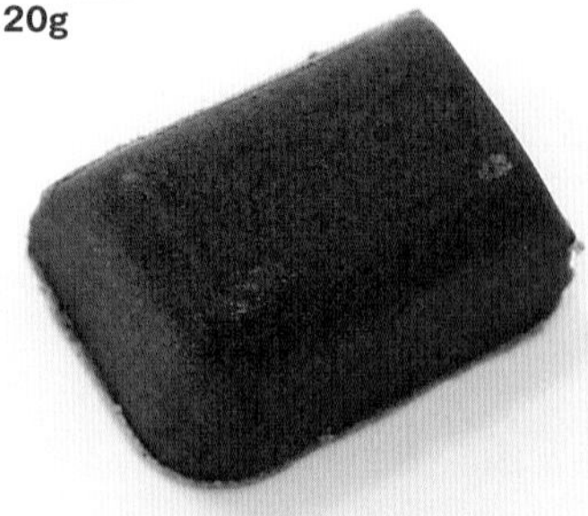

エネルギー	95 kcal	カリウム	64 mg
たんぱく質	1.3 g	リン	22 mg
水分	0.6 g	食塩相当量	2.1 g

サウザンアイランドドレッシング
大さじ1杯 15g

エネルギー	59 kcal	カリウム	5 mg
たんぱく質	0 g	リン	1 mg
水分	6.6 g	食塩相当量	0.5 g

ホワイトシチュールウ
1かけ 20g

市販品より算出

エネルギー	110 kcal	カリウム	–
たんぱく質	1.2 g	リン	–
水分	–	食塩相当量	1.3 g

薄力粉
1カップ 100g

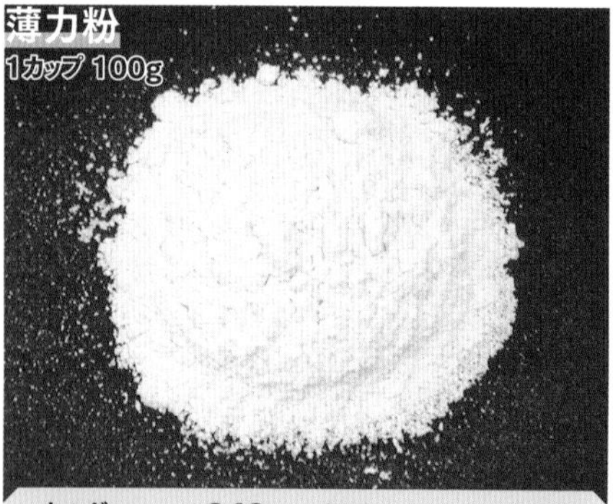

エネルギー	349 kcal	カリウム	110 mg
たんぱく質	8.3 g	リン	60 mg
水分	14 g	食塩相当量	0 g

強力粉
1カップ 100g

エネルギー	337 kcal	カリウム	89 mg
たんぱく質	11.8 g	リン	64 mg
水分	14.5 g	食塩相当量	0 g

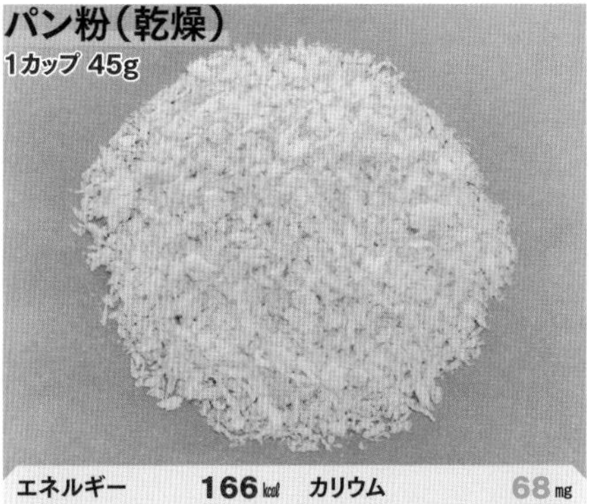

パン粉（乾燥）
1カップ 45g

エネルギー	166kcal	カリウム	68mg
たんぱく質	6.6g	リン	59mg
水分	6.1g	食塩相当量	0.5g

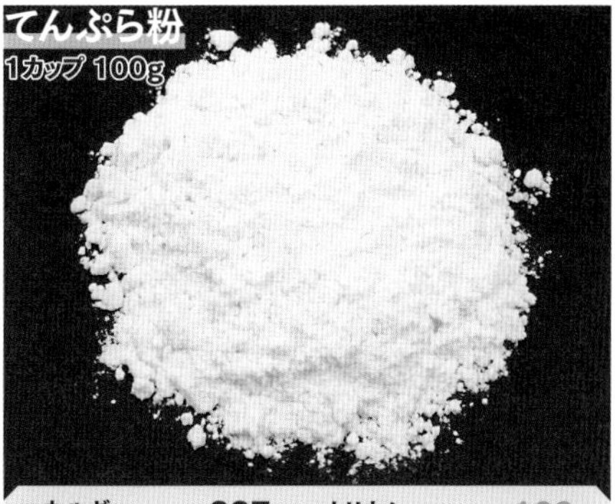

てんぷら粉
1カップ 100g

エネルギー	337kcal	カリウム	160mg
たんぱく質	8.8g	リン	120mg
水分	12.4g	食塩相当量	0.5g

コーンスターチ
1カップ 90g

エネルギー	327kcal	カリウム	5mg
たんぱく質	0.1g	リン	12mg
水分	11.5g	食塩相当量	0g

ベーキングパウダー
小さじ1杯 3g

エネルギー	5kcal	カリウム	117mg
たんぱく質	0g	リン	111mg
水分	0.1g	食塩相当量	0.5g

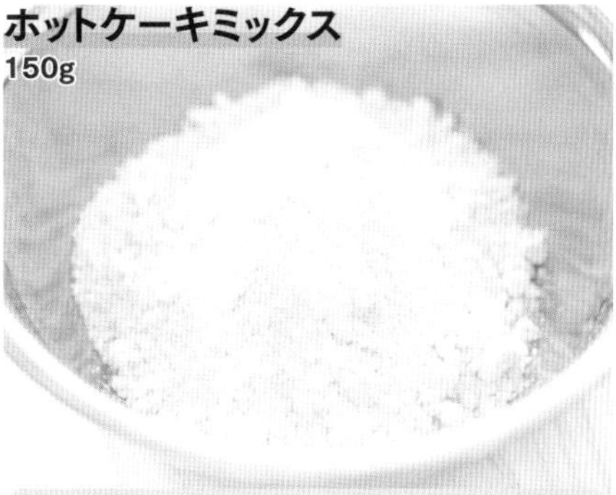

ホットケーキミックス
150g

エネルギー	540kcal	カリウム	345mg
たんぱく質	11.7g	リン	255mg
水分	16.7g	食塩相当量	1.5g

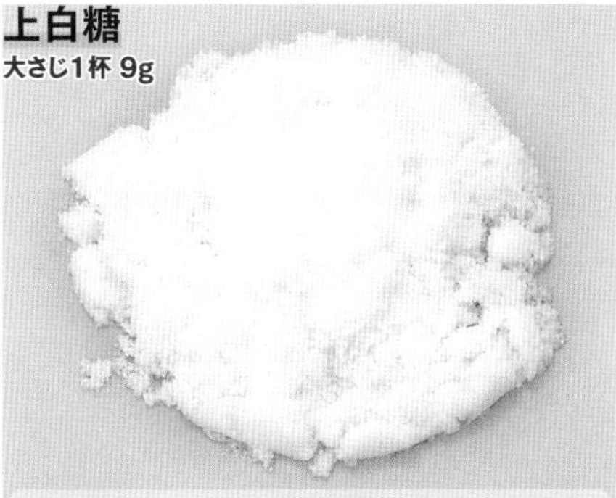

上白糖
大さじ1杯 9g

エネルギー	35kcal	カリウム	0mg
たんぱく質	0g	リン	0mg
水分	0.1g	食塩相当量	0g

黒砂糖
大さじ1杯 9g

エネルギー	32kcal	カリウム	99mg
たんぱく質	0.2g	リン	3mg
水分	0.4g	食塩相当量	0g

グラニュー糖
大さじ1杯 12g

エネルギー	47kcal	カリウム	0mg
たんぱく質	0g	リン	0mg
水分	0g	食塩相当量	0g

角砂糖
1個 4g

エネルギー	16 kcal	カリウム	0 mg
たんぱく質	0 g	リン	0 mg
水分	0 g	食塩相当量	0 g

はちみつ
大さじ1杯 21g

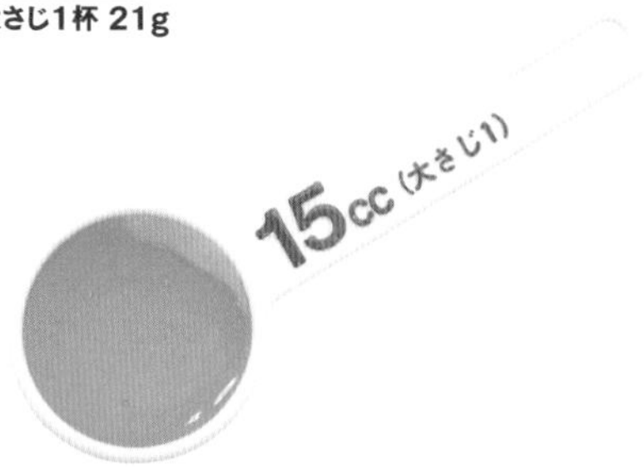

エネルギー	69 kcal	カリウム	14 mg
たんぱく質	0.1 g	リン	1 mg
水分	3.4 g	食塩相当量	0 g

メープルシロップ
大さじ1杯 18g

エネルギー	48 kcal	カリウム	41 mg
たんぱく質	0 g	リン	0 mg
水分	5.9 g	食塩相当量	0 g

オリーブオイル
大さじ1杯 12g

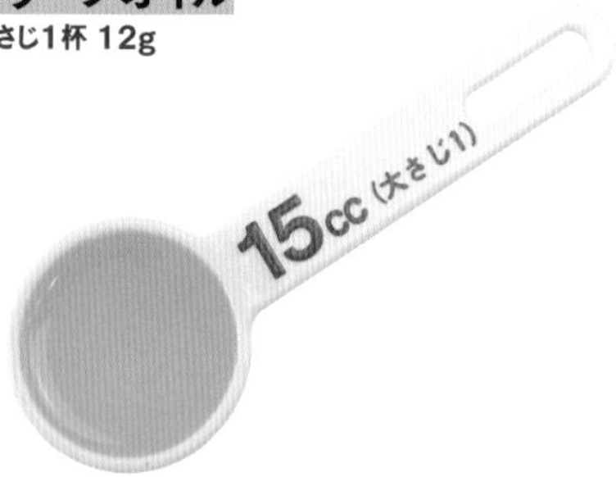

エネルギー	107 kcal	カリウム	0 mg
たんぱく質	0 g	リン	0 mg
水分	0 g	食塩相当量	0 g

ごま油
大さじ1杯 12g

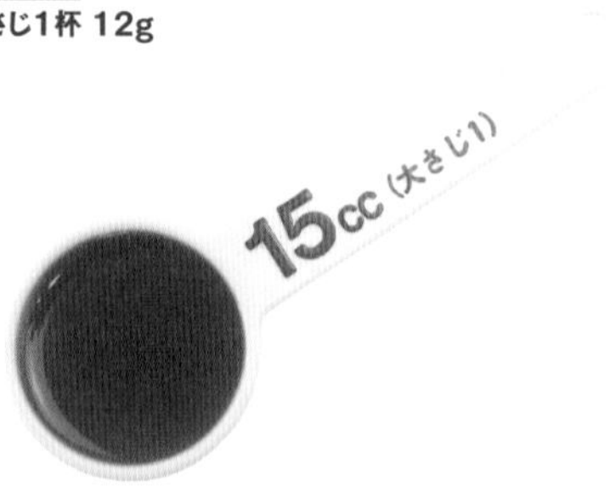

エネルギー	107 kcal	カリウム	0 mg
たんぱく質	0 g	リン	0 mg
水分	0 g	食塩相当量	0 g

サラダ油
大さじ1杯 12g

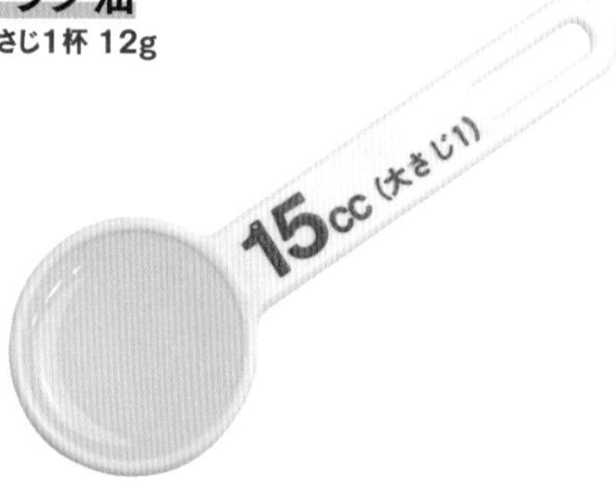

エネルギー	106 kcal	カリウム	0 mg
たんぱく質	0 g	リン	0 mg
水分	0 g	食塩相当量	0 g

有塩バター
1片 10g

エネルギー	70 kcal	カリウム	3 mg
たんぱく質	0.1 g	リン	2 mg
水分	1.6 g	食塩相当量	0.2 g

マーガリン
大さじ1杯 12g

エネルギー	86 kcal	カリウム	3 mg
たんぱく質	0 g	リン	2 mg
水分	1.8 g	食塩相当量	0.2 g

無塩バター
1片 10g

エネルギー	72kcal	カリウム	2mg
たんぱく質	0.1g	リン	2mg
水分	1.6g	食塩相当量	0g

練りわさび
小さじ1杯 4g

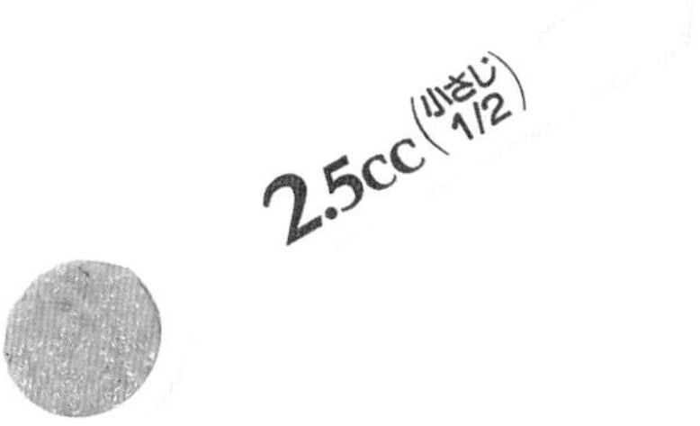

エネルギー	11kcal	カリウム	11mg
たんぱく質	0.1g	リン	3mg
水分	1.6g	食塩相当量	0.2g

練りからし
大さじ1杯 13g

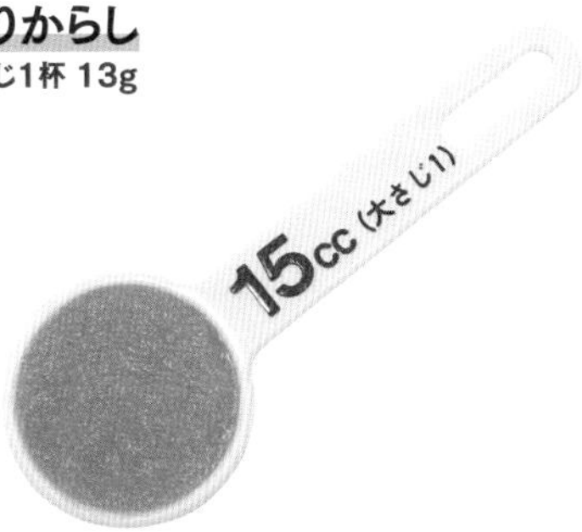

エネルギー	23kcal	カリウム	22mg
たんぱく質	0.6g	リン	18mg
水分	8.5g	食塩相当量	0.4g

カレー粉
小さじ1杯 2g

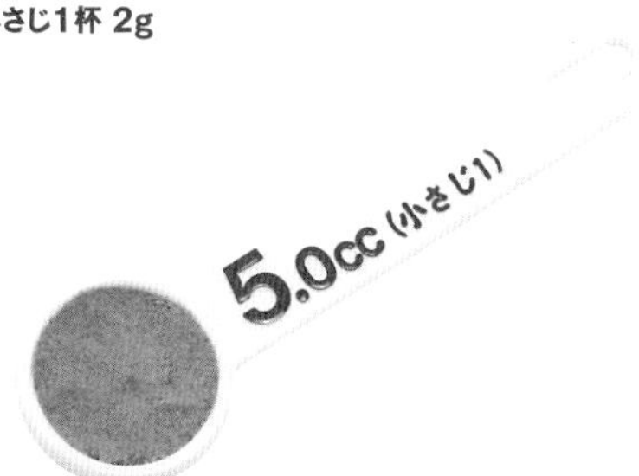

エネルギー	7kcal	カリウム	34mg
たんぱく質	0.3g	リン	8mg
水分	0.1g	食塩相当量	0g

粒入りマスタード
小さじ1杯 6g

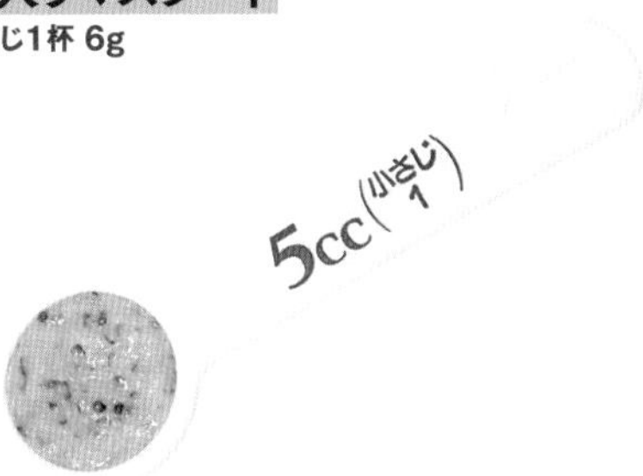

エネルギー	14kcal	カリウム	11mg
たんぱく質	0.5g	リン	16mg
水分	3.4g	食塩相当量	0.2g

黒コショウ
小さじ1/2杯 0.7g

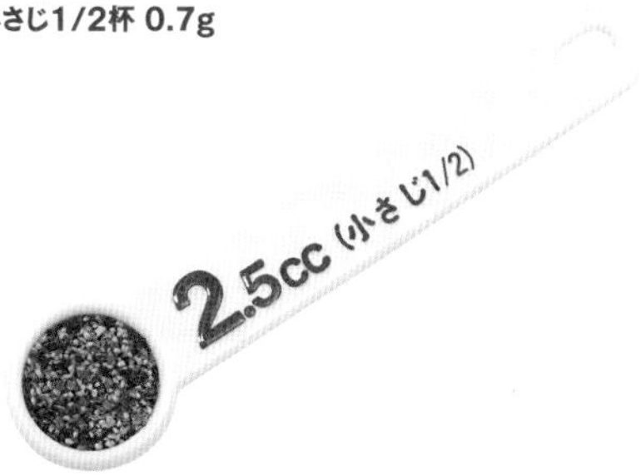

エネルギー	3kcal	カリウム	9mg
たんぱく質	0.1g	リン	1mg
水分	0.1g	食塩相当量	0g

おろしにんにく

小さじ1杯 5g

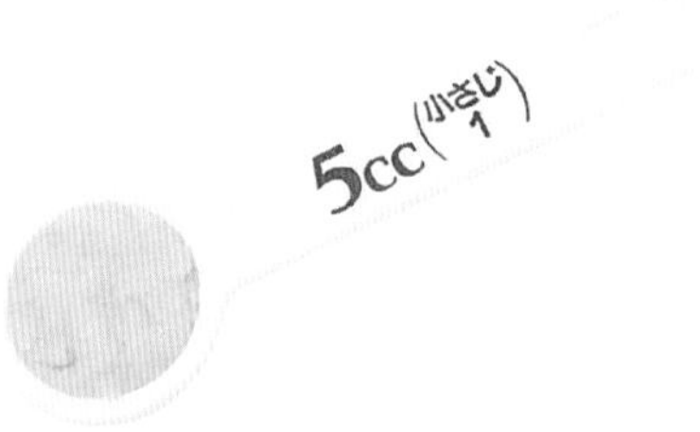

エネルギー	9kcal	カリウム	22mg
たんぱく質	0.2g	リン	5mg
水分	2.6g	食塩相当量	0.2g

おろししょうが

小さじ1杯 5g

エネルギー	2kcal	カリウム	7mg
たんぱく質	0g	リン	1mg
水分	4.4g	食塩相当量	0.1g

とうがらし

小さじ1杯 2g

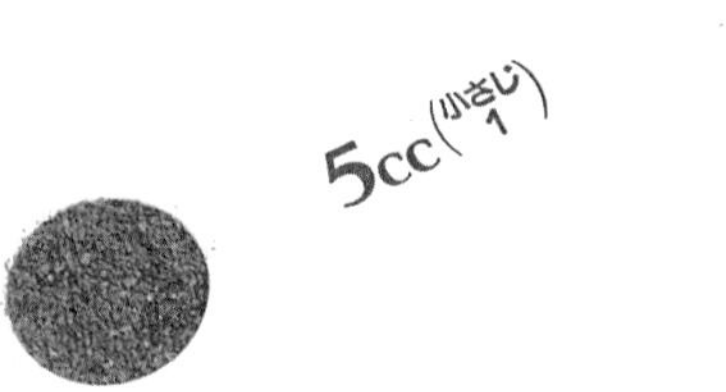

エネルギー	21kcal	カリウム	135mg
たんぱく質	0.8g	リン	17mg
水分	0.1g	食塩相当量	0g

ピーナッツバター

大さじ1杯 18g

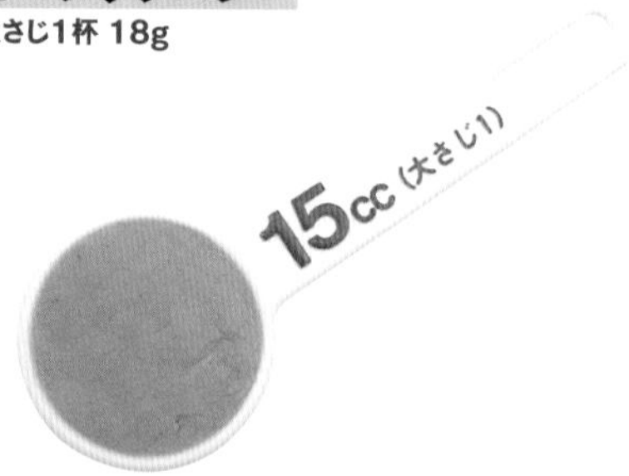

エネルギー	108kcal	カリウム	117mg
たんぱく質	3.7g	リン	67mg
水分	0.2g	食塩相当量	0.2g

さんしょう（粉）

小さじ1/2杯 5g

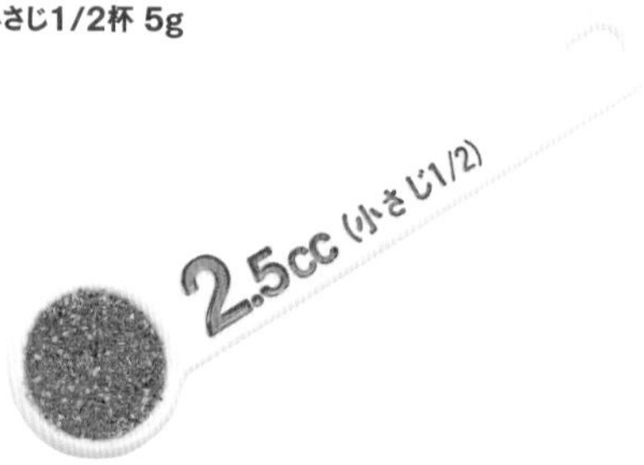

エネルギー	2kcal	カリウム	9mg
たんぱく質	0.1g	リン	1mg
水分	0g	食塩相当量	0g

ラー油

小さじ1杯 3g

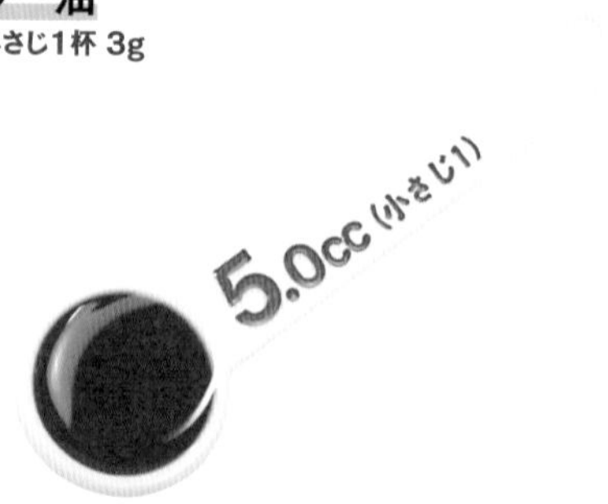

エネルギー	27kcal	カリウム	0mg
たんぱく質	0g	リン	0mg
水分	0g	食塩相当量	0g

フライドポテト
50g

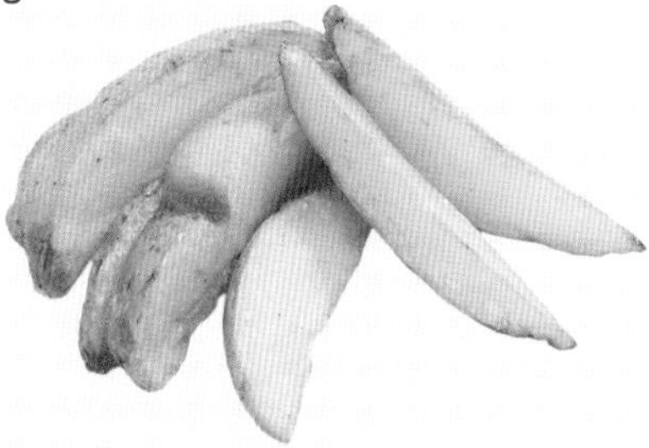

エネルギー	77kcal	カリウム	290mg
たんぱく質	1.4g	リン	39mg
水分	–	食塩相当量	0.3g

白菜のキムチ
30g

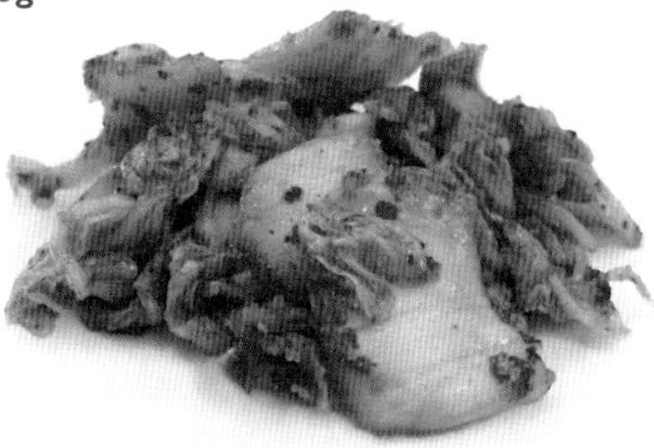

エネルギー	8kcal	カリウム	87mg
たんぱく質	0.7g	リン	14mg
水分	–	食塩相当量	0.9g

ザーサイ
30g

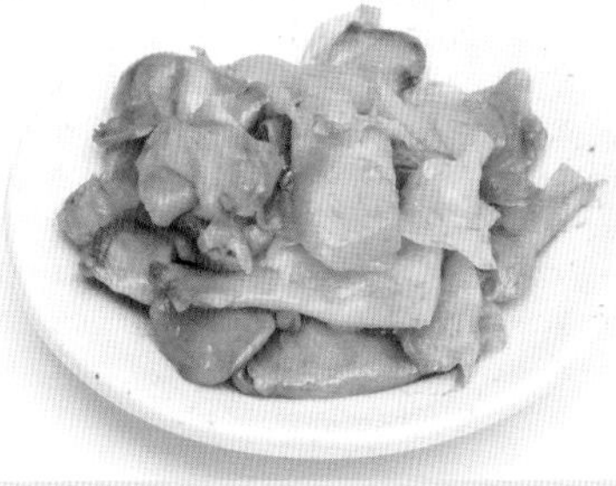

エネルギー	6kcal	カリウム	204mg
たんぱく質	0.8g	リン	20mg
水分	–	食塩相当量	4.1g

高菜漬け
30g

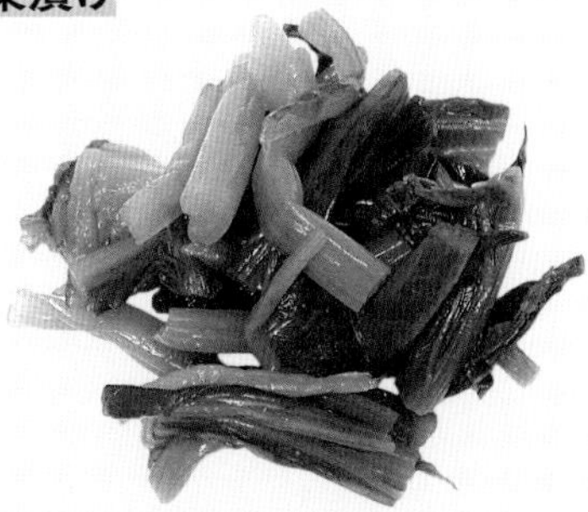

エネルギー	9kcal	カリウム	33mg
たんぱく質	0.6g	リン	7mg
水分	–	食塩相当量	1.2g

ぬか漬け
30g

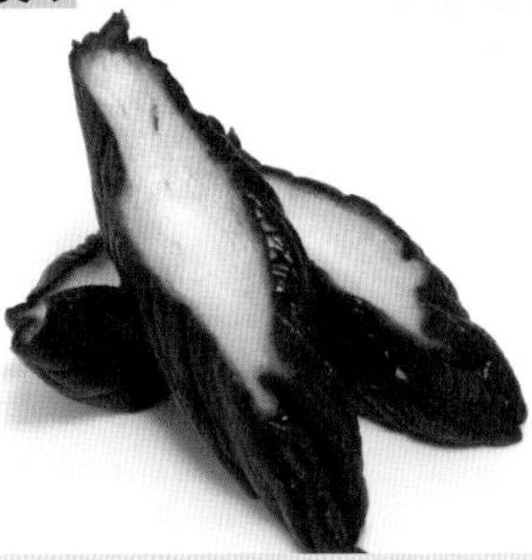

エネルギー	8kcal	カリウム	129mg
たんぱく質	0.5g	リン	13mg
水分	–	食塩相当量	0.8g

ピクルス
30g

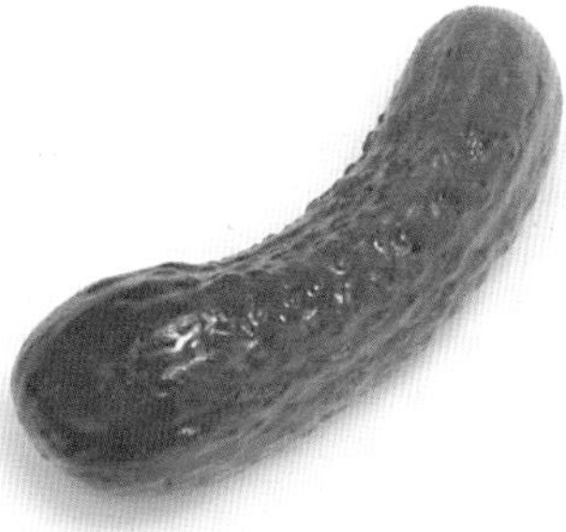

エネルギー	4kcal	カリウム	3mg
たんぱく質	0.4g	リン	2mg
水分	–	食塩相当量	0.8g

紅しょうが（しょうが酢漬け）
30g

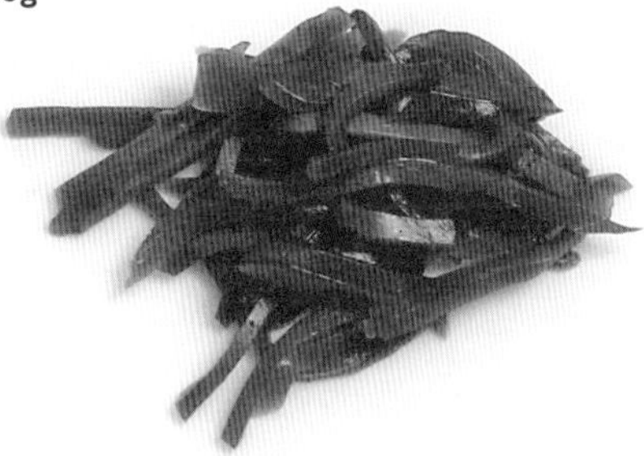

エネルギー	5 kcal	カリウム	8 mg
たんぱく質	0.1 g	リン	2 mg
水分	—	食塩相当量	1.7 g

ガリ（しょうが甘酢漬け）
30g

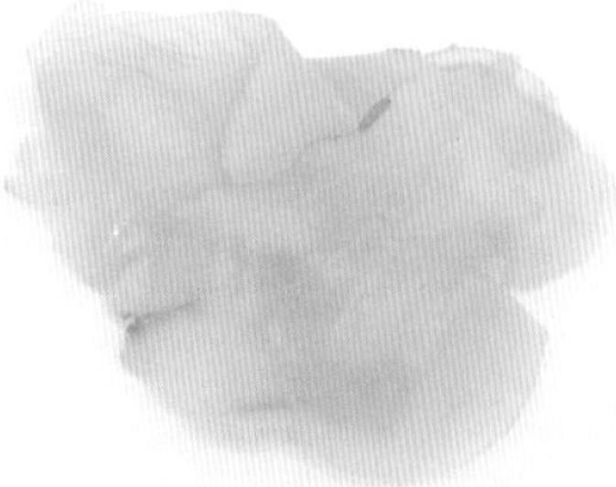

エネルギー	13 kcal	カリウム	4 mg
たんぱく質	0.1 g	リン	1 mg
水分	—	食塩相当量	0.6 g

たくあん漬け
30g

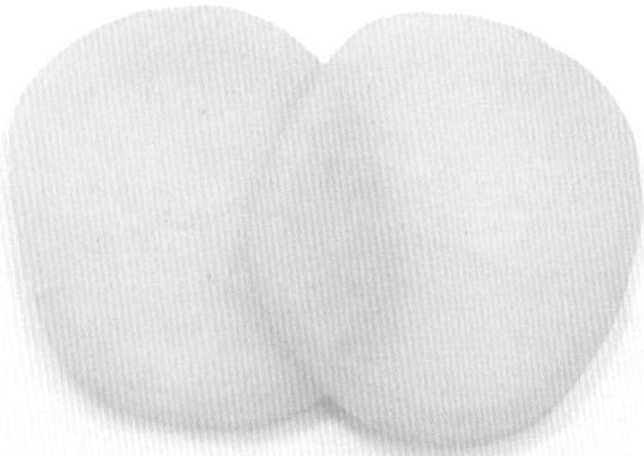

エネルギー	13 kcal	カリウム	17 mg
たんぱく質	0.2 g	リン	4 mg
水分	—	食塩相当量	1 g

福神漬け
30g

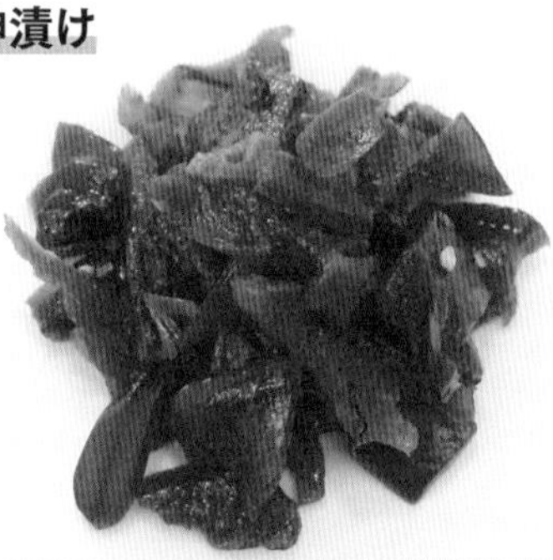

エネルギー	41 kcal	カリウム	30 mg
たんぱく質	0.8 g	リン	9 mg
水分	—	食塩相当量	1.5 g

野沢菜（塩漬け）
30g

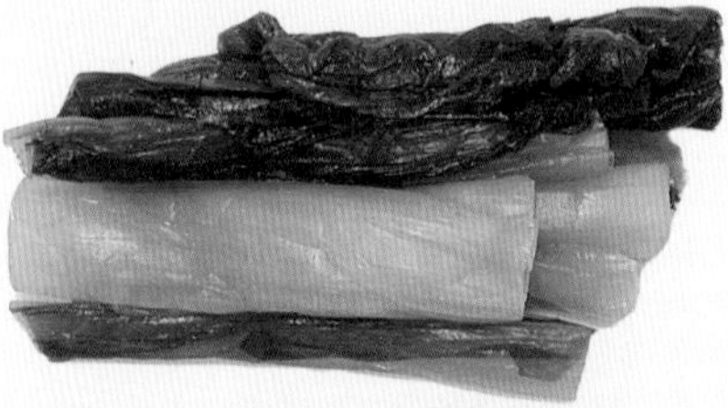

エネルギー	5 kcal	カリウム	90 mg
たんぱく質	0.4 g	リン	12 mg
水分	—	食塩相当量	0.5 g

らっきょう（甘酢漬け）
30g

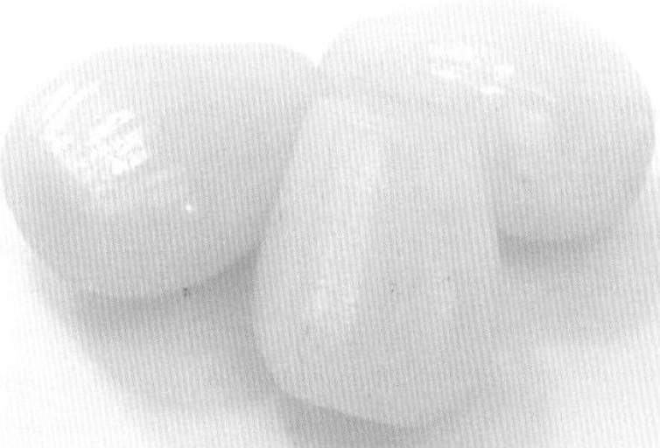

エネルギー	35 kcal	カリウム	3 mg
たんぱく質	0.1 g	リン	2 mg
水分	—	食塩相当量	0.6 g

鶏肉のから揚げ
鶏もも肉 100g

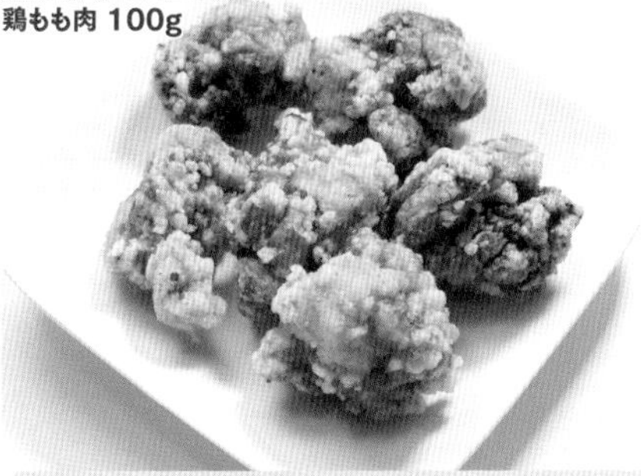

エネルギー	270 kcal	カリウム	189 mg
たんぱく質	17.8 g	リン	121 mg
水分	—	食塩相当量	1 g

棒棒鶏
鶏ささみ 100g（付け合わせは含まない）

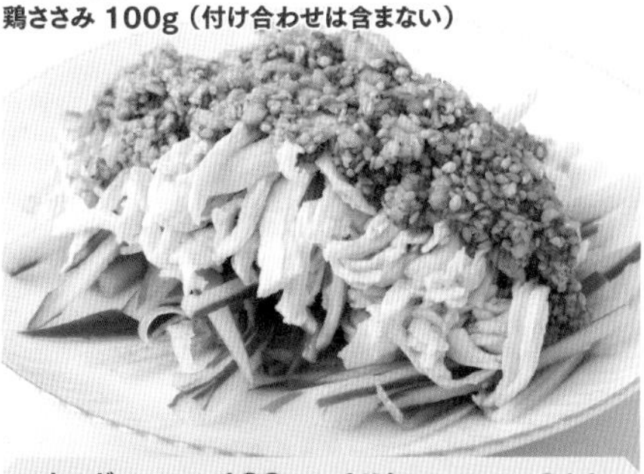

エネルギー	198 kcal	カリウム	311 mg
たんぱく質	25.2 g	リン	215 mg
水分	—	食塩相当量	1 g

とんかつ
豚ロース 100g

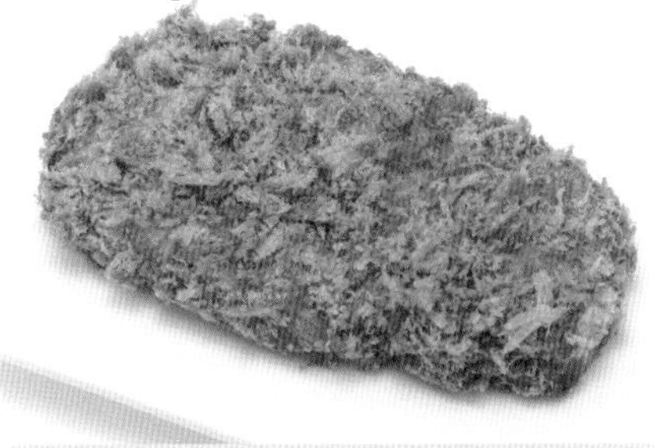

エネルギー	445 kcal	カリウム	346 mg
たんぱく質	22.7 g	リン	216 mg
水分	—	食塩相当量	1.1 g

豚肉のしょうが焼き
豚ロース 100g

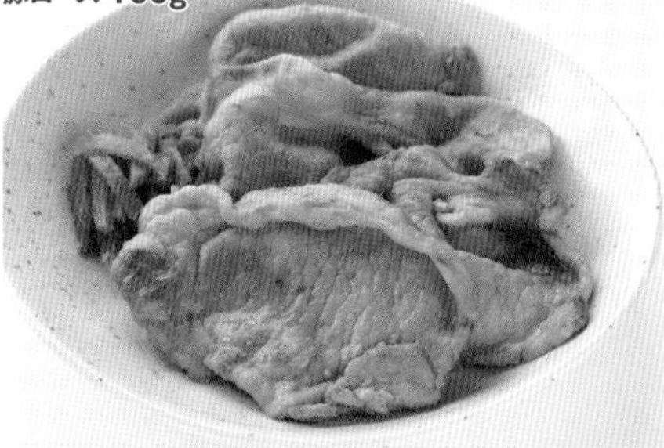

エネルギー	296 kcal	カリウム	353 mg
たんぱく質	20.1 g	リン	197 mg
水分	—	食塩相当量	1.7 g

肉野菜炒め
豚肩ロース 50g 、もやし 70g

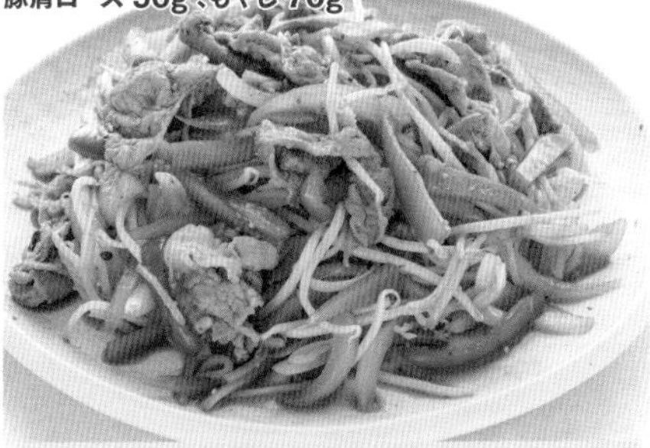

エネルギー	234 kcal	カリウム	354 mg
たんぱく質	10.9 g	リン	127 mg
水分	—	食塩相当量	1.4 g

ホイコーロー
豚ロース 80g、キャベツ 80g

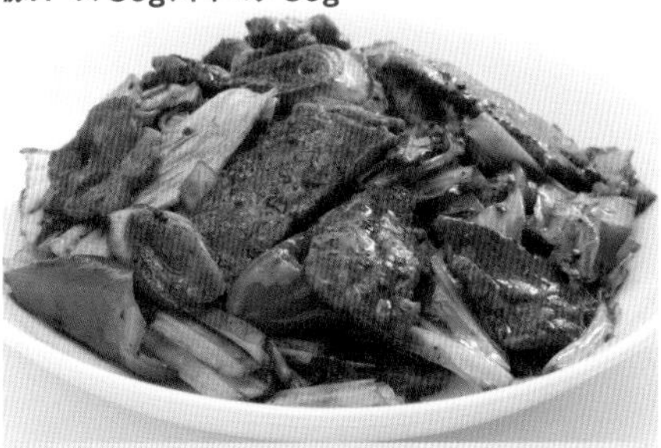

エネルギー	340 kcal	カリウム	596 mg
たんぱく質	18.5 g	リン	206 mg
水分	—	食塩相当量	2.2 g

酢豚

豚肩ロース 80g

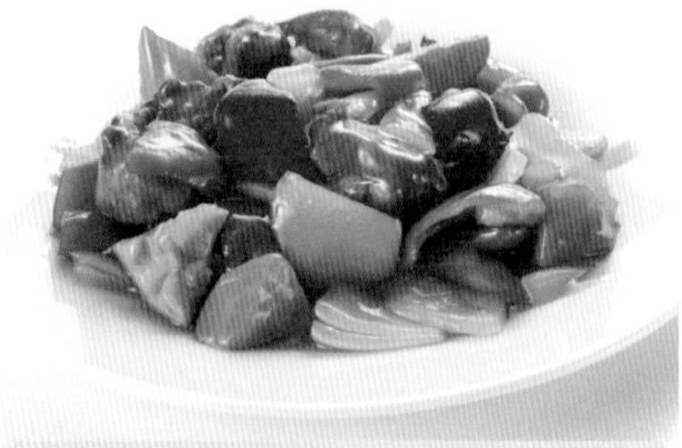

エネルギー	413 kcal	カリウム	485 mg
たんぱく質	15.8 g	リン	180 mg
水分	–	食塩相当量	2.4 g

肉じゃが

豚バラ肉 50g、じゃがいも 80g

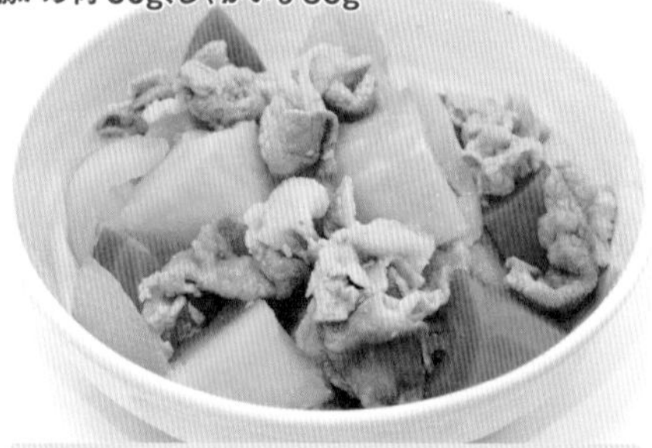

エネルギー	330 kcal	カリウム	738 mg
たんぱく質	10.2 g	リン	145 mg
水分	–	食塩相当量	1.6 g

チンジャオロース

牛もも 80g、青ピーマン 40g

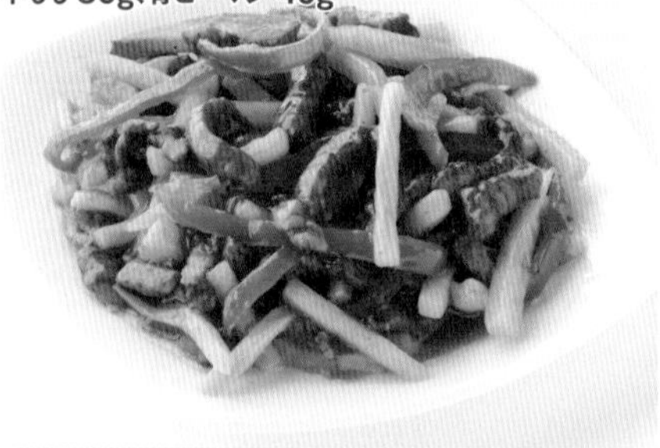

エネルギー	335 kcal	カリウム	5.4 mg
たんぱく質	17.5 g	リン	171 mg
水分	–	食塩相当量	1.6 g

ビーフステーキ

牛サーロイン 200g

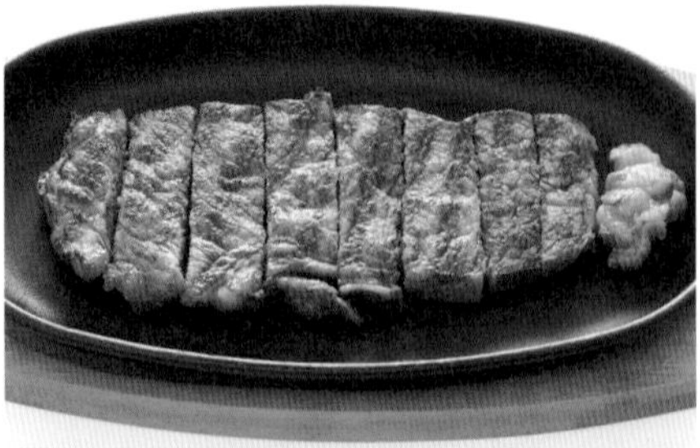

エネルギー	920 kcal	カリウム	362 mg
たんぱく質	23.4 g	リン	200 mg
水分	–	食塩相当量	2.2 g

ビーフシチュー

牛バラ肉 70g

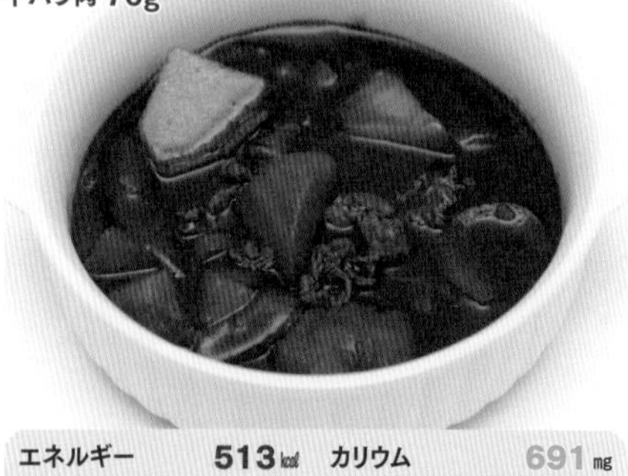

エネルギー	513 kcal	カリウム	691 mg
たんぱく質	12.8 g	リン	171 mg
水分	–	食塩相当量	1.9 g

ハンバーグ

合い挽き肉 100g（付け合わせは含まない）

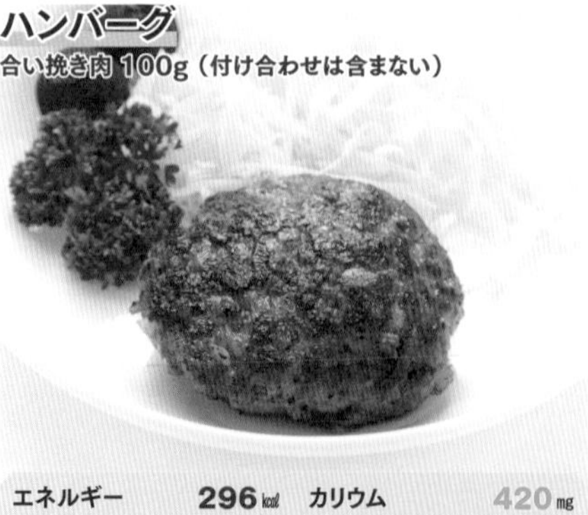

エネルギー	296 kcal	カリウム	420 mg
たんぱく質	20.1 g	リン	165 mg
水分	–	食塩相当量	1.4 g

焼肉（牛肉・たれ）

牛リブロース 100g

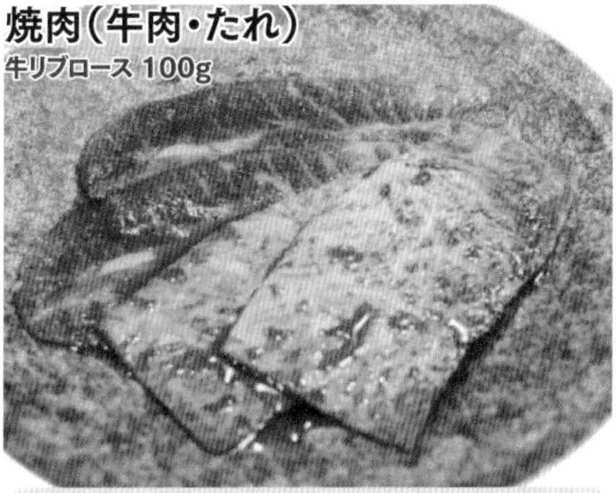

エネルギー	483kcal	カリウム	327mg
たんぱく質	21.1g	リン	174mg
水分	—	食塩相当量	1.4g

ぎょうざ

1人前 6個 豚ひき肉 50g（タレは含まない）

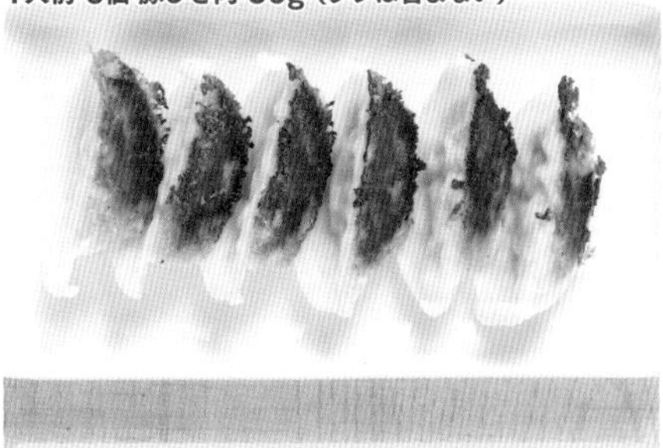

エネルギー	314kcal	カリウム	255mg
たんぱく質	10.4g	リン	93mg
水分	—	食塩相当量	1.8g

しゅうまい

8個 豚ひき肉 100g（タレは含まない）

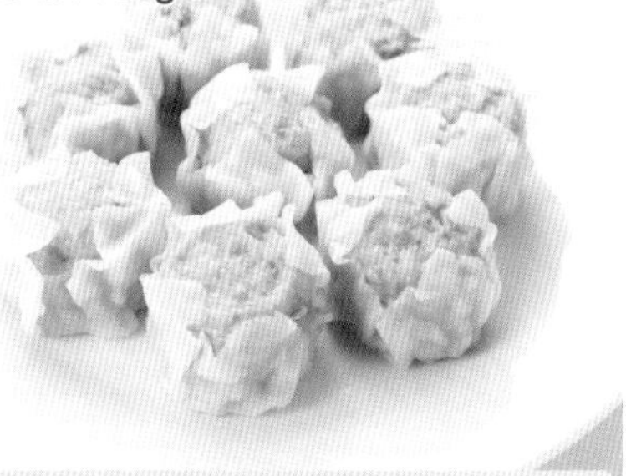

エネルギー	397kcal	カリウム	541mg
たんぱく質	18.9g	リン	191mg
水分	—	食塩相当量	2.7g

春巻き

2本 豚ひき肉 30g

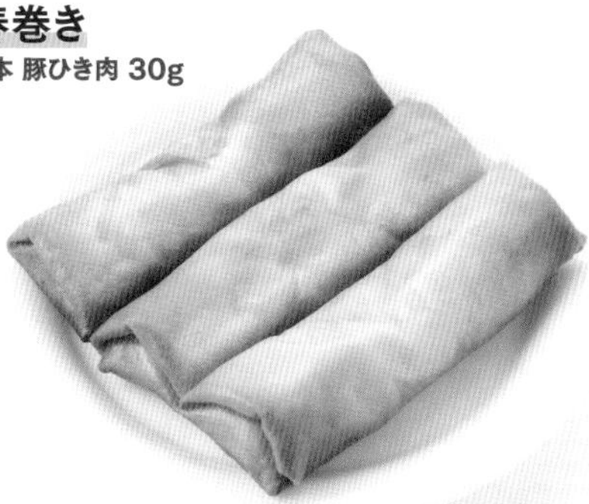

エネルギー	324kcal	カリウム	203mg
たんぱく質	7.8g	リン	61mg
水分	—	食塩相当量	0.6g

レバニラ

豚レバー 100g、ニラ 40g

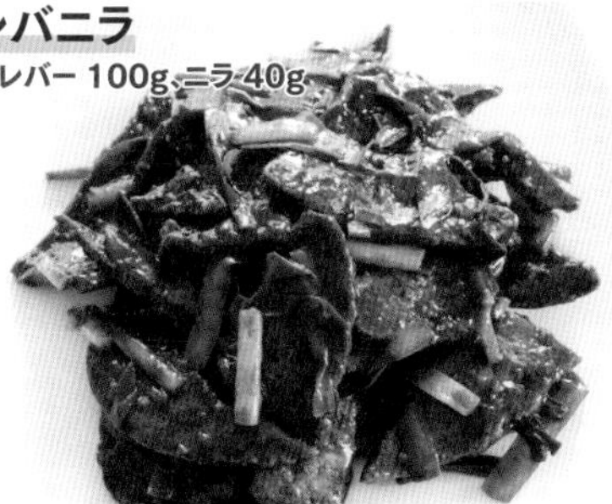

エネルギー	333kcal	カリウム	598mg
たんぱく質	22.8g	リン	393mg
水分	—	食塩相当量	2.8g

焼き鳥（鶏もも・たれ）

鶏もも肉 35g

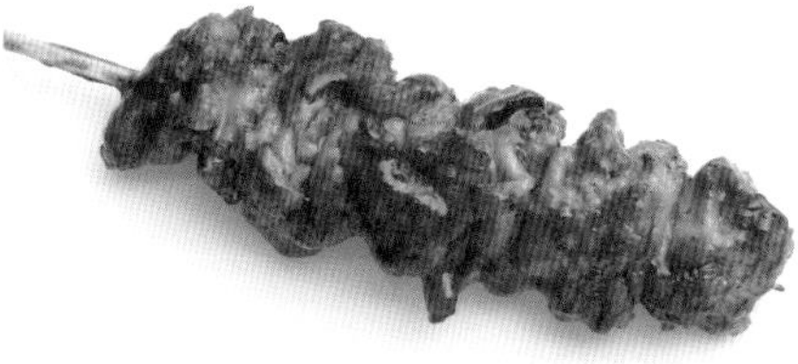

エネルギー	90kcal	カリウム	66mg
たんぱく質	6.3g	リン	43mg
水分	—	食塩相当量	0.4g

焼き鳥（鶏皮・たれ）

鶏皮 35g

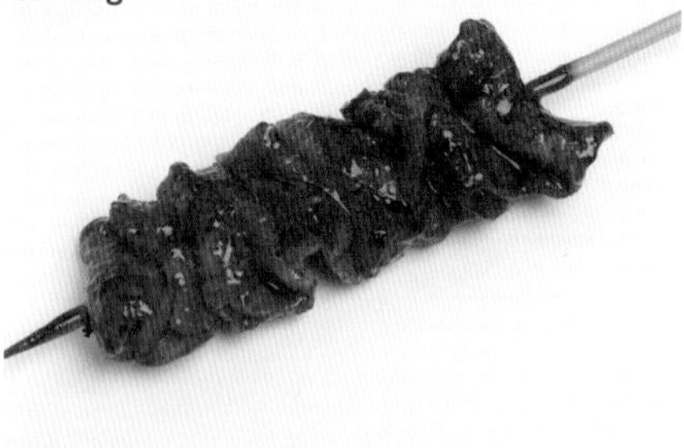

エネルギー	173㎉	カリウム	21mg
たんぱく質	2.5g	リン	16mg
水分	–	食塩相当量	0.4g

焼き鳥（レバー・たれ）

鶏レバー 35g

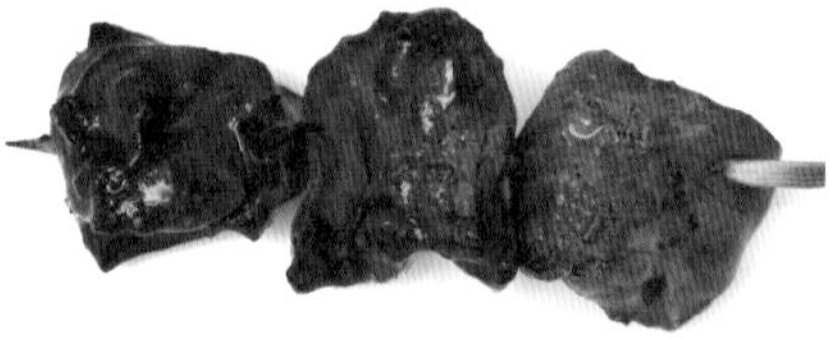

エネルギー	43㎉	カリウム	125mg
たんぱく質	6.8g	リン	109mg
水分	–	食塩相当量	0.4g

おでん

大根50g、卵50g

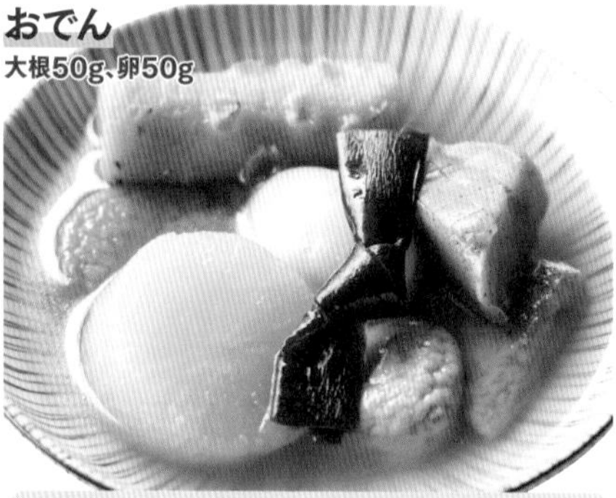

エネルギー	242㎉	カリウム	521mg
たんぱく質	21.9g	リン	235mg
水分	–	食塩相当量	4.9g

コロッケ

じゃがいも 50g、合い挽き肉 25g

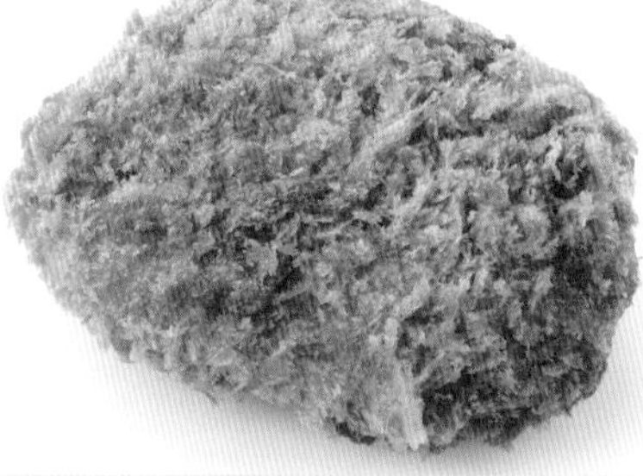

エネルギー	240㎉	カリウム	265mg
たんぱく質	5.6g	リン	64mg
水分	–	食塩相当量	0.7g

メンチカツ

合い挽き肉 70g

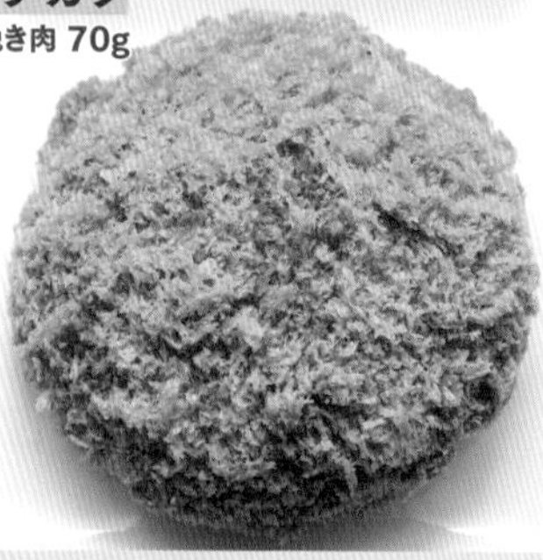

エネルギー	369㎉	カリウム	324mg
たんぱく質	14.4g	リン	130mg
水分	–	食塩相当量	1.2g

フライドチキン

鶏骨つきもも肉 130g

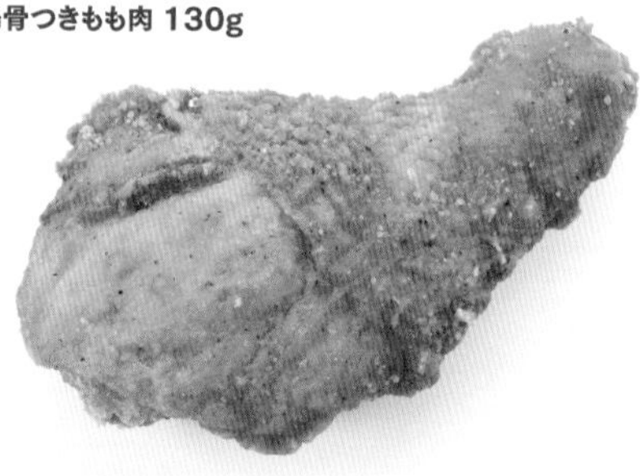

エネルギー	218㎉	カリウム	318mg
たんぱく質	16.5g	リン	193mg
水分	–	食塩相当量	1.5g

さんまの塩焼き
さんま1尾 110g

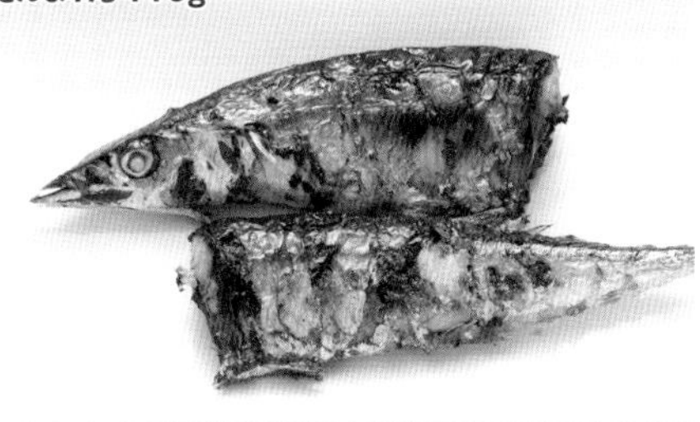

エネルギー	309㎉	カリウム	288mg
たんぱく質	25.6g	リン	242mg
水分	—	食塩相当量	2.3g

ぶりの照り焼き
ぶり 80g

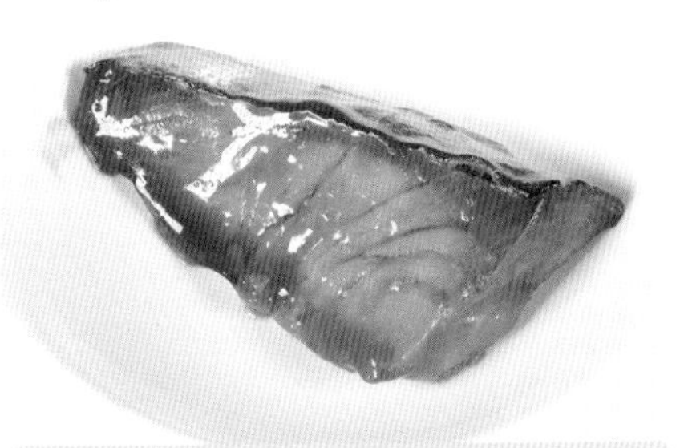

エネルギー	249㎉	カリウム	326mg
たんぱく質	17.6g	リン	113mg
水分	—	食塩相当量	0.9g

さばのみそ煮
さば 100g（しょうがは含まない）

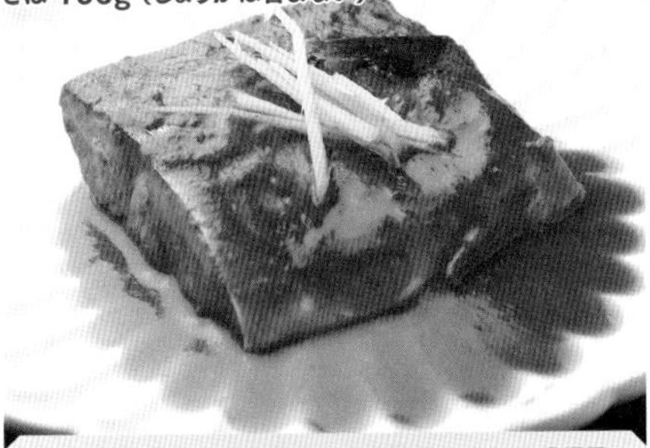

エネルギー	277㎉	カリウム	377mg
たんぱく質	22.1g	リン	241mg
水分	—	食塩相当量	2.1g

ぶり大根
ぶり 100g、大根 100g（しょうがは含まない）

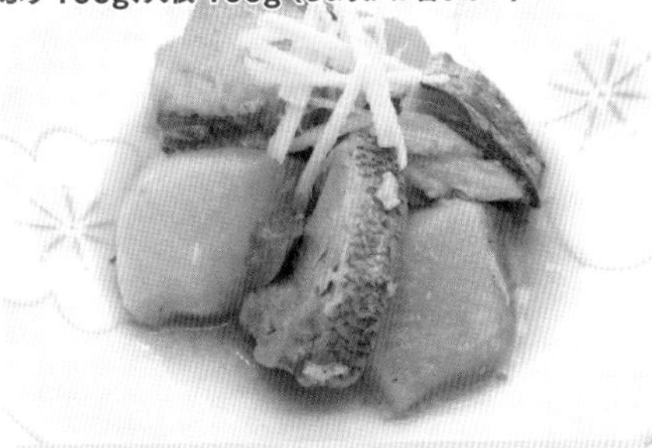

エネルギー	304㎉	カリウム	676mg
たんぱく質	23.1g	リン	175mg
水分	—	食塩相当量	2.8g

かれいの煮つけ
子持ちかれい 120g

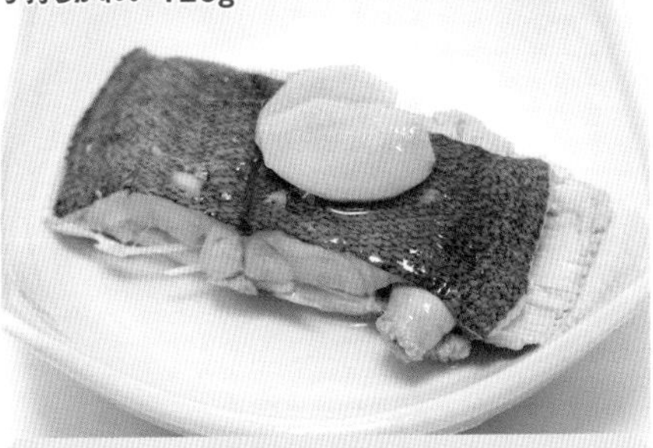

エネルギー	201㎉	カリウム	392.3mg
たんぱく質	24.8g	リン	259mg
水分	—	食塩相当量	2.2g

さわらのムニエル
さわら 80g（付け合せは含まない）

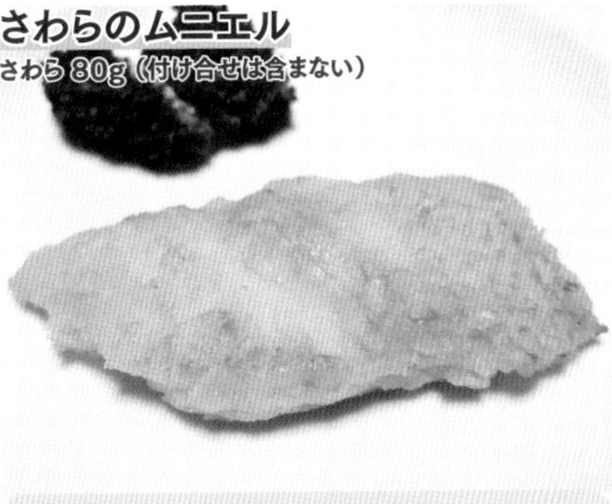

エネルギー	167㎉	カリウム	397mg
たんぱく質	16.4g	リン	178mg
水分	—	食塩相当量	0.8g

刺身盛り合わせ

まぐろ赤身、いか、サーモン各40g
（つま・しょうゆは含まない）

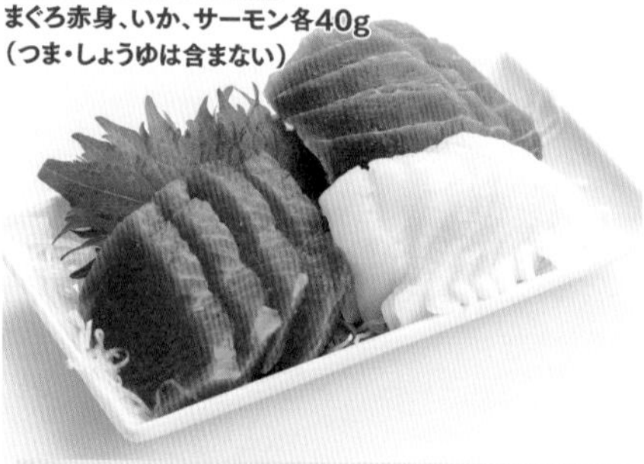

エネルギー	165 kcal	カリウム	42 mg
たんぱく質	25.6 g	リン	308 mg
水分	—	食塩相当量	0.3 g

てんぷら　白身魚

きす開き 15g（天つゆは含まない）

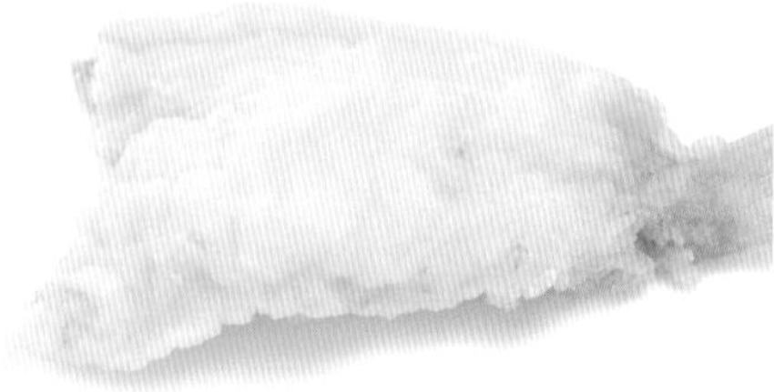

エネルギー	66 kcal	カリウム	92 mg
たんぱく質	5.1 g	リン	56 mg
水分	—	食塩相当量	0.1 g

かき揚げ

エビ 20g、にんじん 15g

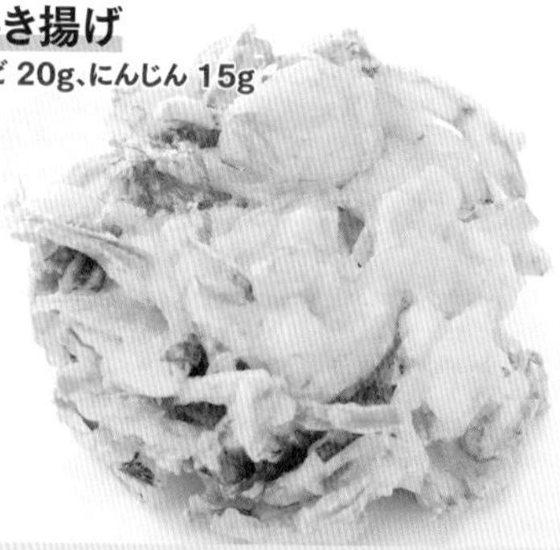

エネルギー	318 kcal	カリウム	188 mg
たんぱく質	9.2 g	リン	102 mg
水分	—	食塩相当量	0.1 g

かきフライ

かき 75g

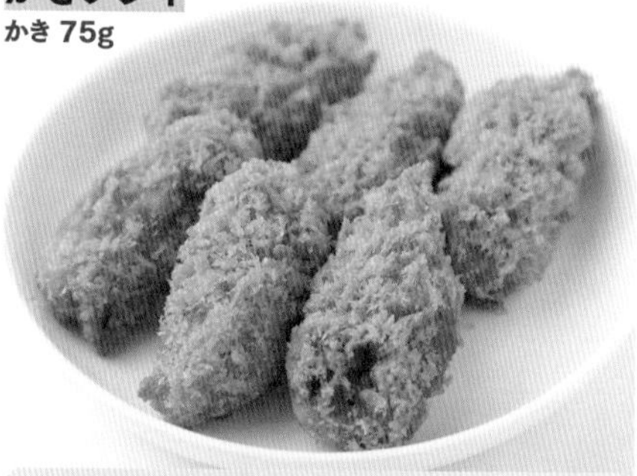

エネルギー	320 kcal	カリウム	225 mg
たんぱく質	9.5 g	リン	138 mg
水分	—	食塩相当量	1.3 g

エビチリ

えび 100g

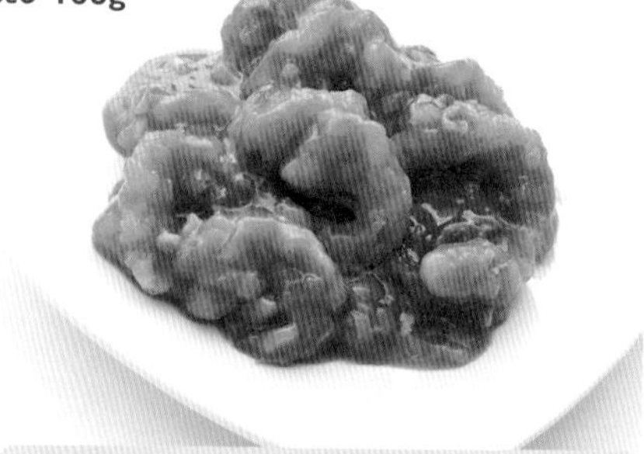

エネルギー	336 kcal	カリウム	422 mg
たんぱく質	20.2 g	リン	299 mg
水分	—	食塩相当量	2.9 g

あじの干物焼き

あじの干物 55g

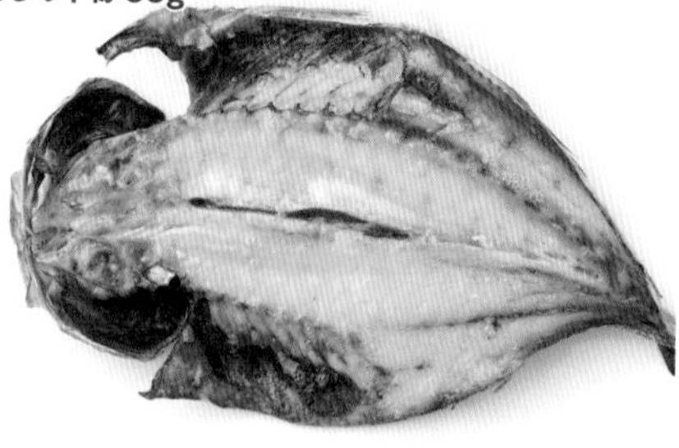

エネルギー	107 kcal	カリウム	193 mg
たんぱく質	13.5 g	リン	149 mg
水分	—	食塩相当量	1.1 g

ほっけの開き干し焼き

ほっけの開き干し 158g（大根おろしは含まない）

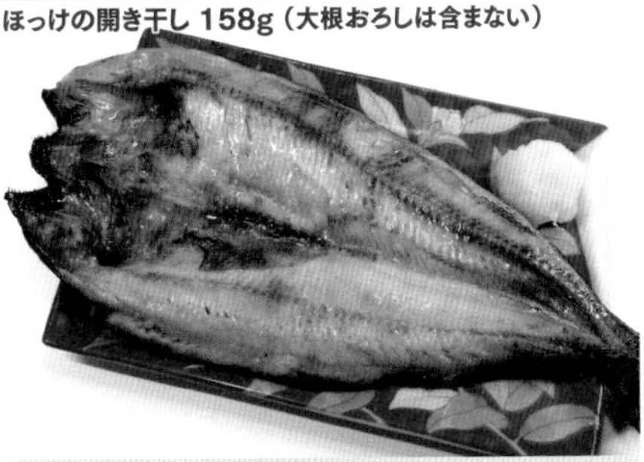

エネルギー	283 kcal	カリウム	648 mg
たんぱく質	36.5 g	リン	569 mg
水分	―	食塩相当量	3.2 g

麻婆豆腐

豆腐 115g、豚ひき肉 50g

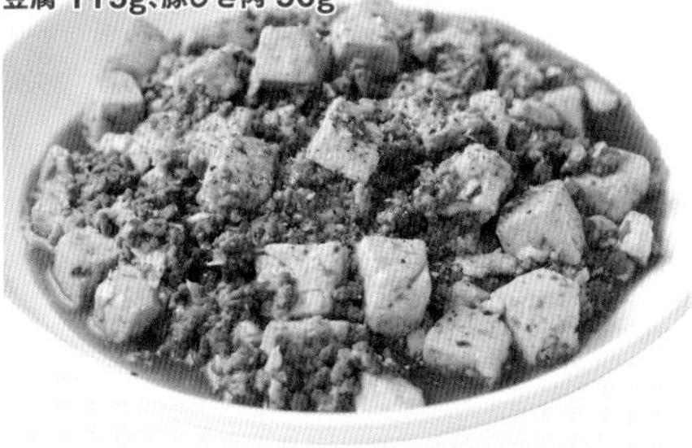

エネルギー	322 kcal	カリウム	399.4 mg
たんぱく質	18.7 g	リン	198 mg
水分	―	食塩相当量	2.4 g

揚げだし豆腐

豆腐 150g（かつお節、ねぎは含まない）

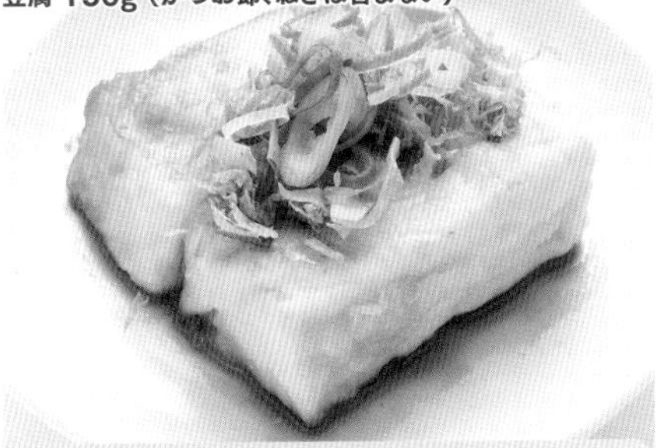

エネルギー	240 kcal	カリウム	218 mg
たんぱく質	11.9 g	リン	158 mg
水分	―	食塩相当量	1.1 g

ハムエッグ

卵 50g、ロースハム 20g

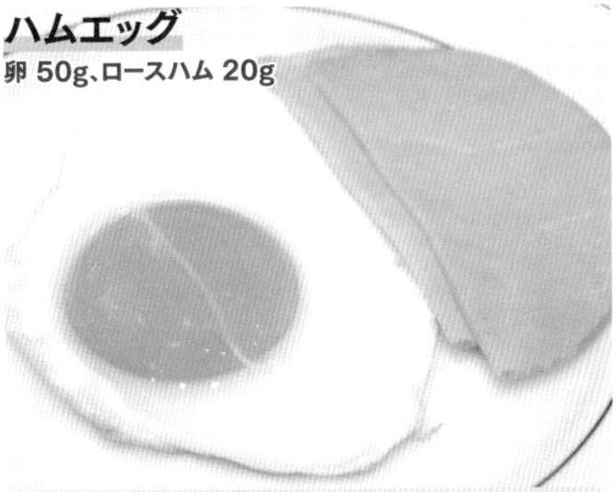

エネルギー	140 kcal	カリウム	124 mg
たんぱく質	9.8 g	リン	141 mg
水分	―	食塩相当量	1.7 g

オムレツ

卵 100g(2個)、バター 15g

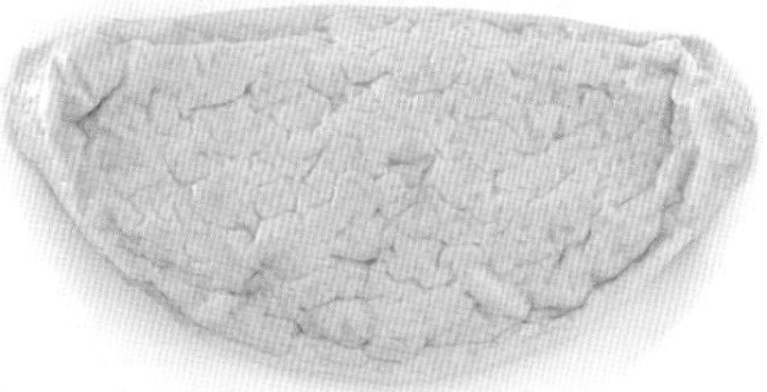

エネルギー	253 kcal	カリウム	150 mg
たんぱく質	12.6 g	リン	182 mg
水分	―	食塩相当量	1.2 g

厚焼き玉子

卵 100g(2個)

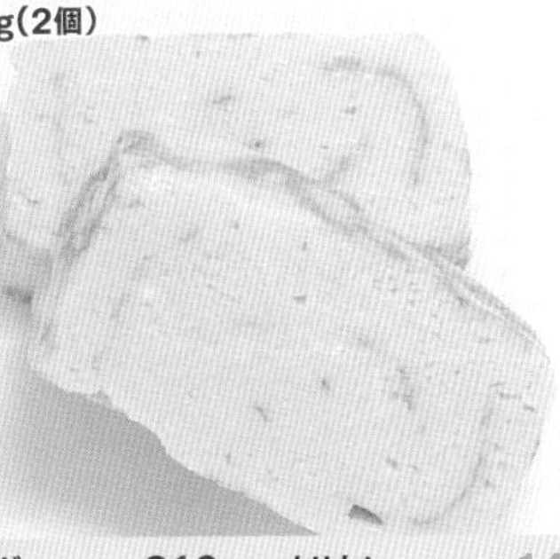

エネルギー	210 kcal	カリウム	141 mg
たんぱく質	12.4 g	リン	175 mg
水分	―	食塩相当量	1.1 g

茶碗蒸し

卵 25g、かまぼこ 10g

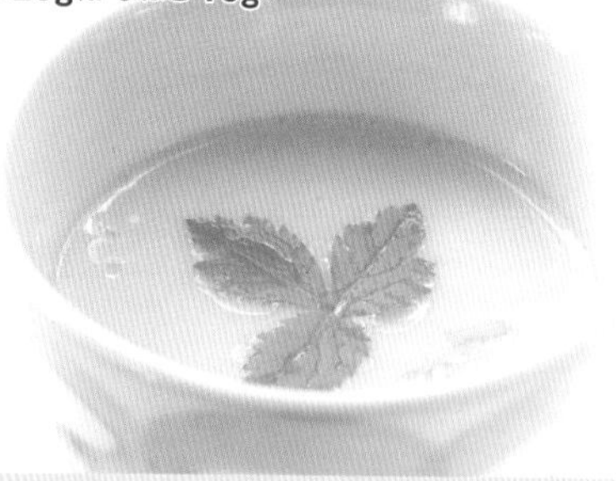

エネルギー	73 kcal	カリウム	172 mg
たんぱく質	6.6 g	リン	81 mg
水分	–	食塩相当量	1.4 g

きつねうどん

ゆでうどん 220g、油揚げ 20g

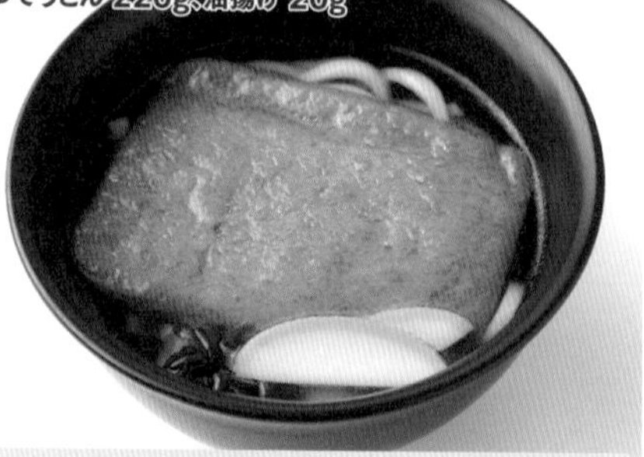

エネルギー	426 kcal	カリウム	315 mg
たんぱく質	16.8 g	リン	213 mg
水分	–	食塩相当量	4.5 g

たぬきそば

ゆでそば 180g、天かす 15g

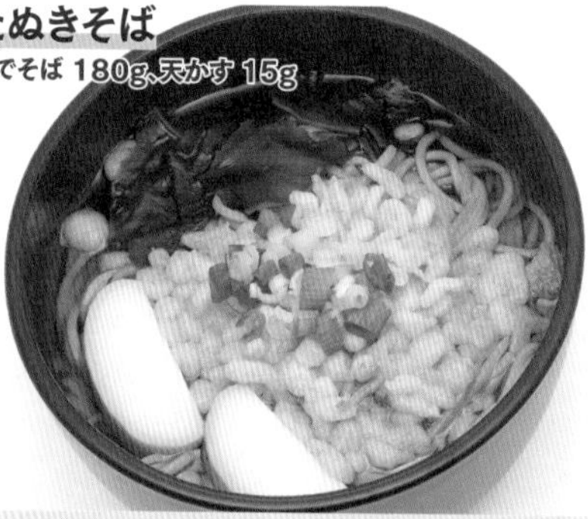

エネルギー	379 kcal	カリウム	329 mg
たんぱく質	12.5 g	リン	222 mg
水分	–	食塩相当量	3 g

しょうゆラーメン

中華麺（生）130g

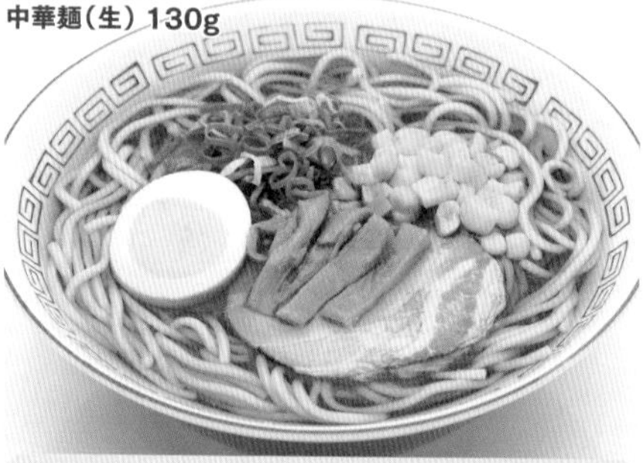

エネルギー	466 kcal	カリウム	780 mg
たんぱく質	23.7 g	リン	281 mg
水分	–	食塩相当量	6.7 g

みそラーメン

中華麺（ゆで）230g
ラーメンスープ（濃縮）35g

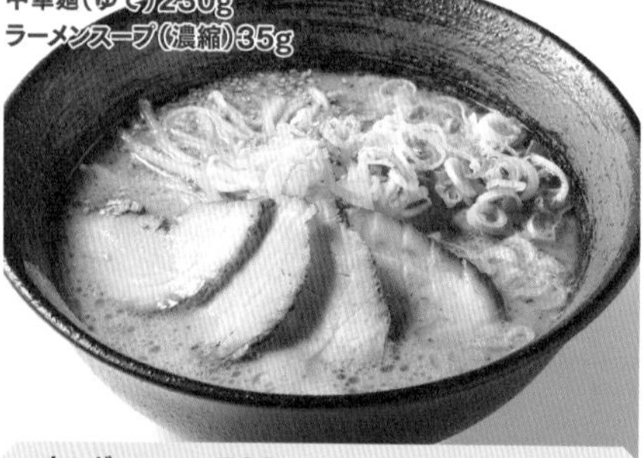

エネルギー	503 kcal	カリウム	450 mg
たんぱく質	26.5 g	リン	289 mg
水分	–	食塩相当量	7.8 g

とんこつラーメン

中華麺（ゆで）230g
ラーメンスープ（濃縮）36g

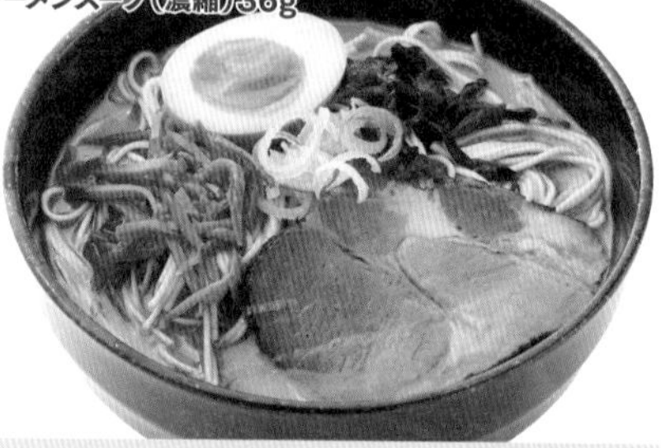

エネルギー	456 kcal	カリウム	320 mg
たんぱく質	21.2 g	リン	194 mg
水分	–	食塩相当量	6.2 g

冷やし中華

中華麺（生）130g

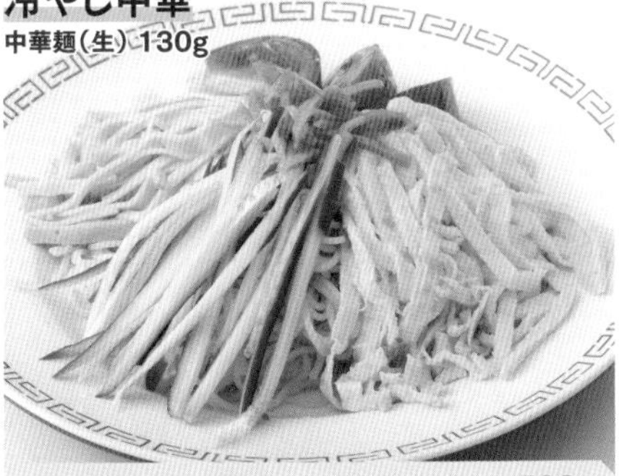

エネルギー	496 kcal	カリウム	739 mg
たんぱく質	21.7 g	リン	251 mg
水分	―	食塩相当量	5.7 g

ソース焼きそば

中華麺（蒸し）150g

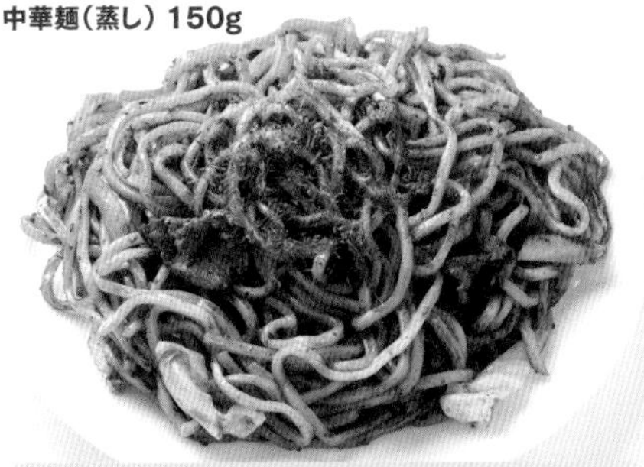

エネルギー	444 kcal	カリウム	404 mg
たんぱく質	14.2 g	リン	135 mg
水分	―	食塩相当量	2 g

ナポリタン

スパゲッティ（乾）100g

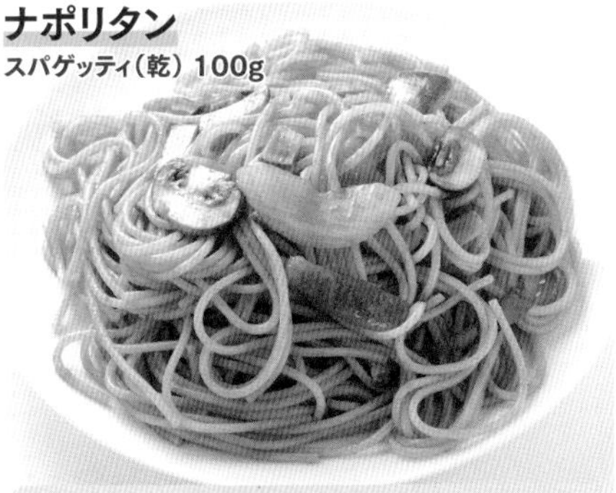

エネルギー	648 kcal	カリウム	660 mg
たんぱく質	19.2 g	リン	265 mg
水分	―	食塩相当量	2.9 g

スパゲッティミートソース

スパゲッティ（乾）100g

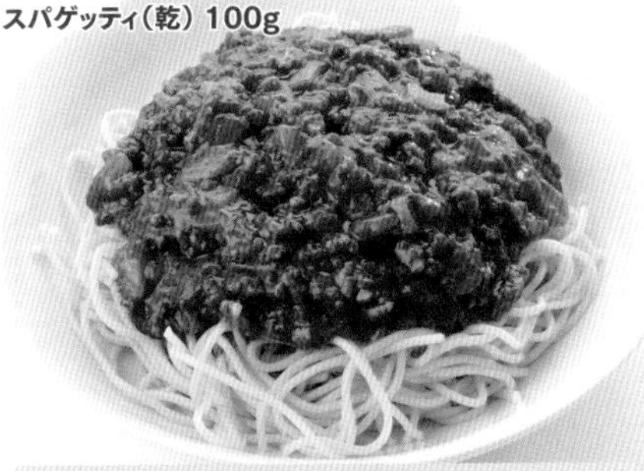

エネルギー	598 kcal	カリウム	722 mg
たんぱく質	26.8 g	リン	253 mg
水分	―	食塩相当量	2.5 g

ペペロンチーノ

スパゲッティ（乾）100g

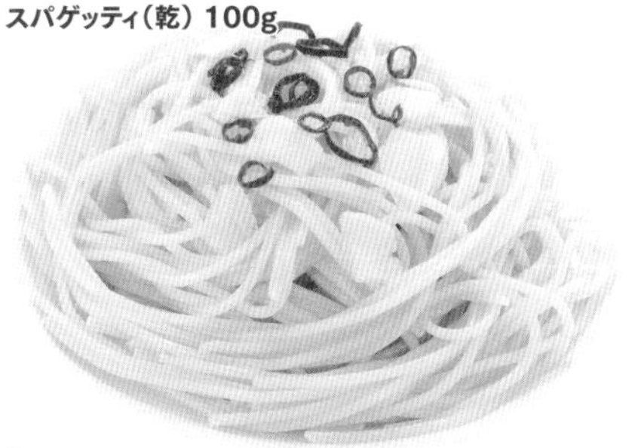

エネルギー	569 kcal	カリウム	242 mg
たんぱく質	10.1 g	リン	139 mg
水分	―	食塩相当量	2 g

親子丼

ご飯 250g、鶏肉 80g、卵 100g

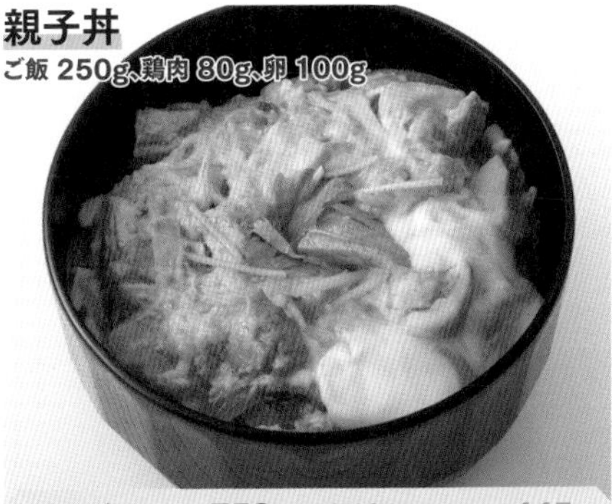

エネルギー	753 kcal	カリウム	445 mg
たんぱく質	33.6 g	リン	374 mg
水分	―	食塩相当量	2.3 g

牛丼

ご飯 250g、牛肉 80g

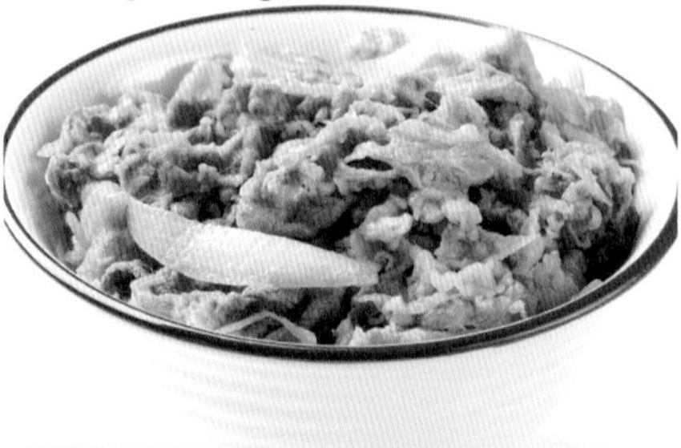

エネルギー	821 kcal	カリウム	397 mg
たんぱく質	17 g	リン	203 mg
水分	—	食塩相当量	2.5 g

天丼

ご飯 250g その他エビなど

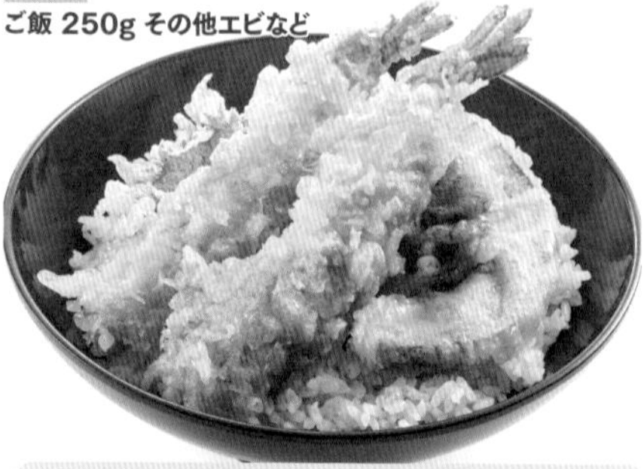

エネルギー	834 kcal	カリウム	697 mg
たんぱく質	29.8 g	リン	377 mg
水分	—	食塩相当量	2.7 g

うな丼

ご飯 250g、うなぎかば焼き 90g

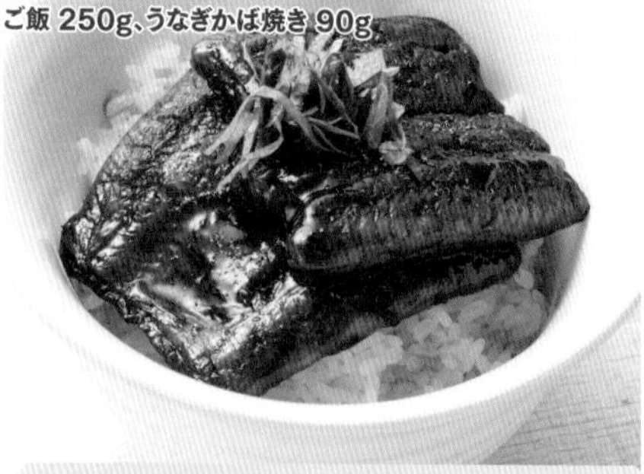

エネルギー	647 kcal	カリウム	343 mg
たんぱく質	27 g	リン	355 mg
水分	—	食塩相当量	1.2 g

ポークカレー

ご飯 250g、豚肉 50g

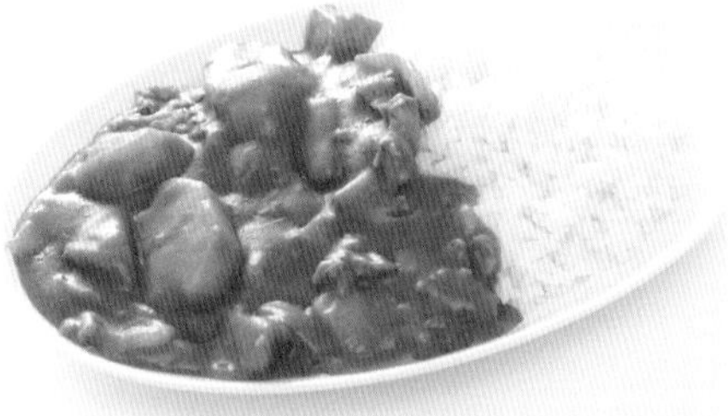

エネルギー	696 kcal	カリウム	836 mg
たんぱく質	18.3 g	リン	258 mg
水分	—	食塩相当量	3.9 g

ハヤシライス

ご飯 250g、牛肉 60g

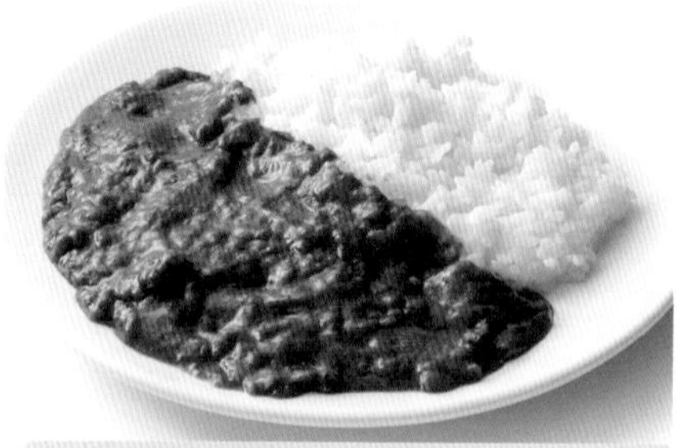

エネルギー	786 kcal	カリウム	572 mg
たんぱく質	17 g	リン	215 mg
水分	—	食塩相当量	4 g

しゃぶしゃぶ(豚肉)

豚ロースゆでて 100g、その他野菜など

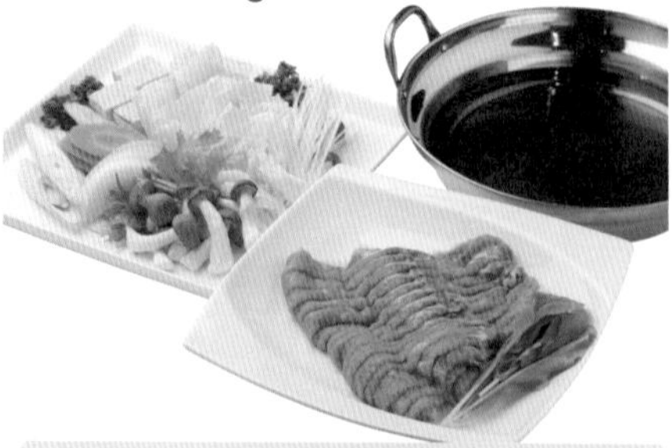

エネルギー	472 kcal	カリウム	929 mg
たんぱく質	31 g	リン	295 mg
水分	—	食塩相当量	0.3 g

水炊き
鶏もも肉 100g、その他野菜など

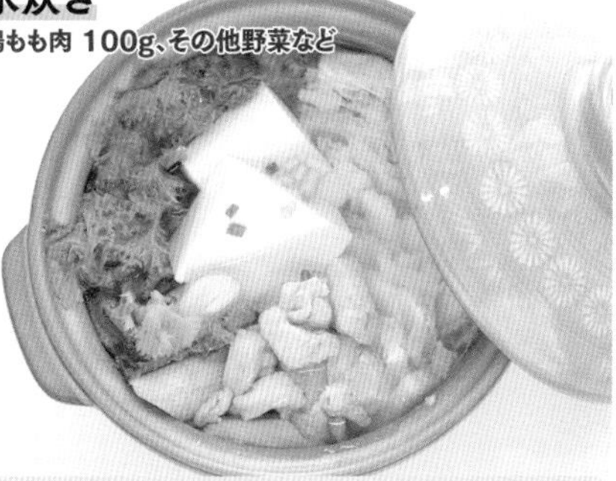

エネルギー	333 kcal	カリウム	821 mg
たんぱく質	26.4 g	リン	261 mg
水分	—	食塩相当量	2.8 g

すき焼き
牛肩ロース 100g、その他野菜など

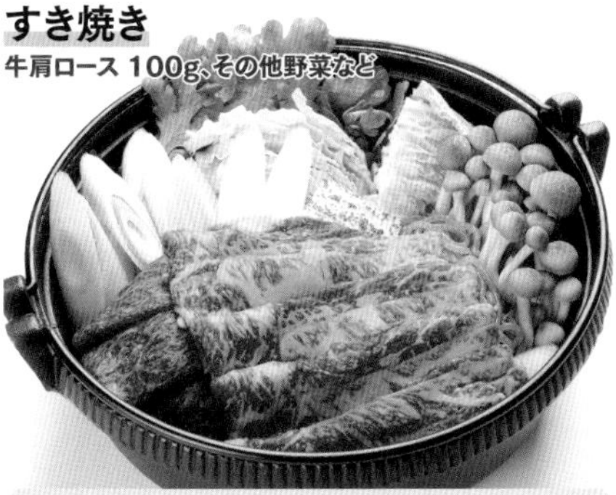

エネルギー	778 kcal	カリウム	1082 mg
たんぱく質	25 g	リン	356 mg
水分	—	食塩相当量	8.5 g

エビピラフ
ご飯 250g

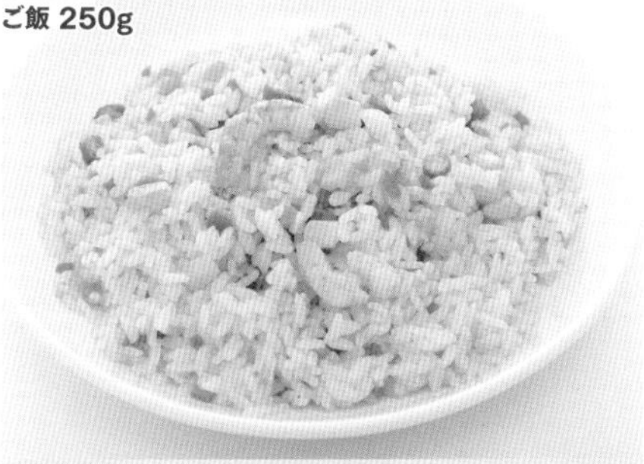

エネルギー	438 kcal	カリウム	189 mg
たんぱく質	9.9 g	リン	135 mg
水分	—	食塩相当量	4.2 g

中華丼
ご飯 250g

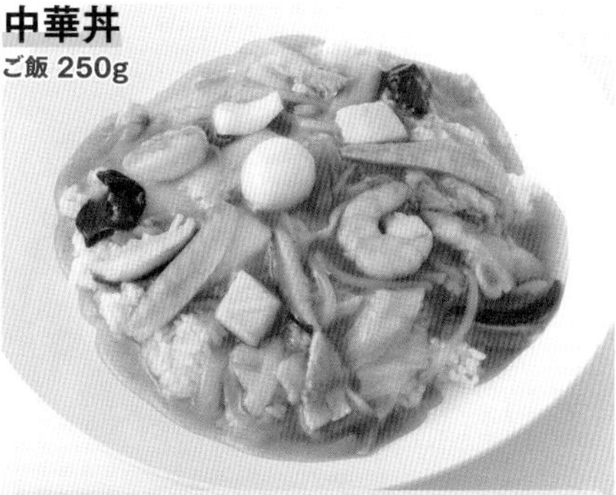

エネルギー	805 kcal	カリウム	842 mg
たんぱく質	31.8 g	リン	410 mg
水分	—	食塩相当量	3.9 g

いなりずし
1人前 2個 ご飯 60g

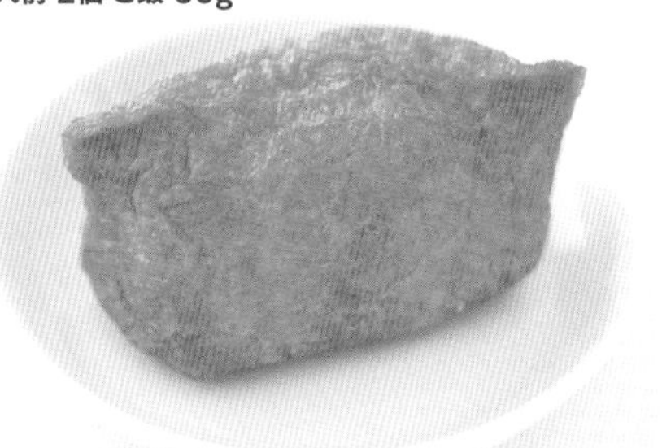

エネルギー	247 kcal	カリウム	56 mg
たんぱく質	8.2 g	リン	111 mg
水分	—	食塩相当量	1.4 g

まぐろのにぎり
シャリ 17g、マグロ赤身 8g（しょうゆは含まない）

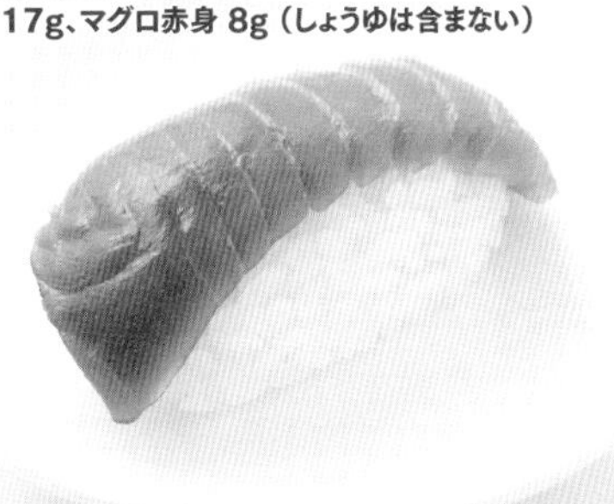

エネルギー	36 kcal	カリウム	39 mg
たんぱく質	2.3 g	リン	26 mg
水分	—	食塩相当量	0.3 g

いくら軍艦

シャリ 17g、イクラ 10g（しょうゆは含まない）

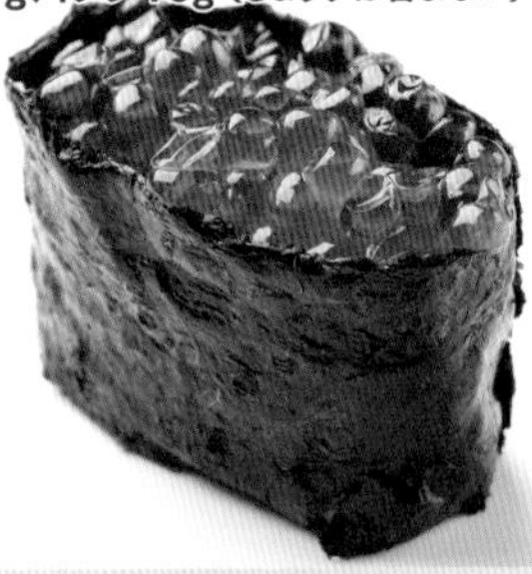

エネルギー	50 kcal	カリウム	33 mg
たんぱく質	3.7 g	リン	60 mg
水分	―	食塩相当量	0.5 g

かっぱ巻き

細巻き1本を8等分（しょうゆは含まない）

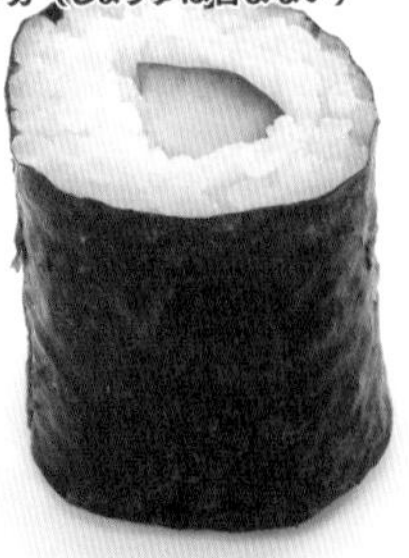

エネルギー	14 kcal	カリウム	11 mg
たんぱく質	0.3 g	リン	5 mg
水分	―	食塩相当量	0.1 g

卵サンドイッチ

サンドイッチ用耳なしパン2枚 36g、具材

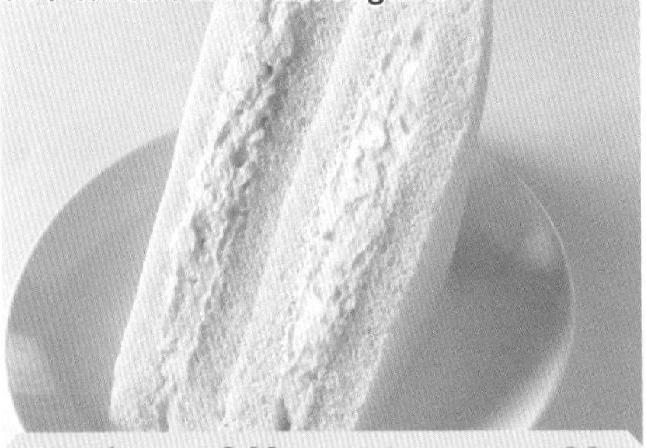

エネルギー	340 kcal	カリウム	82 mg
たんぱく質	11.3 g	リン	295 mg
水分	―	食塩相当量	1.2 g

野菜ハムサンドイッチ

サンドイッチ用耳なしパン2枚 36g、具材

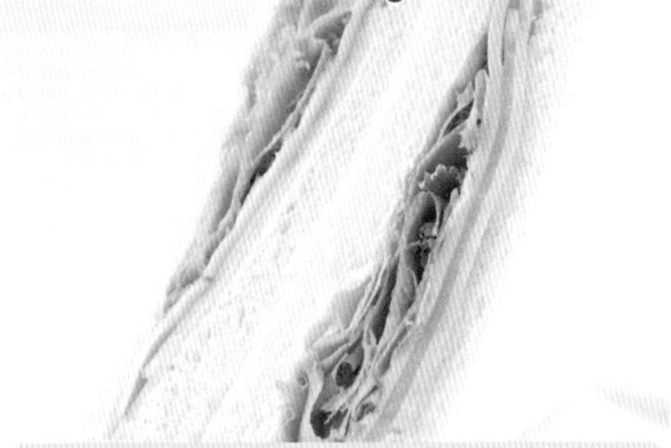

エネルギー	257 kcal	カリウム	165 mg
たんぱく質	14.3 g	リン	260 mg
水分	―	食塩相当量	1.9 g

ツナサンドイッチ

サンドイッチ用耳なしパン2枚 36g、具材

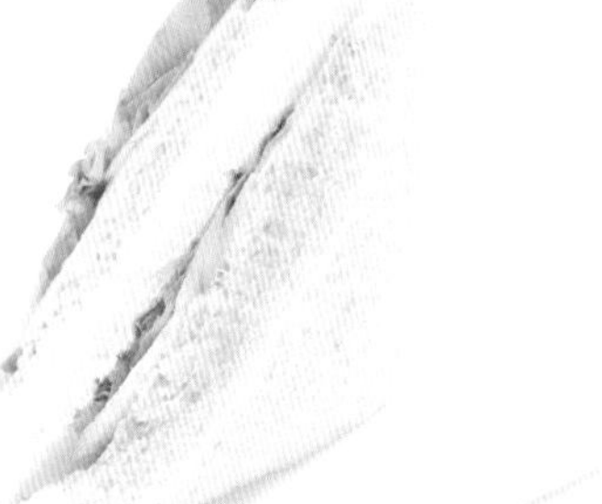

エネルギー	332 kcal	カリウム	179 mg
たんぱく質	13.8 g	リン	123 mg
水分	―	食塩相当量	1.7 g

ハンバーガー

バンズ用パン 80g、パティ 60g

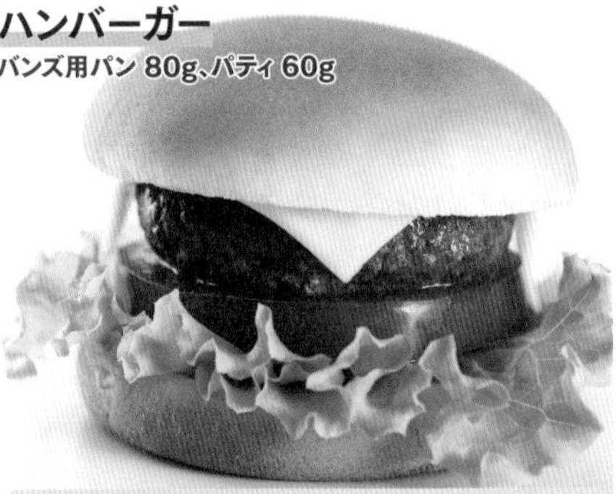

エネルギー	425 kcal	カリウム	315 mg
たんぱく質	19 g	リン	258 mg
水分	―	食塩相当量	2.3 g

カレーパン
1個 90g

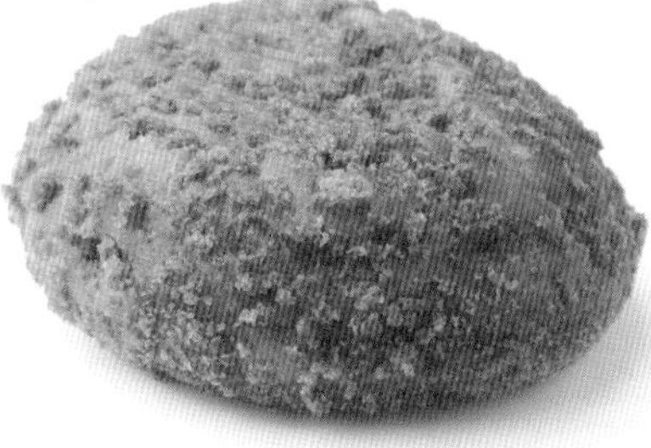

エネルギー	218 kcal	カリウム	117 mg
たんぱく質	5.9 g	リン	82 mg
水分	—	食塩相当量	1.1 g

マルゲリータピザ
ピザ生地 100g、トマトソース

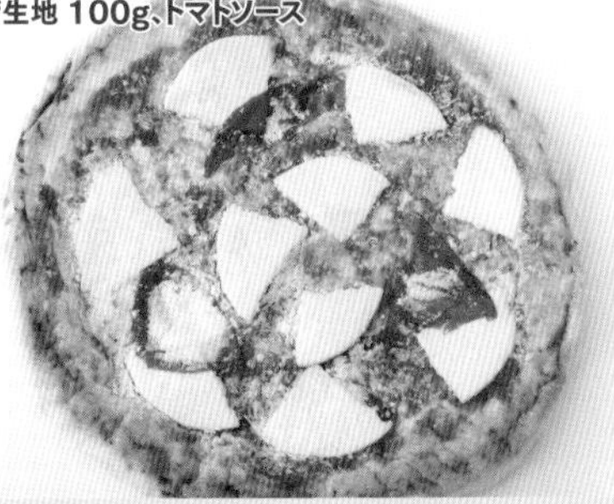

エネルギー	452 kcal	カリウム	328 mg
たんぱく質	21.4 g	リン	260 mg
水分	—	食塩相当量	1.8 g

あんまん
1個 90g

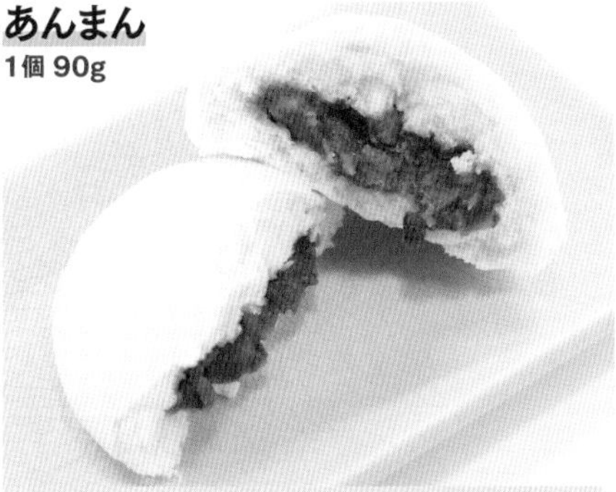

エネルギー	246 kcal	カリウム	59 mg
たんぱく質	5.5 g	リン	51 mg
水分	—	食塩相当量	0 g

にくまん
1個 100g

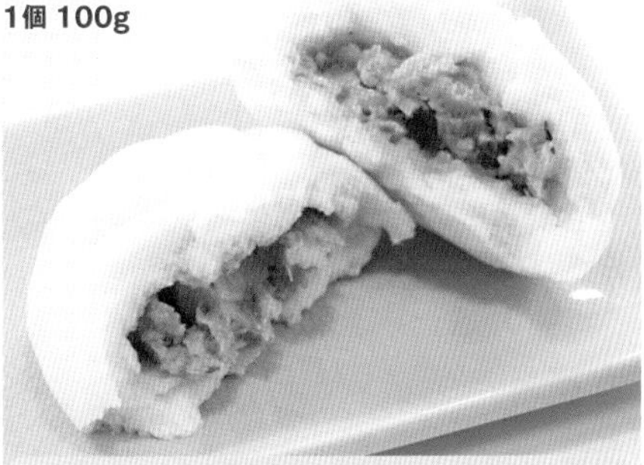

エネルギー	242 kcal	カリウム	310 mg
たんぱく質	10 g	リン	87 mg
水分	—	食塩相当量	1.2 g

ロールキャベツ
キャベツ 60g、豚ひき肉 50g

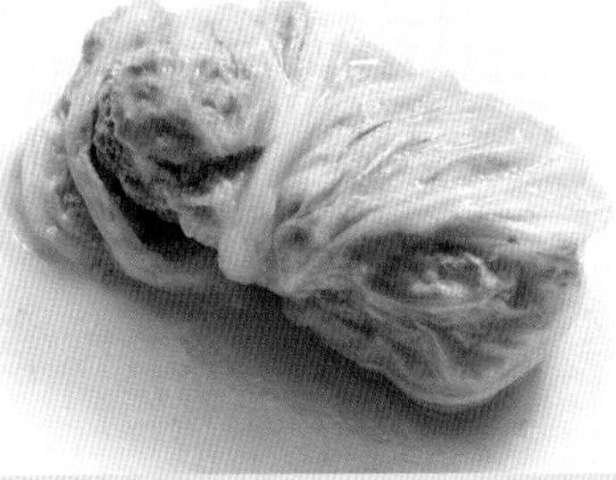

エネルギー	149 kcal	カリウム	326 mg
たんぱく質	11.1 g	リン	99 mg
水分	—	食塩相当量	1.9 g

豚の冷しゃぶ
豚肩ロースゆでて 100g（調味料は含まない）

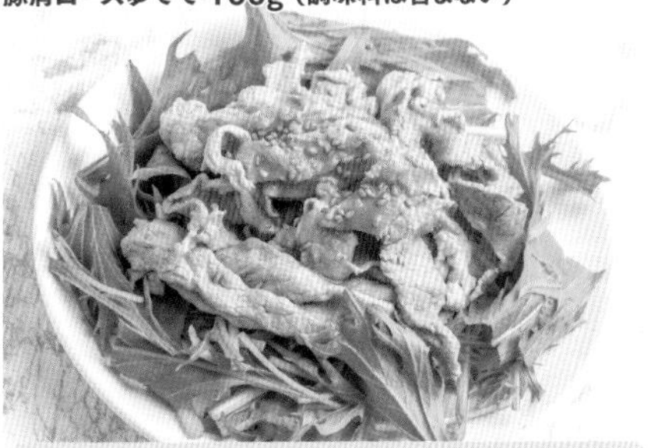

エネルギー	299 kcal	カリウム	180 mg
たんぱく質	23.9 g	リン	140 mg
水分	—	食塩相当量	0.1 g

たこ焼き
6個

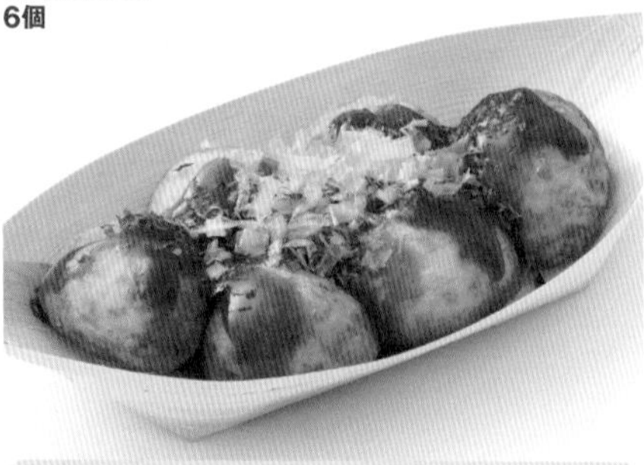

エネルギー	294 kcal	カリウム	200 mg
たんぱく質	10.2 g	リン	158 mg
水分	—	食塩相当量	2.4 g

お好み焼き
1枚 約400g

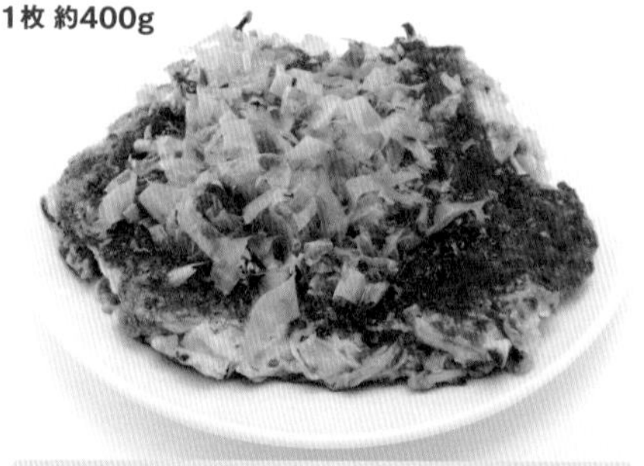

エネルギー	557 kcal	カリウム	680 mg
たんぱく質	23.3 g	リン	394 mg
水分	—	食塩相当量	3.4 g

ポテトサラダ
じゃがいも 70g

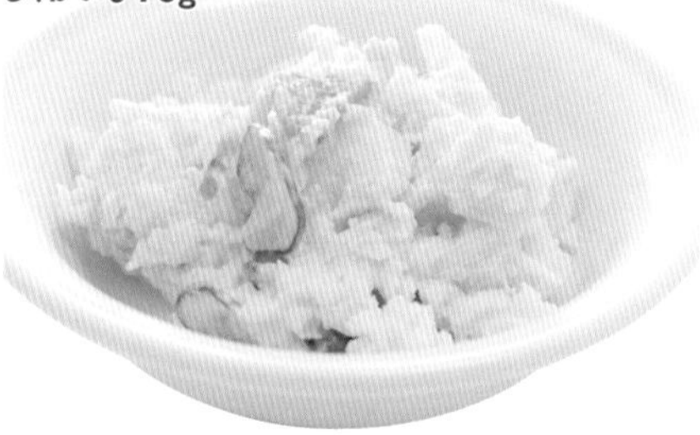

エネルギー	166 kcal	カリウム	395 mg
たんぱく質	3.5 g	リン	65 mg
水分	—	食塩相当量	1 g

コールスローサラダ
キャベツ 80g

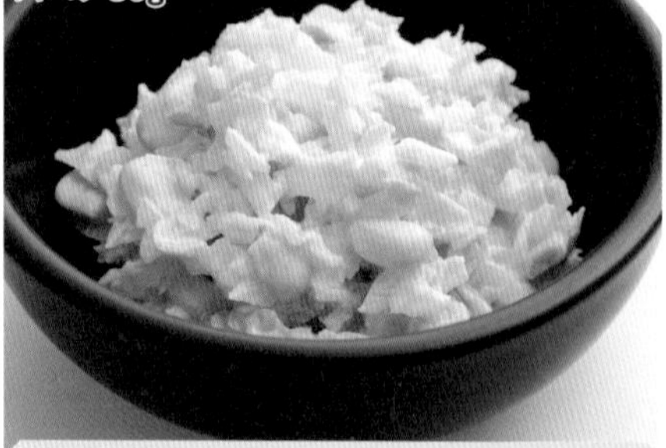

エネルギー	79 kcal	カリウム	217 mg
たんぱく質	1.5 g	リン	35 mg
水分	—	食塩相当量	1.1 g

ほうれんそうおひたし
ほうれんそうゆでて 40g

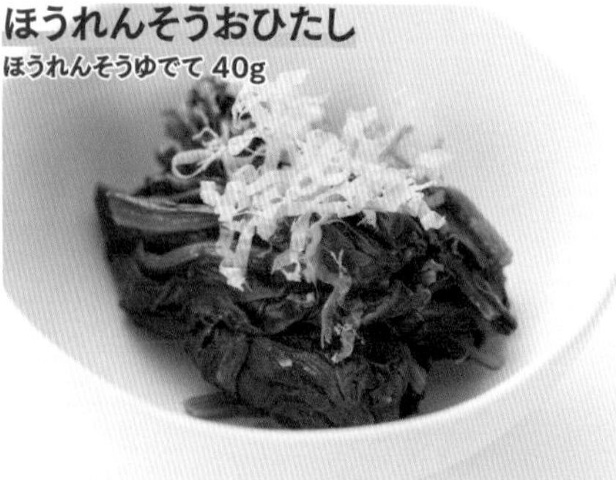

エネルギー	11 kcal	カリウム	205 mg
たんぱく質	1.2 g	リン	21 mg
水分	—	食塩相当量	0.3 g

きんぴらごぼう
ごぼう 50g、にんじん 20g

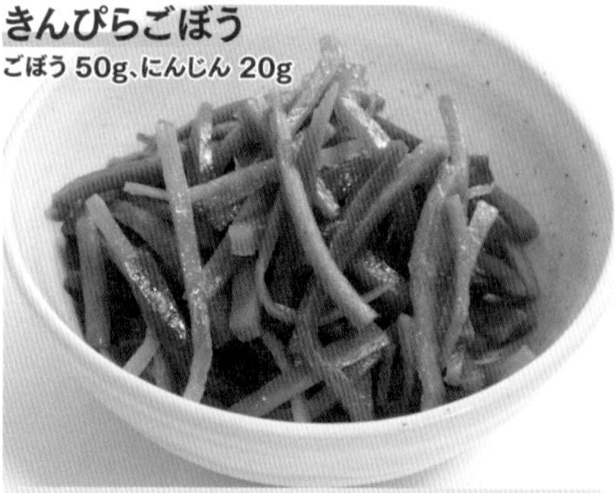

エネルギー	79 kcal	カリウム	239 mg
たんぱく質	1.5 g	リン	46 mg
水分	—	食塩相当量	0.9 g

筑前煮

鶏もも肉 50g

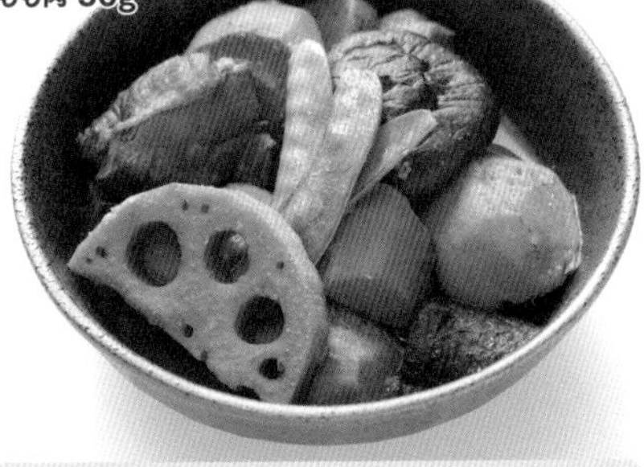

エネルギー	268 kcal	カリウム	790 mg
たんぱく質	12.8 g	リン	170 mg
水分	—	食塩相当量	2.4 g

かぼちゃの煮物

かぼちゃ 100g

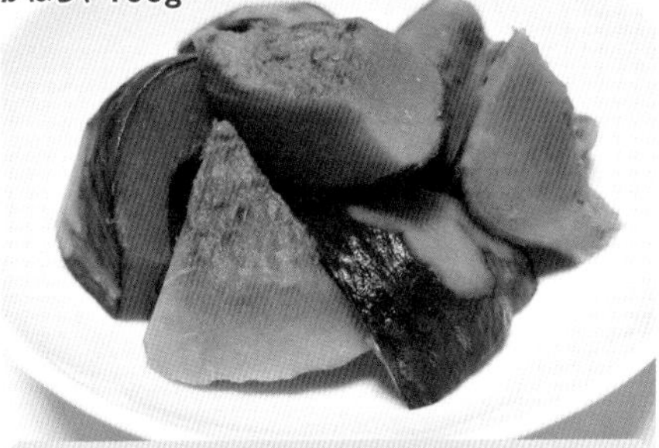

エネルギー	118 kcal	カリウム	507 mg
たんぱく質	2.1 g	リン	48 mg
水分	—	食塩相当量	0.9 g

ポトフ

卵 50g、ウィンナー 40g

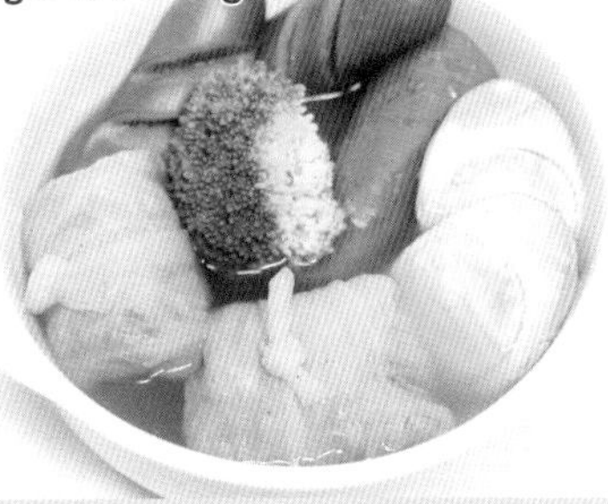

エネルギー	363 kcal	カリウム	638 mg
たんぱく質	23.3 g	リン	294 mg
水分	—	食塩相当量	3.3 g

大学芋

さつまいも 50g

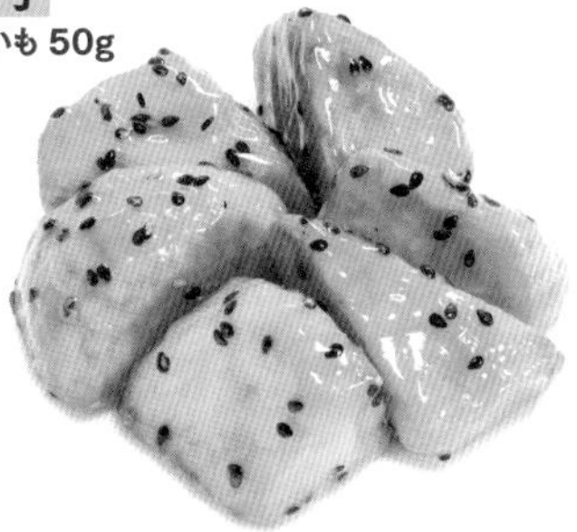

エネルギー	148 kcal	カリウム	202 mg
たんぱく質	0.9 g	リン	36 mg
水分	—	食塩相当量	0.2 g

ひじきの煮物

ひじき 7g、ゆで大豆 20g

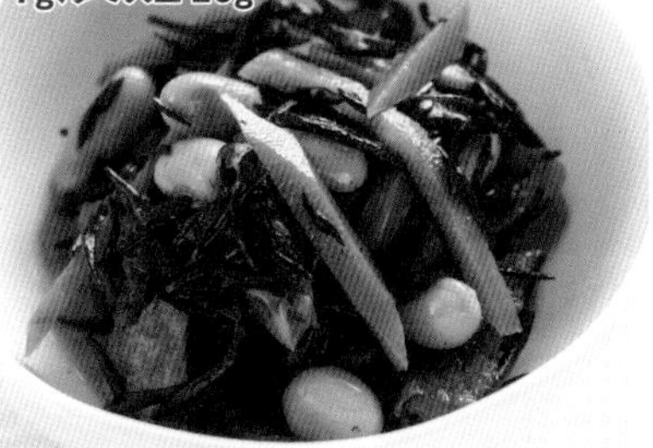

エネルギー	85 kcal	カリウム	232 mg
たんぱく質	5.1 g	リン	70 mg
水分	—	食塩相当量	1 g

豆腐味噌汁

だし 180g、豆腐 30g

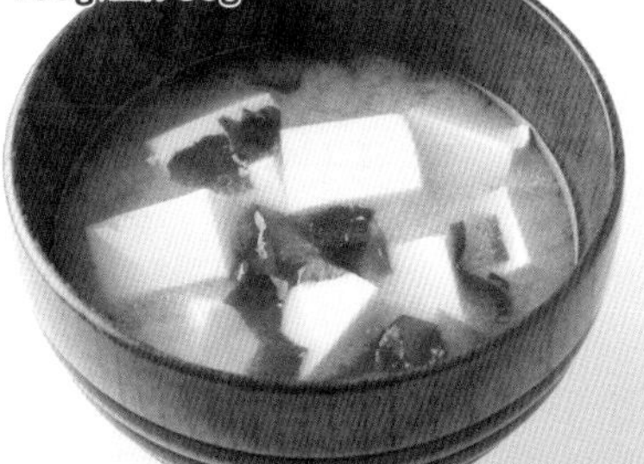

エネルギー	41 kcal	カリウム	201 mg
たんぱく質	3.6 g	リン	65 mg
水分	—	食塩相当量	1.8 g

あさりの味噌汁
だし 180g、あさり殻つき 100g

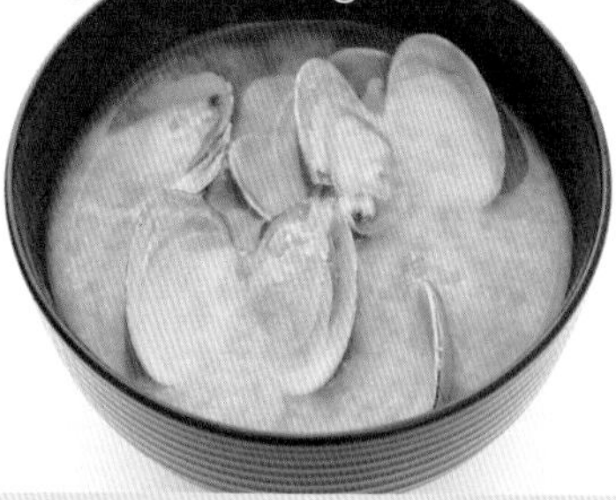

エネルギー	31kcal	カリウム	204mg
たんぱく質	1.8g	リン	73mg
水分	–	食塩相当量	2.2g

豚汁
だし 180g、豚バラ肉 20g

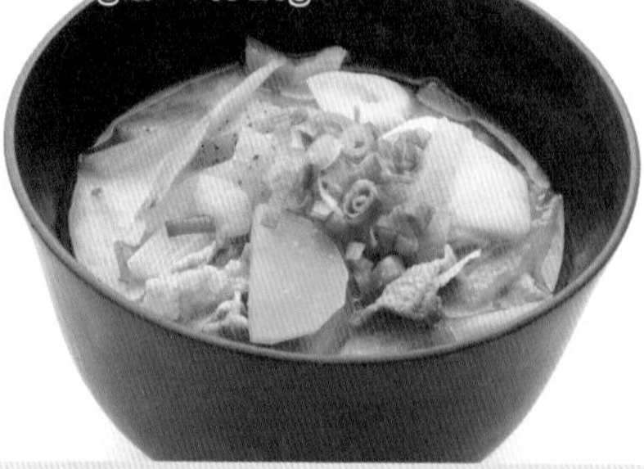

エネルギー	151kcal	カリウム	540mg
たんぱく質	6.8g	リン	116mg
水分	–	食塩相当量	2.8g

コーンスープ
1杯 160g

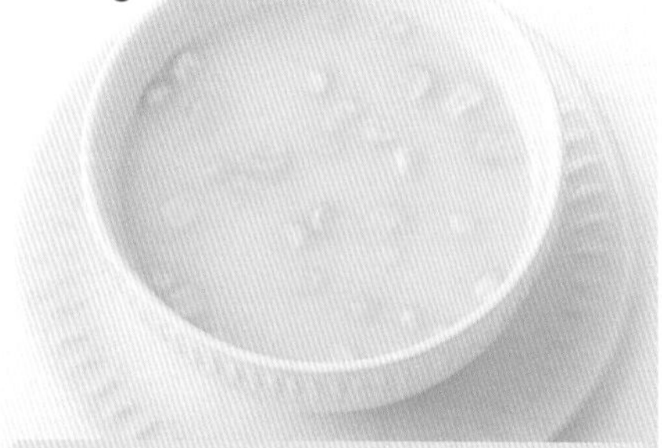

エネルギー	99kcal	カリウム	141mg
たんぱく質	2.7g	リン	67mg
水分	–	食塩相当量	1.4g

クラムチャウダー
牛乳 100g、あさり水煮 30g

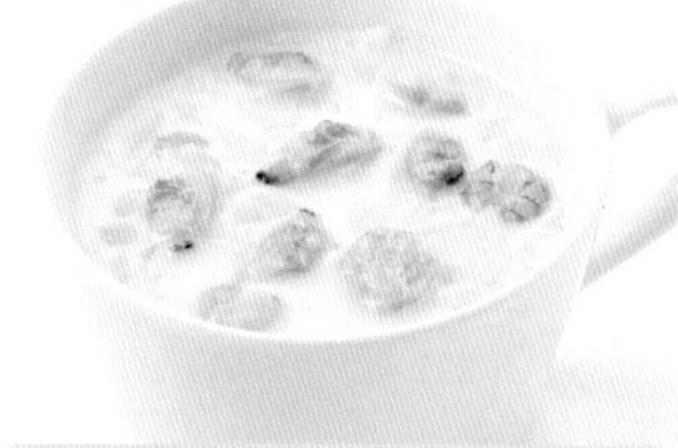

エネルギー	216kcal	カリウム	355mg
たんぱく質	10.8g	リン	200mg
水分	–	食塩相当量	3.1g

ミネストローネ
コンソメスープ 150g、トマト缶 50g

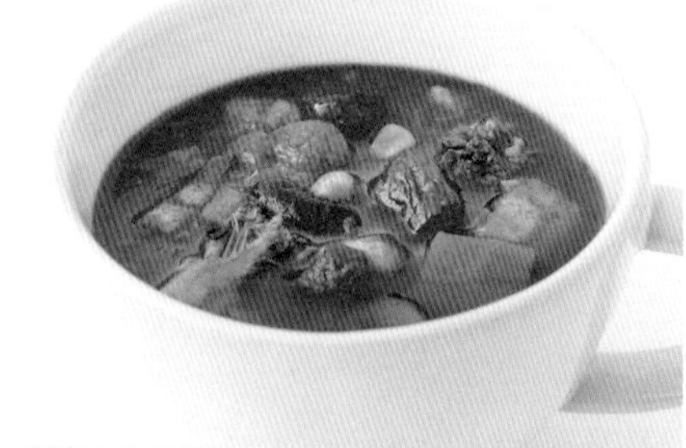

エネルギー	124kcal	カリウム	333mg
たんぱく質	5.2g	リン	99mg
水分	–	食塩相当量	2.3g

わかめスープ
中華スープ 180g、乾燥わかめ 1g

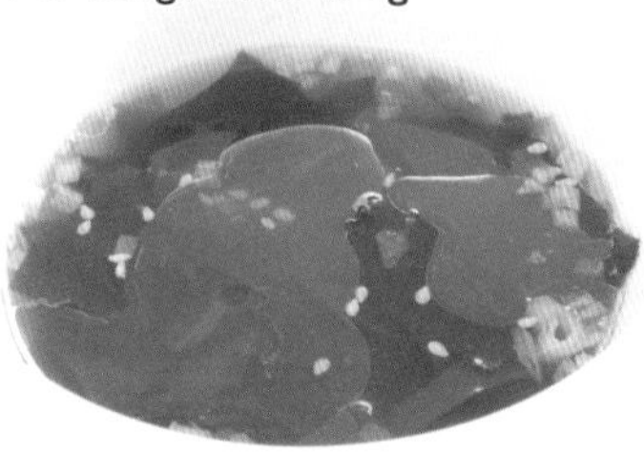

エネルギー	55kcal	カリウム	121mg
たんぱく質	1.2g	リン	28mg
水分	–	食塩相当量	1.8g

EXERCISE TO STRENGTHEN

腎機能を強化する運動

従来、腎臓病を患った人に運動は
禁忌とされていました。
しかし、最近の研究により、
軽度の運動習慣が腎機能を向上させ、
人工透析を遠ざけることが判明しました。
腎機能を高める運動を紹介します。

「腎臓リハビリ」をやってみよう

従来、慢性腎臓病の方は安静にしなければいけないといわれてきましたが、適度な運動こそ腎機能を改善することがわかってきました。

腎機能向上だけでなく、寿命ものびる

かつて運動することで尿たんぱくが増え、腎機能がさらに低下すると考えられてきました。ところが、20年以上におよぶ研究の結果、慢性腎臓病の方が運動した後にあらわれる尿たんぱくは一過性のものであることが判明しました。

実際に、G３～G４の患者に対し行われたイギリスのとある試験では、通常の治療に有酸素運動と筋トレを取り入れた患者群のほうが、通常の治療だけの患者群よりも、クレアチニン値が下がり、eGFRの数値も改善しました。

運動を定期的に行うことで、腎機能が強化され、腎臓のフィルターであるタコ足細胞も活性化するのです。どのステージの方でも、透析を行っている方でも運動して大丈夫です。30～60分ほどの軽い運動療法「腎臓リハビリ」をおすすめします。

運動療法のうれしい効果

酸素摂取量 が増える	**心臓の機能** が高まる	**自律神経の働き** が改善する	**低栄養状態** が改善する
貧血 が改善する	**睡眠の質** が向上する	**不安・うつ** が改善する	**QOL** （生活の質） が改善する
ADL （日常生活動作） が改善する	**血管** が広がる （透析のスムーズ化）	**透析の効率** がよくなる	**死亡率** が低下する

腎臓リハビリを行う目安

月	火	水	木	金	土	日
筋トレ［片足立ち］	ウォーキング＋筋トレ［お尻上げ］	筋トレ［ひざ胸突き］	ウォーキング＋筋トレ［片足立ち］	筋トレ［お尻上げ］	ウォーキング＋筋トレ［ひざ胸突き］	ウォーキング

※筋トレは１日に１種類でよい　※２日連続で同じ筋トレは行わない
※無理のない範囲で行う。週の途中に休みを入れてもよい

やるのはこの４プログラム

ウォーキング

腎臓に酸素や栄養を送り強化する有酸素運動としておすすめ。ややきついと感じるくらいの強度（心拍数が安静時より20～30回増える程度）で行う歩行を20～60分、難しい場合は３～５分ずつこまぎれに歩くのでもよい。

効果

- 心肺機能の向上
- 高血圧や糖尿病など生活習慣病の予防
- 骨密度の増加
- 足腰の筋肉を鍛える

頻度 1週間に3～5回

３つの筋トレ

筋肉に軽い負荷を与えながら行う運動。自分の体重を利用して負荷をかけるため、腎臓に無理をさせず、全身の筋肉をまんべんなく鍛えることができる。筋肉量が増えると、病気への抵抗力もつけられる。

効果

- 運動不足の解消
- 筋肉量の増加
- 筋力向上
- 日常生活の動作が安定する

頻度 1週間に各部位2～3回

⚠ATTENTION

こんな人は運動療法を避けましょう

- ▲ 重度（III度）の高血圧
- ▲ 空腹時血糖値250mg/dL以上の高血糖
- ▲ BMIが30以上の肥満
- ▲ 急性腎炎
- ▲ 急激に腎機能が低下している
- ▲ ネフローゼ症候群、慢性糸球体腎炎の人は症状が落ち着いてから主治医と相談の上で

ウォーキング

足腰の筋肉の収縮と弛緩を繰り返すことによって、全身の血流が向上。
腎臓にも酸素や栄養が届きやすくなります。
最適な運動量は症状や体力によって異なります。
必ず主治医に相談の上、適切な運動量を決めて行いましょう。

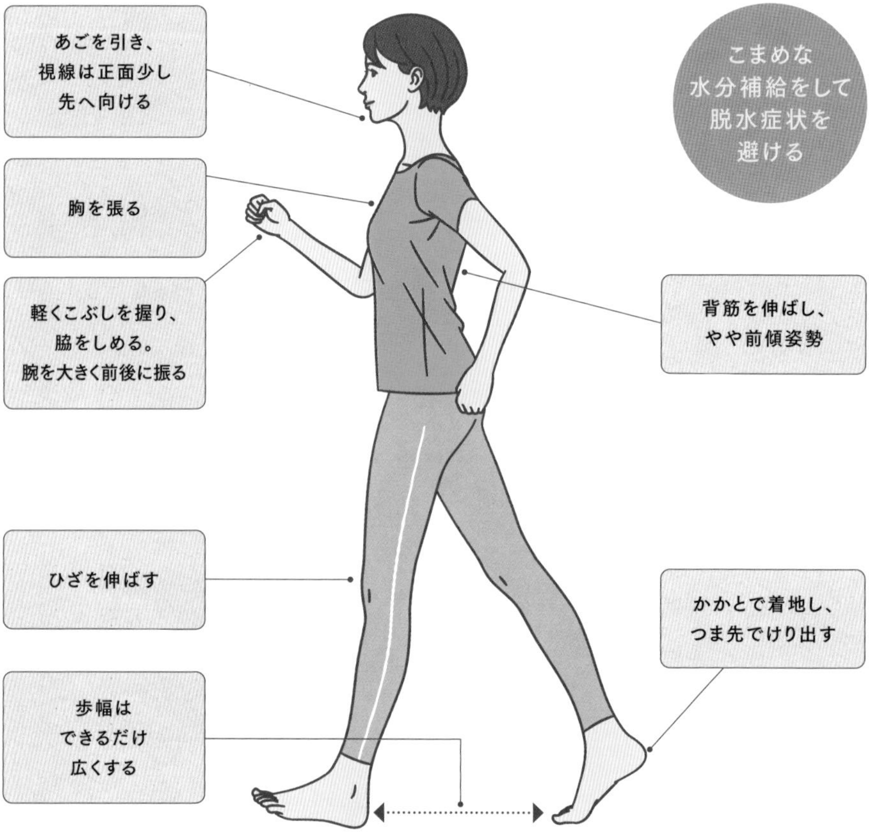

回数の目安 1日20～50分を週に3～5回行うとよい。
きついときは、1回3～5分からでOK。

筋トレ 片足立ち

太ももを鍛える「ダイナミックフラミンゴ」という筋トレ。
片足になると、軸足の大腿骨頭にかかる力は、
両足で立つときの2・75倍になります。
これを1分間続けると、53分間歩行したと同等の負荷に。
股関節まわりの骨も強化できます。

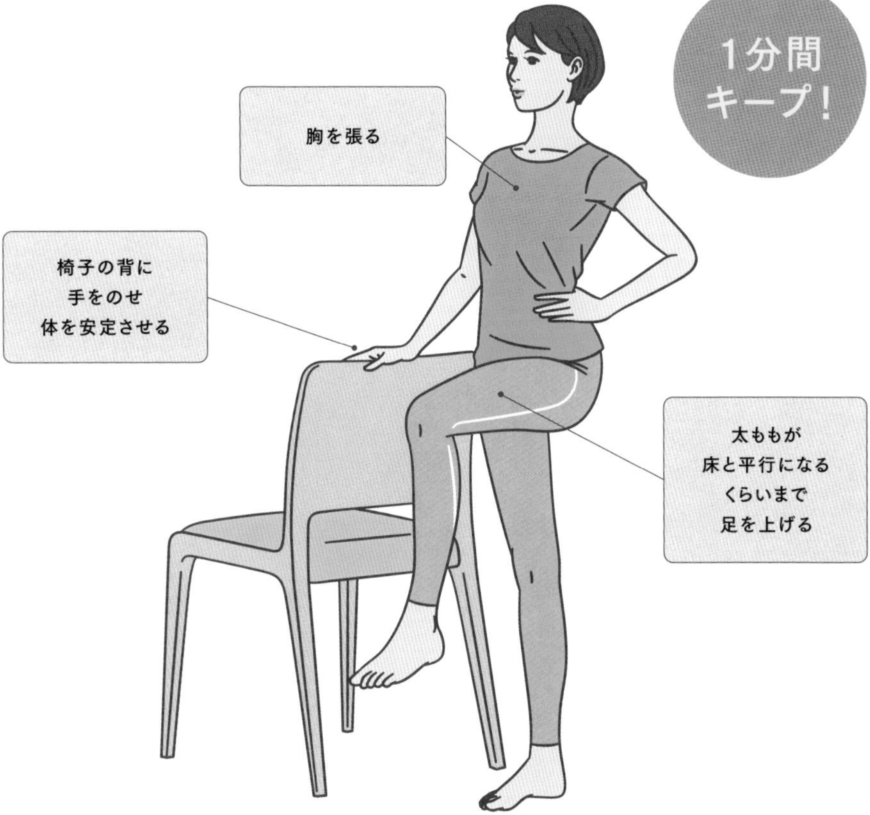

回数の目安 左右交互に各1分間を朝昼晩（1日3回）行う。

筋トレ　お尻上げ

お尻の筋肉を鍛える「ヒップリフト」。
仰向けに寝てゆっくりとお尻を持ち上げ、5～10秒間キープします。
骨盤底筋群の強化にもつながり、頻尿や尿もれの改善にも効果的です。

① 仰向けに寝て両ひざを立てて、
ひざをそろえる。

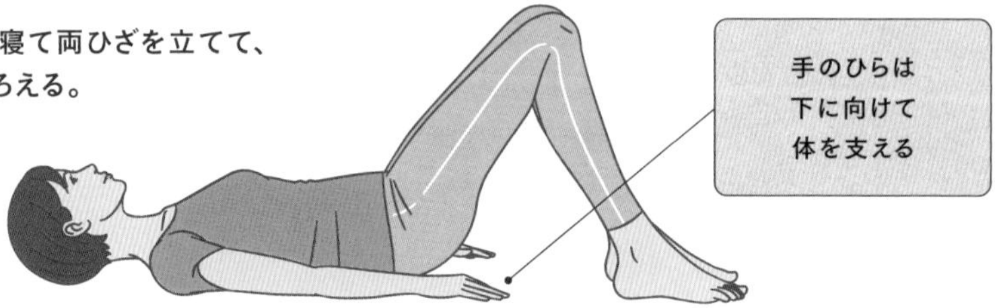

② 息を吐きながら3～5秒かけて、ゆっくりお尻を持ち上げる。
お尻を上げたまま5～10秒間、キープする。

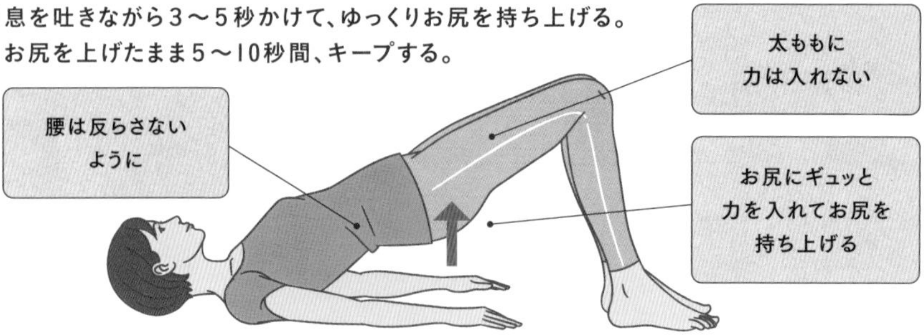

③ 息を吸いながら3～5秒かけて
ゆっくりとお尻を下ろす。

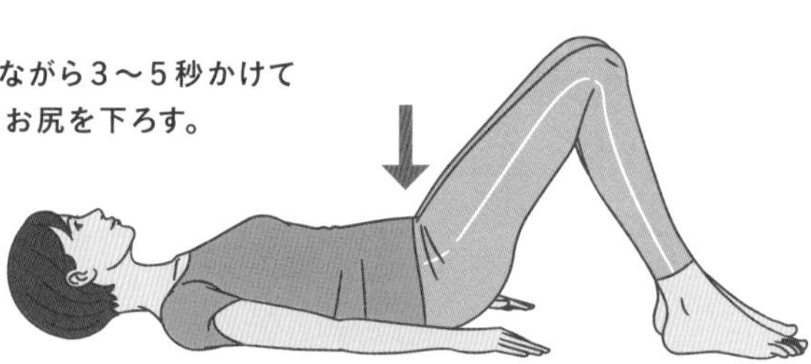

回数の目安　①～③を5～10回繰り返して1セット。
これを1日3セット行う。

筋トレ ひざ胸突き

「ニートゥチェスト」という筋トレ。
股関節の曲げ伸ばしを繰り返し、下腹部の筋肉(腹筋)を効率よく鍛えます。
一般的な腹筋では負荷をかけにくい腹直筋下部にもアプローチします。

1 床に座り両足を伸ばす。
両腕を後ろについて体を支える。

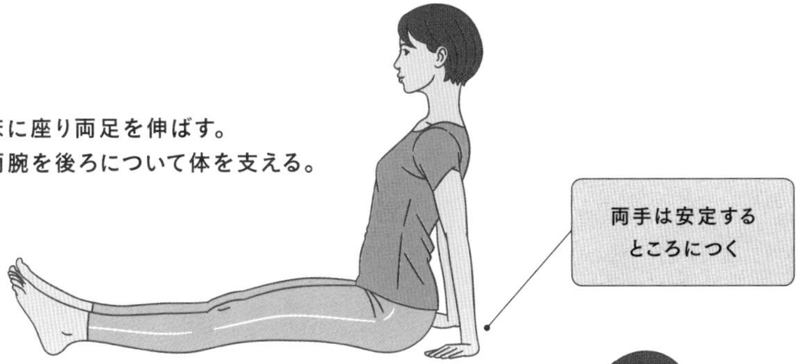

2 片方の足を伸ばしたまま、もう片方の足を
太ももから持ちあげて、床から浮かせる。

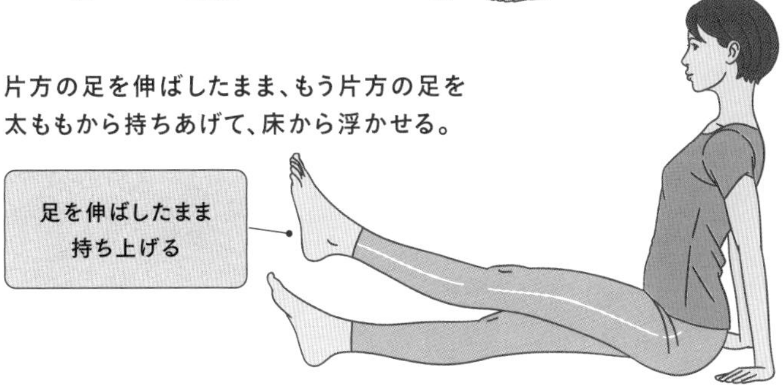

3 息を吐きながら3〜5秒かけて、
浮かせた足のひざを曲げて
胸に引き寄せて1秒キープ。
息を吸いながら3〜5秒かけて、
ゆっくりと足を前に伸ばして
床にそっと下ろす。反対側も行う。

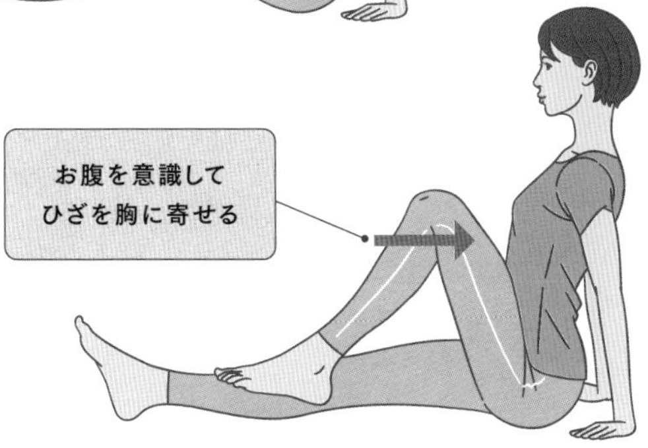

回数の目安 ①〜③を5〜10回繰り返して1セット。
これを1日3セット行う。

さくいん

●一般的な食材・食品

こ

さ

し

す

せ

そ

た

ち

つ

て

と

な

に

ぬ

ね

の

は

ひ

ふ

へ

ほ

ま

み

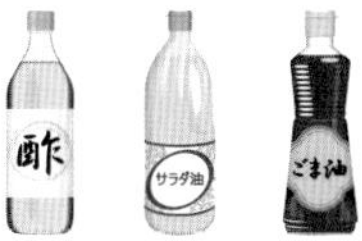

酢
サラダ油
ごま油

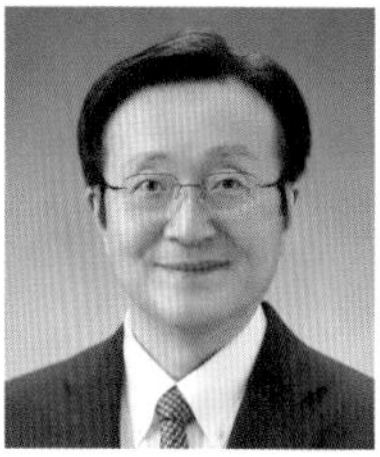

監修者 上月 正博（こうづき まさひろ）

東北大学名誉教授。公立大学法人山形県立保健医療大学理事長・学長。
1981年、東北大学医学部卒業。2000年東北大学大学院内部障害学分野教授、2002年東北大学病院リハビリテーション部長（併任）、2008年同障害科学専攻長（併任）、2010年同先進統合腎臓科学教授（併任）を経て、2022年、東北大学名誉教授、山形県立保健医療大学理事長・学長に就任。日本腎臓リハビリテーション学会理事長、国際腎臓リハビリテーション学会理事長、日本リハビリテーション医学会副理事長、日本心臓リハビリテーション学会理事、日本腎臓学会評議員などを歴任。医学博士。総合内科専門医、腎臓専門医、高血圧専門医、リハビリテーション科専門医。『腎臓リハビリテーションガイドライン』（南江堂）など医師向けの著書・監修書も多数。

参考文献

『国立大学教授・腎臓の名医が教える
運動を頑張らなくても腎機能がみるみる強まる食べ方大全』
上月正博（著）、文響社

『最新ひと目でわかる 腎臓病の人のための食品成分表』
主婦の友社（編著）、主婦の友社

『腎機能 自力で強化! 腎臓の名医が教える最新「1分体操」大全』
上月正博（著）、文響社

『腎機能 自力で強化する最強事典』
上月正博（他著）、マキノ出版

『眠れなくなるほど面白い 図解 腎臓の話』
上月正博（著）、日本文芸社

BOOK STAFF

栄養価計算	松下梨花子
編集	坂尾昌昭（G.B.）、中尾祐子
イラスト	内山弘隆
デザイン	山口喜秀（Q.design）
校正	聚珍社
写真	PIXTA、マッシュルームソフト

協力
江崎グリコ：https://www.glico.com/jp/
オトコーポレーション：https://oto-corp.com/
キッコーマンニュートリケア・ジャパン：https://www.kikkoman-shop.com/
キッセイ：https://healthcareinfo.kissei.co.jp/
木徳神糧：https://www.kitoku-shinryo.co.jp
タケヤ：https://takeya-miso.com/
東洋ライス：https://www.toyo-rice.jp/
日清オイリオグループ：https://www.nisshin-oillio.com/
ハーバー研究所：https://www.hb-life.jp/
バイオテックジャパン：https://btjshop.jp
ハインツ日本：https://www.heinz.jp/
ハウスギャバン：https://www.housegaban.com/
フードケア：https://www.food-care.co.jp/
ハグルマ：https://k-haguruma.co.jp/
ブルドックソース：https://www.bulldog.co.jp/
ヘルシーネットワーク：https://www.healthynetwork.co.jp/
ヘルシーフード：https://www.healthy-food.co.jp/
マルサンアイ：https://www.marusanai.co.jp/
マルハチ村松：https://www.08m.co.jp/
三嶋商事：https://www.mishima-s.com/
名糖産業：https://www.meito-sangyo.co.jp/

上月式《こうづきしき》　名医《めいい》が教《おし》える
腎機能《じんきのう》のための食品成分《しょくひんせいぶん》BOOK《ぶっく》

2023年5月10日　第1刷発行

監修者	上月正博《こうづきまさひろ》
発行者	吉田芳史
印刷所	株式会社文化カラー印刷
製本所	大口製本印刷株式会社
発行所	株式会社日本文芸社 〒100-0003 東京都千代田区一ツ橋 1-1-1 パレスサイドビル 8F TEL　03-5224-6460（代表）

Printed in Japan 112230424-112230424 Ⓝ 01（240098）
ISBN978-4-537-22100-8

内容に関するお問い合わせは、
小社ウェブサイトお問い合わせフォームまでお願いいたします。
https://www.nihonbungeisha.co.jp/

編集担当：上原